Medical Communication & Customer Management

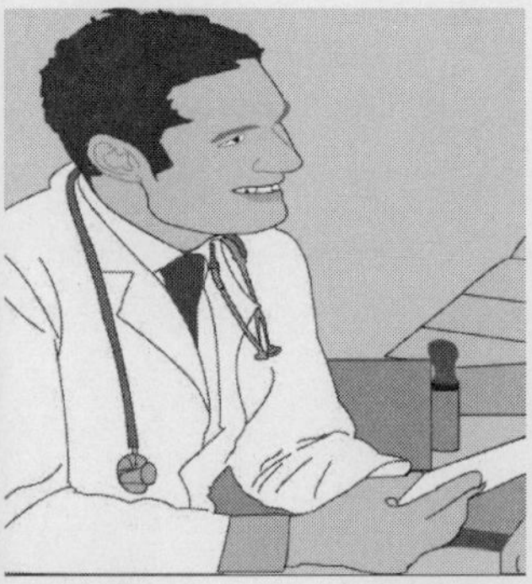

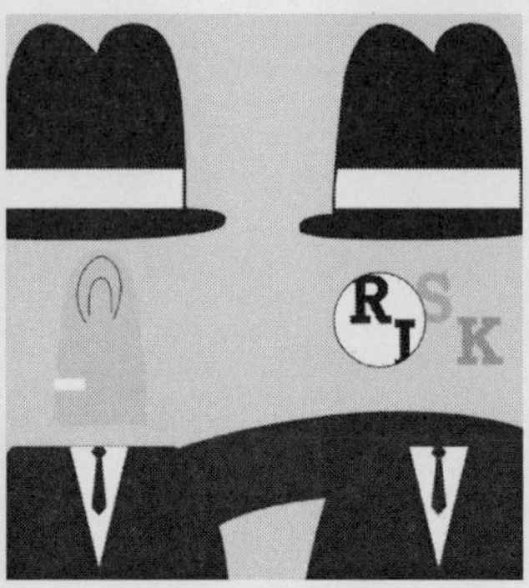

의료 커뮤니케이션과 고객관리

공학박사 나 승 권 저

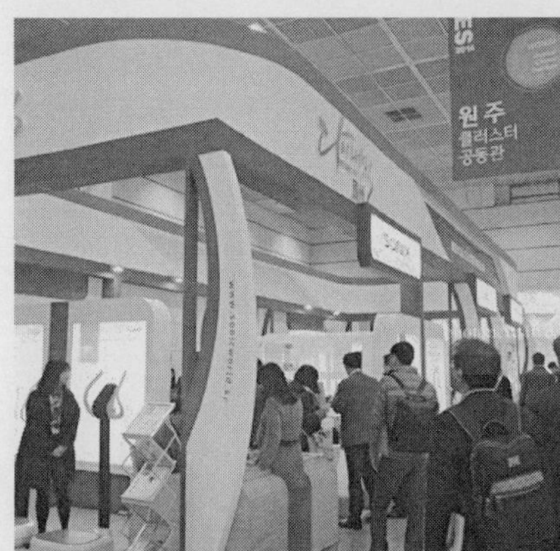

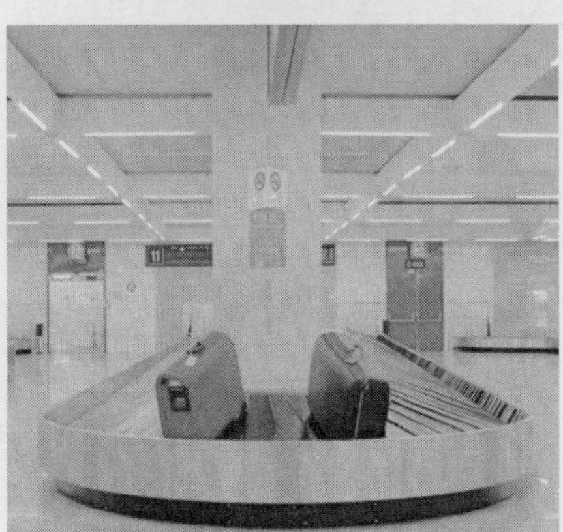

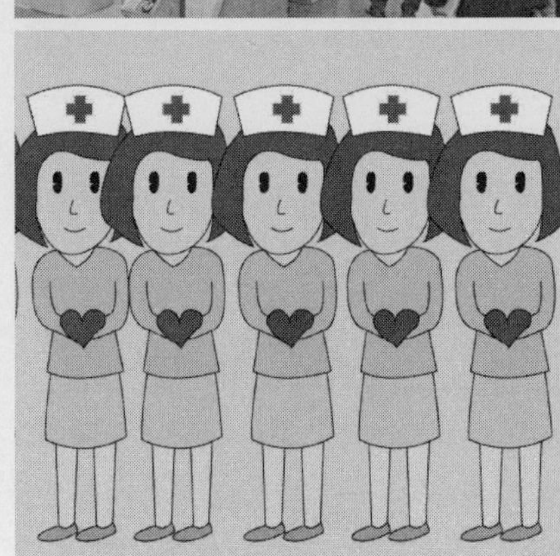

도서출판 상 학 당

欲爲大者 當爲人役

크고자 하거든 남을 섬기라

머리말

현대의학의 발달, 생활수준, 환경의 개선으로 평균수명이 높아지면서 급격히 고령화 사회로 진행되고 있다. 이는 질병의 변화를 가져와 만성퇴행성 질병이 많아짐에 따라 의료서비스 수요가 큰 폭으로 증가하였고, 전세계가 네트워크화 되어 자국보다 양질의 의료서비스를 원하는 수요자가 늘어났다. 한국을 찾는 해외 환자들의 기대에 부응할 수 있는 수준 높은 서비스를 제공하기 위하여 의료 커뮤니케이션과 고객관리 분야를 중심으로 의료분야뿐만 아니라 호텔 및 관광분야에도 의료 커뮤니케이션을 수행할 수 있는 능력이 필요하다.

또한 의료서비스와 관광을 병행하고자 하는 새로운 트렌드가 형성됨에 따라 의료관광(글로벌 헬스케어)분야는 새롭게 각광받는 사업으로 떠올랐다. 이에 우리나라는 한류 열풍과 맞물려 해외 의료관광 수요자들이 급속하게 증가하고 있기에 의료법을 개정하여 새로운 의료관광산업에 대해 적극적으로 지원하고 있다. 따라서 국내 의료관광서비스 산업에 필요한 인력들의 수요가 그만큼 증가하고 있으며, 그 역할의 중요성 또한 높아지고 있다.

찰스 호튼 쿨리(Charles Horton Cooley)는 커뮤니케이션을 인간관계가 존재하고 발전하게 되는 메커니즘이라고 정의하였고, 인간은 관계를 형성하기 위하여 커뮤니케이션은 역사와 문화로 이어진다. 커뮤니케이션은 우리가 관련을 맺고 있는 사람 또는 세상을 통하여 전달하고 받으며 해석하는 과정이다. 현대는 커뮤니케이션이 매우 다양화되고 여러 가지 의미로 사용되고 있다.

커뮤니케이션(Communication)의 어원은 라틴어 Communis에서 유래하였다. Communis는 '공통되는(Common)' 또는 '공유한다(Share)'로 문자를 해석하면 생물체들이 서로 지식·감정·사상·의견 등을 공통화·공유화하는 행동이나 과정이다. 여기서 파생된 단어 중에 공동체를 의미하는 Community로 이러한 어원에서 커뮤니케이션은 대체로 복수상황에서 일어난다.

의료 커뮤니케이션에 대하여 설명하기 이전에 먼저 커뮤니케이션과 헬스 커뮤니케이션에 대한 개념을 이해하고 의료서비스에 어떻게 적용되는지 알아본다.

이 책은 제1장 의료 커뮤니케이션의 개념, 제2장 의료통합 커뮤니케이션 유형 및 이해,

제3장 의료 커뮤니케이션의 상담 관리하기, 제4장 마케팅 기법, 제5장 광고와 홍보, 제6장 고객만족도 조사 및 인적 판매촉진, 제7장 고객관계 구축, 8장 부록으로 구성하였다.

학과공부와 병행하며 《의료 커뮤니케이션과 고객관리》 책을 위해 평일에는 늦은 밤까지 고생하고 주말을 할애하여 많은 시간을 자료수집과 문서작업을 위해 수고해 준 학생들에게 감사를 전한다. 집필 중 많은 고심에도 불구하고 손길이 미치지 못한 곳은 앞으로 계속 보완할 것이다. 끝으로 출판과정에 도움을 주신 도서출판 상학당의 남승우 사장님과 이 책에 관심과 애정을 주신 모든 분들께 감사의 말씀을 전한다.

나 승 권 씀

차 례

제1장
의료 커뮤니케이션의 개념

제2장
의료통합 커뮤니케이션 유형 및 이해

제3장

의료 커뮤니케이션의 상담 관리하기

제4장

마케팅 기법

제 5 장

광고와 홍보

제6장

고객만족도 조사 및 인적 판매촉진

제 7 장
고객관계 구축

부 록

제1장
의료 커뮤니케이션의 개념

커뮤니케이션(Communication)의 어원은 라틴어 Communis에서 유래하였다. Communis는 '공통되는(Common)' 또는 '공유한다(Share)'로 문자를 해석하면 생물체들이 서로 지식 · 감정 · 사상 · 의견 등을 공통화 · 공유화하는 행동이나 과정이다. 여기서 파생된 단어 중에 공동체를 의미하는 Community로 이러한 어원에서 커뮤니케이션은 대체로 복수상황에서 일어난다.

01 의료 커뮤니케이션의 정의

의료 커뮤니케이션에 대하여 설명하기 이전에 먼저 커뮤니케이션과 헬스 커뮤니케이션에 대한 개념을 이해하고 의료서비스에 어떻게 적용되는지 알아본다.

1. 커뮤니케이션의 개념

찰스 쿨리는 커뮤니케이션을 인간관계가 존재하고 발전하게 되는 메커니즘이라고 정의하였다. 인간은 관계를 형성하기 위하여 커뮤니케이션하는데 곧 역사와 문화로 이어진다. 커뮤니케이션은 우리가 관련을 맺고 있는 사람 또는 세상을 통하여 전달하고 받으며 해석하는 과정이다. 현대는 커뮤니케이션이 매우 다양화되고 여러 가지 의미로 사용되고 있다.

1) 커뮤니케이션의 의미 3가지 유형

매스 커뮤니케이션, 대인 커뮤니케이션, 집단 커뮤니케이션 등이다.

① 매스 커뮤니케이션 : 사용 매체의 종류에 따라 다시 인쇄매체(신문, 잡지, 서적)와 전파매체(라디오, 텔레비전, 통신, 영화)로 나누어지고, 광고나 PR 같은 선전은 설득 커뮤니케이션이라고 한다.

② 집단 커뮤니케이션 : 소집단 커뮤니케이션과 조직 커뮤니케이션으로 나누어진다. 커뮤니케이션은 인류사회에서 빼놓을 수 없는 중요한 역할을 하고 있으며 환경감시기능, 사회적 유산의 전수기능, 오락기능, 인지적 욕구의 충족기능, 감정의 자극과 이완기능, 개인적 정체성(Personal Identity)의 정립과 사회적 유대감의 충족기능, 현실 도피적 욕구의 충족기능 등이 있다.

2) 커뮤니케이션은 의사소통

생각하는 바를 서로에게 원활하게 소통하는 것이다. 인간은 사회적 동물이며 다른 동물에 비하여 월등하게 뛰어난 커뮤니케이션 능력을 지니고 있다. 또한 커뮤니케이션을 더 많이, 더 잘하고자 하는 욕구를 지니고 있다. 사회적 생활을 위해서 의사소통은 필수 불가결한 것이며 가장 중요한 것이다.

3) 커뮤니케이션의 핵심은 인간

어떠한 형태의 커뮤니케이션이든 그것이 시작되고 끝나는 시점이나 장소는 인간이다. 커뮤니케이션을 한다는 것은 인간간의 관계를 맺고 있으며 사람과 사람으로, 그 사이의 과정이 중요하다. 정지된 단순한 행위가 아니라 시간의 흐름에 따라 진행되고 사람과 사람이 상호 연결되는 행위이다. 커뮤니케이션은 시간의 경과와 같이 진행되기 때문에 되돌리기 어려운 속성을 지닌다.

4) 커뮤니케이션의 종류와 과정을 이해

커뮤니케이션은 정지되어 있는 것이 아닌 시간에 따라 진행되며, 연결된 행위이기 때문에 과정은 매우 중요하다. 최소 2인 이상이 있어야 송신자와 수신자가 따로 정해져 있어 받는 사람은 받고 주는 사람은 주기만 하는 것이 아니라 주거니 받거니 하면서 이루어진다(㉠ 탁구나 테니스와 비슷하다. 탁구나 테니스를 칠 때 상대가 친 공이 어느 위치로 날아올지, 언제 어떻게 날아올지 파악해야 한다. 또한 다시 공을 어떻게, 어느 위치로 넘길지 생각하여 상대에게 공을 넘기게 된다).

5) 커뮤니케이션 상대가 전달하는 의미

본인의 생각을 어떻게 전달할지 생각해야 한다. 커뮤니케이션은 서로가 상대의 꼬리에 꼬리를 연결하기 때문에 진행형이며 커뮤니케이션이 끝나서야 서로가 전달하고 받는 내용 파악이 가능하다(㉠ 탁구나 테니스에서 공을 제때 받지 못하거나 아웃, 네트에 걸리는 경우처럼 커뮤니케이션도 제때 하지 못하면 다시 되돌릴 수 없으며 상대의 범위를 넘어서거나 흐름을 끊으면 효율적인 커뮤니케이션을 저해한다).

6) 커뮤니케이션이 존재하지 않는 사회와 공동체는 불가능

인간은 사회적 존재로 살아가는 중요한 요소로 언어, 문자, 도형, 행동 등을 매개로 하여 사람과 사람 사이에 의지, 정보, 감정을 전달하는 것이다. 그리고 정보와 생각, 감정을 말과 글은 물론 신체언어나 심지어 자신만의 버릇, 스타일 등을 통해 상대방과 나누는 것이다.

7) 커뮤니케이션은 사회생활의 유지, 구성

사회생활에 있어서 가장 중요하다고 할 수 있는 인간관계는 결코 혼자 하는 것이 아닌 누군가와 전달하거나 공유하는 것이다. 커뮤니케이션이 없는 공동체나 사회는 공동체나 사회라 하기 어렵고, 인간이 사회적 생활을 영위하는 데 꼭 필요한 요소이며, 사회생활에 있어서 없어서는 안 될 요소이지만 역기능도 존재한다. 특히 매스 커뮤니케이션은 많은 역기능을 한다.

2. 커뮤니케이션의 요소

커뮤니케이션의 요소로는 송신·수신자, 메시지, 채널, 피드백, 잡음, 세팅이 있다.

1) 송신·수신자

커뮤니케이션은 혼자서 하는 것이 아닌 적어도 2인 이상의 사람들 사이에서 일어나는 것이다.

① 내가 전하고자 하는 뜻을 상대방이 이해할 때, 상대방이 전하고자 하는 생각을 내가 이해할 때 커뮤니케이션이 성립한다. 주체는 본인이지만 상대방이 없다면 커뮤니케이션이 성립되지 않으므로 송신자와 수신자가 따로 구분되지 않고 누구나 송신과 수신을 할 수 있으며 대부분 쌍 방향적으로 일어난다.

② 사람들이 서로의 정보와 생각, 감정을 공유하는데 누군가 얘기를 하면 자신도 얘기하고 싶고(캔터베리 효과), 자신의 생각·감정을 전달하고 싶어 하기 때문이다. 원활한 커뮤니케이션은 상호작용에 의하여 이루어진다.

2) 메시지

사람들이 커뮤니케이션을 통하여 서로 주고받고자 하는 생각, 감정 등을 메시지(Messages)라고 한다. 상대방을 이해시키거나 상대방이 나를 이해시키려는 의도에서 만들어 내는 일종의 신호이다.

① 메시지의 종류 : 매우 다양하며 반드시 대화를 통하여 일어나는 것이 아니다. 물론 언어를

이용한 대화가 가장 손쉽고 효과적이며, 많이 사용되는 커뮤니케이션이기는 하지만 손짓같은 바디랭귀지, 표정 등의 비언어로도 메시지를 만들어 자신이 표현하고자 하는 바를 전달할 수 있다.

② 인간 : 자기 의사를 표현하기 위하여 자신의 언어를 이용하거나 몸을 이용하여 메시지를 만들어 내고 전달하는 능력이 있다. 인간을 제외한 동물들도 동물별로 언어와 몸으로 대화를 하지만 인간의 의사소통 능력에는 현저히 떨어진다. 인간만이 사용하는 문자, 그림, 상징 등도 커뮤니케이션의 수단으로 사용된다.

3) 채 널

메시지가 전달되는 과정, 즉 송신자에서 수신자에게 메시지가 도달하는 방법이라고 할 수 있다. 서로 얼굴을 맞대고(Face-to-face) 하는 커뮤니케이션은 대부분 음성과 시각이 주요 채널(Channels)이 된다. 매스커뮤니케이션은 라디오, TV, 잡지, 신문 같은 매스미디어가 채널이 된다. 매스미디어는 오늘날 우리에게 언제, 어느 곳에서나 쉴 틈 없이 메시지를 전달하는 채널이다.

4) 피드백

메시지를 수신한 사람이 송신한 사람에게 반응하고, 다시 이러한 과정이 반복되는 것이다. 만약 누가 슬픈 이야기를 한다면 눈물을 흘리거나 위로를 하는 것과 같은 것이다.

① 피드백 : 커뮤니케이션의 활력소로 상대방이 자신의 전하고자 하는 의미나 감정을 공유하고, 이것을 이해하고 있다고 느끼게 한다.

② 피드백이 없다면 : 상대방이 자신의 전하고자 하는 의미에 무관심하거나 불만이 있다고 생각할 수 있어 의미전달의 중도포기나 생략을 할 수 있어서 효과적인 커뮤니케이션의 저해요인으로 작용할 수 있다.

5) 잡 음

메시지를 전달하고 이해하는 데 방해가 되는 요소로 메시지를 정확하게 인지하기 어렵다. 잡음(Noise)의 종류는 물리적 잡음, 생리적 잡음, 심리적 잡음, 의미적 잡음이 있다.

① 물리적 잡음 : 주변환경에서 물리적으로 발생하는 잡음이다(㉮ 자동차의 소음, 기계 동작음, 제3자의 얘기 소리 등에 의하여 송신·수신자 간의 의미전달을 방해한다).

② 생리적 잡음 : 시각이나 청각적 장애와 같이 생리적인 문제로 인하여 발생하는 잡음이다.

또한 졸음, 배고픔 등의 이유로 집중하지 못한다.

③ 심리적 잡음[1] : 송신·수신자의 심리에 따라 일어나는 잡념이다.

④ 의미적 잡음 : 생소하거나 어려운 표현, 외국어 등으로 인하여 전달되는 메시지를 이해할 수 없어서 생기는 커뮤니케이션이다.

6) 세팅(Setting)

커뮤니케이션이 이루어지는 무대이다. 커뮤니케이션이 이루어지는 장소는 커뮤니케이션에 영향을 미친다. 커뮤니케이션하는 인원의 수에 알맞은 공간을 정하고 해당장소나 주변환경을 정리하여 커뮤니케이션을 저해하는 요소를 최소화할 필요가 있다(㉮ 사람의 왕래가 잦거나 소음이 들리는 장소는 집중을 저해하여 송신·수신자 간의 의미전달에 악영향을 미치게 된다. 또한 공간이 너무 협소하거나 너무 넓으면 불편함을 느끼거나 의미전달이 어렵다).

3. 커뮤니케이션의 원칙과 해석

커뮤니케이션은 정확하고 적절한 시기에 전달되어야 한다. 이에 대한 원칙으로 레드필드(Charles E. Redfield)는 명료성, 일관성, 적정성, 적시성, 분포성, 적응성 및 통일성, 관심 및 수용성을 제시하였다.

1) 명료성

명확하고 분명한 성질로, 송신자는 수신자에게 뜻을 전달하기 위하여 간결하며 명확한 표현을 해야 한다. 뜻을 전달하기 위하여 너무 복잡하거나 애매모호한 표현을 하게 된다면 이를 잘못 받아들이거나 되묻는 행위로 인하여 시간이 소요된다. 정확하고 간결한 전달을 위해서는 자기 생각보다 상대를 생각하여 상대방이 쉽고 정확하게 받아들일 수 있는지 파악하는 것이 중요하다.

2) 일관성

처음부터 끝까지 한결같은 것으로 의미전달에 있어서 앞에서 전달한 의미와 뒤에서 전달한 뜻이 다르다면 수신자는 당황하고, 어느 것이 진정으로 송신자가 전하고자 하는 의미인지 이해하기 어렵다. 따라서 의미전달은 일관성을 지니고 있어야 하며 어떠한 사정으로 인하여

---

1) 상대방을 좋아하거나 싫어하는 등의 감정에 의해 본래 송신자가 전하고자 하는 뜻을 왜곡해서 받아들이는 경우, 상대방에 대한 고정관념·편견 등이 있다.

기존과 다른 뜻을 전달해야 한다면 송신자가 혼란을 느끼지 않도록 사정에 대한 설명과 함께 어떠한 뜻을 전달하는지 확실히 해야 한다.

3) 적정성

커뮤니케이션에 있어서 그 뜻의 전달 양이 적절한 양이어야 한다. 양이 너무 적다면 충분한 의사전달이 어렵게 되고, 양이 너무 많으면 그 내용을 받아들이는데 시간적으로 낭비를 초래한다.

4) 적시성

시기적으로 적절한 때로, 커뮤니케이션에도 적시성이 중요하다. 의미전달에 있어서 전달되어야 할 시기를 놓치면 그 후에 전달하더라도 아무 뜻이 없다(예 일기예보나 오늘의 운세 등은 해당시기가 지난 뒤에는 아무 뜻이 없게 된다).

5) 분포성

송신자가 전하는 내용을 해당하는 수신자에게 정확하게 전달되어야 한다. 그리고 전달 내용과 관련된 모든 사람에게 전달한다. 다만 비밀사항의 경우 당사자나 해당권자에게만 전달한다.

6) 적응성 및 통일성

적응성은 커뮤니케이션에 있어서 융통성과 신축성이 있어야 한다. 너무 경직되어 있거나 공식적 경로에만 의존 또는 의사소통 경로가 하나밖에 없다면 어떠한 문제 발생이나 급격한 변화에 적응하기 어려워 대응이 늦어진다. 통일성은 각 커뮤니케이션이 전체로써 일관된 정책이나 목표의 표현이 된다.

7) 관심 및 수용성

커뮤니케이션은 과정이 어떠하든지 결국 수신자의 관심이 있어야 전달된다. 수신자가 관심을 두지 않고 그냥 넘겨버리면 커뮤니케이션은 아무 뜻이 없게 된다. 수신자의 관심을 끌어내고 이러한 관심이 다시 수용을 끌어내야 커뮤니케이션이 이루어진다.

8) 커뮤니케이션 원칙에 부합되지 않았을 때

커뮤니케이션의 방법은 매우 다양하지만 그 중 가장 많이 사용하는 대화에 대하여 커뮤니케이션의 원칙이 부합되지 않는다면 어떠한 일이 생길 수 있는지는 〈표 1-1〉과 같다.

〈표 1-1〉 커뮤니케이션의 원칙에 부합되지 않았을 때

커뮤니케이션의 원칙	전달 내용(송신자)	이해 내용, 반응, 상황(수신자)
명료성	"내가 사랑하는 너의 동생 성춘향"	날 사랑한다는 거야?, 내 동생 성춘향이를 사랑한다는 거야?
일관성	"이 일은 매우 중요하니까 열심히 할게. 하기 싫으면 안 해도 상관없지만"	하라는 거야? 말라는 거야?
적정성	"자기소개를 할게. 저는 성춘향이야. 이상 끝."	뭐야 자기소개할 것이 성춘향밖에 없어?
적시성	"아 맞다 엄마! 아빠가 피자 사 온다고 저녁 먹지 말라고 그랬어"	저녁 먹기 전에 이야기하지
분포성	"오늘은 여성의 겨울 옷차림 코디법에 대한 교육을 할게."	여기 군대 내무반이거든요
적응성 및 통일성	"나에게 할 말은 회사 보고체계를 따르도록 할게."	저녁 뭐 먹을지 직접 이야기도 못해?
관심 및 수용성	"○○○식품에서 나온 신제품이야. 이것으로 이야기 하자면."	전혀 관심없어

9) 커뮤니케이션 해석

진정한 소통상황은 [그림 1-1]과 같이 송신자가 전달하고자 한 뜻이 변하지 않고 그대로 수신자에게 전달되어 뜻의 공유가 일어나는 경우로, 커뮤니케이션 과정에서 공유는 매우 중요하다. 공유를 위해서 우선 해석이 필요하고, 커뮤니케이션 과정에서 본래의 뜻이 왜곡·누락 등 변경될 수 있으며, 의미전달 과정에서 서로가 최선을 다한다고 하여도 뜻이 왜곡되거나 누락되어 혼란이 발생할 소지가 있다(㉮ 송신자가 전달하고자 한 뜻이 '수저 좀 주세요.'인데 수신자가 '숟가락 좀 주세요.'로 이해한다면 '수저' 중 '숟가락'에 대해서만 뜻의 공유가 일어난 것이다. 즉 젓가락에 대한 뜻이 전달되지 않아 완전한 뜻의 공유가 이루어지지 않는다).

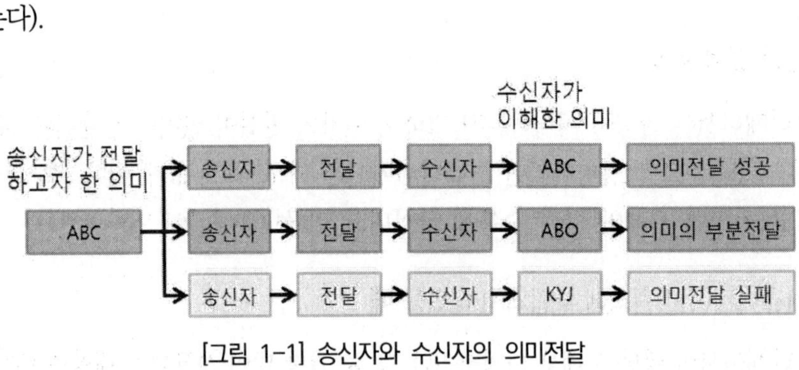

[그림 1-1] 송신자와 수신자의 의미전달

4. 커뮤니케이션의 장애

커뮤니케이션의 가장 중요한 점은 "정확하고 적시에 전달하고자 하는 내용이 전달되는가"이다. 그러나 커뮤니케이션은 개인 혹은 집단 그리고 다른 사람을 거쳐서 이루어지기도 하므로 정보가 전달되는 과정에서 여러 가지의 장애요인이 생길 수 있다.

커뮤니케이션을 저해하는 요인에는 언어상의 장애, 전달하고자 하는 뜻의 변질, 전달경로의 거리와 복잡성, 지각의 착오, 준거기준의 차이, 지위상의 차이, 정보의 의식적 제한, 정보의 고의적 독점 등이 있다.

1) 언어상의 장애

언어는 커뮤니케이션에 있어서 가장 기본적이며 중요한 수단이다. 이러한 언어의 표현이 잘못되거나 잘못 이해한다면 의사전달을 저해하게 된다. 언어를 표현하는 것은 사람마다 다르며, 또한 같은 언어라도 어떻게 받아들이는지가 달라서 충분히 고려할 필요가 있다.

① 언어는 국가별로 차이를 보이고 심지어 같은 국가라도 지방에 따라 차이를 보인다(㉥ 제주도에 가서 제주도 방언을 들어보면 무슨 이야기를 하고자 하는지 이해하기 어려운 경우가 많다).
② 상대가 이해할 수 있는 언어를 사용하는 것이 언어상의 장애를 극복할 수 있다. 애매모호하거나 어려운 용어의 사용은 커뮤니케이션의 저해요인이 된다(㉥ 의사가 환자에게 환자의 질환이나 치료방법에 대하여 알려 줄 경우 전문용어만 이야기한다면 환자는 의사가 전달하고자 하는 내용을 이해하기 어렵다).
③ 가급적 쉽게 이해할 수 있는 용어를 사용하도록 한다.

2) 전달하고자 하는 뜻의 변질

전달하고자 하는 뜻이 본래의 의미에서 변질되는 것으로 주로 전달받은 뜻을 다른 사람에게 전하는 과정에서 생겨난다. 이러한 변질의 형태에는 크게 생략과 왜곡이 있다.

① 생략 : 전달해야 할 내용을 빠뜨리는 경우이다. 전달내용에 관심이 없거나, 이해하지 못하거나, 내용이 길어서 전부 기억하지 못하는 등의 이유로 문제가 생길 수 있다.
② 왜곡 : 전달내용이 본래의 내용과 다르게 해석되어 전달되는 것이다. 옛말에 "발 없는 말이 천리를 간다."라는 말이 있다. 비록 발 없는 말이 천리를 가더라도 본래의 내용은 왜곡되는 경우가 많다. 사람을 거쳐 가면서 본래의 내용과 달라지는 것을 나타낸 대화는 〈표 1-2〉와 같다.

〈표 1-2〉 본래 내용의 왜곡

A B	"요즘 성춘향이랑 강길동이가 자주 만나는 것 같지 않니?" "그러게 왠지 수상해. 둘이 만나는 것 아닐까?"
B C	"강길동이랑 성춘향이랑 만나는 것 같아" "둘이 만나나 보네"
C D	"강길동이랑 성춘향이랑 만난다고 하더라" "강길동이랑 성춘향이랑 만나지 꽤 오래됐는데 그럴 만도 하지"
D E	"강길동이랑 성춘향이랑 사귄다는데 둘이 만난 지 한 7년 됐나?" "아 그렇게나 오래됐어?"
E f ⋮ z	"강길동이하고 성춘향이랑 만난 지 7년 됐다고 하더라" "만난 지 7년이나 됐으면 결혼하겠는데" ⋮ "강길동은 성춘향이랑 만난 지 7년 됐고 결혼할 거래 숨겨둔 자식도 있다더라"

3) 전달경로의 거리와 복잡성

오늘날 통신수단이 발달로 인하여 먼 거리에서는 의사전달이 가능하지만 서로 마주 보며 하는 의사전달에 비하여 정확성이 떨어진다. 또한 서로 마주보며 의사전달을 한다고 하더라도 의사전달의 경로가 여러 단계를 거치거나 복잡하다면 중개상의 문제로 인하여 전달되어야 할 내용이 누락 되거나 왜곡될 수 있다. 전달되는 단계로 인한 본래 뜻의 누락 및 왜곡은 〈표 1-3〉과 같다.

〈표 1-3〉 전달되는 단계로 인한 본래 뜻의 누락 및 왜곡

전달 주체	내 용	전달의미
아버지	"형민아 목이 마르니 물을 떠오거라"	마실 물
아들	"경배야 아버지에게 물을 떠다 드리거라"	물
손자	경배는 세숫대야에 물을 받아 아버지에게 갖다주었다.	씻을 물

4) 지각의 착오

지각은 어떠한 것을 인식하거나 분별하는 능력으로 사람마다 차이가 있다. 개인별로 사물을 보는 습성이나 고정관념이 존재하기 때문에 커뮤니케이션에 저해요소로 작용할 수 있다. 더구나 지각과정에서 어떠한 조건이 개입된다면 지각에 문제가 생겨 착각하게 되는 경우를 지각의 착오라고 한다.

5) 준거기준의 차이

사람은 사회적 · 문화적 등의 주변환경이 모두 다르며 성장배경 또한 다르다. 동일한 것도 사람마다 해석하고 판단하는 것이 다르다. 사람들이 자신의 생각에서 벗어나는 정보를 회피하거나 편견을 가지고 있기 때문이다. 커뮤니케이션에 관련된 사람들의 준거기준이 비슷하다면 커뮤니케이션의 정확성이 높아지지만, 서로 다른 경우에는 전달하거나 전달받는 내용을 자신의 주관대로 인식하고 판단하기 때문에 정확성이 결여된다.

6) 지위상의 차이

지위상 고위층과 하위층은 그 계급의 차이가 심할수록 생활문화나 가치관 등 차이를 보인다. 지위상의 차이는 준거기준을 달리하게 되고 계급간 커뮤니케이션을 저해하게 된다. 하급자는 상급자가 듣기 좋아하는 말만 하려 하고, 상급자는 자신이 불리한 정보를 하급자에게 전달하지 않으려고 한다. 또한 상급자는 보통 하급자보다 의사전달에 있어 자기중심적으로 전달하는 경우가 많다.

7) 의식적 제한과 고의적 통제

커뮤니케이션의 저해요인으로 의식적 제한과 고의적 통제가 있다.

① 의식적 제한 : 어떠한 단체활동의 효과적인 수행을 위하여 어느 정도의 비밀을 유지하는 것이다.

② 고의적 통제 : 자신에게 불리한 정보의 전달을 통제하거나, 권력유지의 수단 등의 이유로 유용한 정보를 독차지한다.

5. 커뮤니케이션의 중요성

커뮤니케이션은 사회생활에 있어서 빼놓을 수 없으며 커뮤니케이션이 없는 사회는 사회라고 할 수 없다. 사회가 사람이면 커뮤니케이션은 신경계라고 할 수 있으며, 사회를 움직이게 하는 가장 중요한 요소이다.

① 경영학의 창시자로 세계적인 지식 경영학자로 평가받는 피터 드러커는 "인간에게 있어서 가장 중요한 능력은 자기표현이며, 현대 경영이나 관리는 커뮤니케이션 능력에 의해 좌우된다"라고 하였다. 어떠한 조직에 있어서 의사결정이 조직의 핵심이라면 합리적인 의사결정은 커뮤니케이션 없이는 불가능하다.

② 조직이 얻을 수 있는 정보의 질과 양을 조직 내 결정권자에게 얼마나 정확하고 효율적으로 전달하여 수용되도록 하는지가 합리적인 의사결정의 가능 여부를 정하게 된다.
③ 조직 내에서 이루어지는 정서적 소통 : 업무적 소통과 창의적 소통의 기반이 된다는 조사결과가 있다.
④ 커뮤니케이션 : 사회구성원들은 자기 의사나 감정을 서로 교환하게 하여 심리적 안정과 협조, 사회적 소속감, 욕구 충족 등의 역할을 한다.

02 의료 커뮤니케이션

의료 커뮤니케이션은 환자와 의료진, 그리고 의료행위에 있어서 연관된 모든 사람의 의사소통으로 단순히 언어적 의미만이 아니라 비언어적 의미를 포함한다. 의료진 · 환자 · 관련된 사람의 언어적 상호작용으로 환자의 건강상태를 파악하고 진단이 내려지며, 치료계획이 세워지면 치료비용이 정해지게 되는 단계에서 의료진 · 환자 · 관련된 사람들의 커뮤니케이션이 필요하다.

연구결과를 보면 환자와 의료진 사이의 원활한 의사소통은 환자와 의료진의 만족도를 높이고 환자의 신뢰를 높이므로 의료분쟁을 사전에 방지하는 역할을 한다. 의료진 간의 커뮤니케이션 또한 의료사고 방지, 환자의 건강회복, 직무만족 등에 영향을 미친다.

1. 의료 커뮤니케이션의 정의

의료 커뮤니케이션은 단순히 일반적인 커뮤니케이션보다 복잡하거나 그 영향이 크다. 일반적인 커뮤니케이션은 물론 질환에 대한 정보제공과 건강유지 및 증진을 위한 교육, 동기부여, 상담 등이 포함된다.

1) 효율적인 의사소통

환자를 대하는 의사는 환자가 치료계획이나 처방, 주의사항에 대하여 잘 지키고 따라오게 유도하며 환자와 보호자가 최선의 결정을 할 수 있도록 돕는 역할을 한다.

환자는 다양한 의료진이나 직원과 관계를 맺게 될 수 있는데 관계가 어떠한가에 따라서 환자의 만족, 신뢰, 치료과정 및 결과에 영향을 미치게 된다.

의료진이 환자증상에 대하여 진단하고 질병의 원인과 치료방법을 일방적으로 이야기하는 것은 환자의 만족도와 순응도가 떨어진다. 의료진이 설명을 전문용어 사용이나 대충 이야기하게 되면 환자는 그냥 듣기만 하고 실제로 이해를 못 하거나 불만을 갖게 된다. 효과적인 의료 커뮤니케이션을 위해서는 환자의 이해력과 수준을 먼저 파악하고 고려하여 설명한다.

2) 의료 커뮤니케이션

의료행위에 있어서 관련된 모든 사람의 의사소통은 효율적이어야 하고, 정확하게 이루어지기 위해서는 상대의 수준에 맞추어 언어적 · 비언어적으로 전달되어야 할 것이다. 상대가 자신이 전달하고자 한 뜻을 확실히 이해했는지 확인하는 과정이 필요하다. 이렇게 효율적이고 정확한 의사소통이 이루어지면 의료사고 방지, 환자의 만족과 신뢰도 상승, 치료효과 상승 등의 좋은 영향을 창출하게 된다.

2. 의료 커뮤니케이션의 이론

환자와 의료진의 커뮤니케이션은 의료서비스 제공과 제공받는 관계에서 이루어지며, 의료서비스 특성상 일반적인 의사소통과는 양과 질의 영향에 있어서 많이 다르다. 의료진은 의료서비스를 통하여 도움을 주고자 하며, 환자는 의료서비스를 통하여 도움을 받고자 하므로 환자와 의료진 간의 커뮤니케이션에 따라 의료서비스에 좋은 영향을 끼치거나 악영향을 끼칠 수도 있다.

의료진은 의사와 환자의 관계를 단순히 치료하는 의사와 치료받고 비용을 지불하는 환자로 생각해서는 안 된다. 환자의 입장에서 환자를 배려하며 인간적인 태도로 환자를 대해야 한다. 환자의 반응이나 신체적 및 심리적 상태, 이해 수준, 의사소통의 효과를 이해하며 환자의 요구를 파악하고 해결하기 위해 노력해야 할 것이다.

1) 의료 커뮤니케이션에 대한 학자별 정의와 연구

의료 커뮤니케이션에 관한 연구는 많은 학자에 의해 연구되었고 내용은 다음과 같다.

① Ratzan, Payne, & Bishop : 대인 커뮤니케이션은 두세 사람의 면대면 커뮤니케이션이며, 그 사례로 진료과정에서 환자와 의료진의 대화나 상호작용이 있다.
헬스 커뮤니케이션에서 대인 커뮤니케이션 관점은 관계를 중요시하고, 건강전문가와 환자가 관계를 유지 · 이용하고, 변화시키는 역동성에 주목한다.

② 이자경, 손정우 : 의사와 환자 간 커뮤니케이션은 치료목적 외에도 의료적 결정을 돕고

질병에 관련된 정보를 주며 건강을 유지하거나 개선하기 위한 교육, 동기부여, 상담을 포함하는 의사소통 행위를 포함한다.

③ Parsons : 의사는 기술적 전문성을 발휘하고 감성적 중립성을 유지하여 누구에게나 보편성을 보이고 기능적인 제한성을 갖도록 기대한다.

㉠ 환자 : 질병에 걸렸다는 책임에서 면제되며 잠깐 기존의 역할로부터 면제되어 회복에 전념하면서 의사를 접촉하고 협력해야 한다는 사회적 기대역할을 갖는다.

㉡ 기대역할 : 하나의 사회적 규범으로 인정되어 있어서 이러한 규범에 따라 서로 상호교류가 이루어지게 된다.

④ Cassell : 커뮤니케이션의 치료효과에 주목하여 의사와 환자가 소통할시 질병이나 치료에 관한 불확실성을 줄여주고, 치료행위의 근거를 명확하게 설명하여 환자와의 관계를 강화한다면 긍정적인 치료효과가 창출될 것이다.

⑤ Pendleton : 의료진과 환자와의 교류를 연구하는 여섯 가지 방식을 제시하면 의학적, 사회적, 문화인류학적, 상호교류적, 사회심리학적, 정신분석학적이다.

여러 행동과학은 의사와 환자의 역할과 행동의 개별적인 특성들에만 관심이 있는데 한 걸음 더 나아가 의사와 환자의 담화분석에 초점을 맞추기도 하며, 정신분석학적인 해석이나 비언어적 행동연구 등의 다양한 초점과 이에 따른 연구를 통하여 환자와의 원활한 이해를 할 수 있다.

⑥ Stephens & Adam : 고객의 요구에 초점을 맞추어 고객을 중심으로 세일즈하는 개념을 제시하였다.

㉠ 고객의 문제를 파악하고 고객이 필요로 하는 해결책을 최선으로 제공하는 것으로 고객의 요구를 고려한 세일즈가 이루어지기 위해서는 고객의 문제와 해결책에 대한 생각을 질문을 통하여 알아야 한다. 또한 고객에게 맞는 해결책이 솔직하고 명확하게 설명되어야 할 것이다.

㉡ 오늘날 환자는 과거처럼 일방적으로 의료진에게 모든 것을 맡기고 기다리지는 않는다. 환자는 의료기관 선택권이 어느 정도 제한되어 있음에도 의료기관의 선택 및 이동뿐만 아니라 의료서비스 제공 과정 전체에서 큰 영향을 끼친다.

㉢ 세일즈 요소를 충분히 숙고하여 의료서비스 제공에 적용할 필요가 있다. 세일즈 과정 및 요소는 일반적으로 다음과 같이 여섯 단계로 구분한다.

- 아이스 브레이킹(Ice Breaking) : 본래 얼음깨기, 실마리를 풀기로 첫 대면에서 어색한 분위기를 벗어나 청중의 마음의 문을 열고자 하는 대화, 표정, 몸짓 등이다.
- 신뢰형성 : 진료, 수술, 입원 등 환자에게 필요한 의료행위를 제공하고자 할 때

진료행위가 왜 필요한지와 환자에게 어떻게 도움이 되는지 확신시키고 신뢰를 얻을 수 있도록 해야 한다.

- 열린 질문 : 환자의 경우 긴장하거나, 방어적 태도를 보이는 등의 이유로 의료진에게 자신의 상태를 이야기하지 않는 경우가 있다. 따라서 환자의 긴장을 풀어주고 다양한 생각을 표출할 수 있도록 유도하는 전략적 질문을 해야 한다.
- 해결책 모색 : 고객이 말한 불편사항이나 요구를 파악하여 최선의 방안을 찾는다. 여러 가지의 대안이 있다면 각 대안의 장 · 단점을 환자와 논의하여 만족하는 최선의 해결책을 모색해야 한다.
- 설득 : 환자의 건강유지 및 증진을 위한 해결책으로 의료서비스 상품을 제안한다. 이때 중요한 것은 제공하고자 하는 의료서비스가 환자에게 좋은 영향을 미칠 것이라고 이해시키고 받아들이게 하는 것이다. 환자가 염려하거나, 쉽게 결정하지 못하고 있는 이유를 파악하여 대화를 나누며 해결하도록 한다.
- 결정 : 환자가 최종결정을 내리게 되는 과정이다. 환자가 자신의 선택이 옳은지 틀린지 불안해 할 수 있으므로 환자가 옳은 판단을 했고, 좋은 결과가 있을 거라고 확신시키며 대화를 마무리한다.

⑦ Loustaunau & Sobo : 주요 집단의 비언어 커뮤니케이션 방식에 대한 이해를 바탕으로 개방적이고 신뢰가 있는 상호존중의 관계가 성립되면 의학적 처방의 효율성도 높아질 수 있다.

⑧ Parker, et al : 의료진이 환자와 감정이입적 관계의 대화를 가지면 상호신뢰를 촉진할 뿐 아니라 환자의 근심을 줄여주고 임상시술의 만족도와 효과를 높여 준다.

⑨ 박용천, 김봉조 : 적극적인 의료 커뮤니케이션을 통해 증상의 원인을 찾아 개입하고, 예방하는 것이 중요하다. 질병으로 인한 스트레스와 반응은 환자들이 처한 상황이나 과거의 경험 등 다양한 요인들이 영향을 주는데, 환자의 병을 정확히 진단하고 치료하기 위해서는 환자를 잘 이해하는 것이 필요하다.

⑩ Ulrey & Amason : 문화적 배경이 다른 사람들과 상호작용하는 것은 새로운 상황이며, 높은 수준의 불확실성과 근심을 일으키며 의료진에게 스트레스가 될 수 있다.

⑪ Loustaunau & Sobo : 의료 커뮤니케이션을 의과대학 교과목으로 채택하는 등 일찍부터 관심을 가져온 미국도 환자 5명 중 한 명은 질문을 안 하고 13[%]는 질문에 대해 원하는 답을 못 얻었다고 하며, 질문시간은 불과 8초이며 의사는 80초 정도 설명한다고 한다. 의사의 80초 설명으로 의사의 권고에 대해 환자가 순응하기는 어려우며 환자는 의사의 설명과 안내를 50[%] 정도만 기억하고 있었다.

⑫ Finney Rutten, Augustson, & Wanke : 환자가 질문을 자주 할 경우 '어려운 환자'로 분류돼 의료진의 부정적 반응을 일으키는 경우가 있다.

⑬ Baker : 접점에서의 서비스는 중요한 것이 첫인상이라고 하였다. 첫 60초 동안의 인상이 중요한데 밝은 표정, 눈맞춤, 반기는 인사말 등은 상대방을 편안하게 만들어주어야 한다.

⑭ Beckman, Suchman과 Frankel : 고객 불만의 90[%]가 의사의 커뮤니케이션 스타일에 있다. 의사가 환자를 쳐다보지 않거나 지나치게 전문용어를 쓰는 것은 환자가 무시당한다는 느낌을 가지게 한다.

⑮ Connellan, Zemke : 접촉 순간은 환자와의 접점에서 이루어지는 커뮤니케이션으로, 이 접촉순간을 어떻게 잘 관리하는지가 의료서비스의 질에 영향을 미친다고 하였다. 접촉 순간(Moment of Truth : MOT)을 다음과 같은 5가지 차원에서 이해한다.

㉠ 신뢰성(Reliability) : 약속된 것을 정확하게 전달하는 능력이다.
㉡ 반응성(Responsiveness) : 상대방의 요청에 빠르게 응답하려는 자세이다.
㉢ 보증(Assurance) : 신뢰와 믿음을 불러일으키는 능력이다.
㉣ 공감(Empathy) : 상대방의 입장에 관심을 보이는 자세이다.
㉤ 유형자산(Tangilbles) : 외모와 시설 등이다.

⑯ Elisa J. Sobo : 비언어 커뮤니케이션 방식에 대한 이해를 바탕으로 개방적이고 상호존중의 관계가 성립하면 의학적 처방의 효율성도 높아질 수 있다.

03 의료 커뮤니케이션과 문화

유네스코에서는 문화를 "한 사회 또는 사회적 집단에서 나타나는 예술, 문학, 생활양식, 가치관, 신념, 전통 등의 독특한 정신적, 물질적, 지적 특징"이라고 하였다. 인간은 태어나면서부터 문화와 매우 다양하고 복잡한 주변 상황에 영향을 받는다. 어떠한 사람이 어떠한 문화권에서 왔다고 하더라도 100[%] 문화와 일치할 수는 없다.

1. 문화에 영향을 미치는 요소

나이, 국가, 성별, 종교, 성장환경 등으로 나누어지기는 하지만 이를 다시 세분화하고 영향을 끼친 모든 변수를 더하면 수를 세기도 어려울 만큼 나눠질 수 있다. 환자를 모두 똑같이 보는게 아니라 환자의 문화를 이해하고 파악하기 위해 노력해야 할 것이다. 문화의 정의는 매우 다양할 수 있지만 환자의 기본적인 문화(가정 형편, 직업 등), 외국인 환자의 문화로 나누어 각각에 맞는 커뮤니케이션을 설명한다.

2. 환자의 기본적인 문화와 커뮤니케이션

외국인 환자라면 몰라도 내국인 환자는 각자마다 다른 문화가 있다. 같은 나라일지라도 지역적 특색은 있기 마련이고, 가정이나 환자를 둘러싼 환경(학교, 직장, 도시나 시골 등)에 차이가 있다(㉮ 어느 집은 짜고 매운 자극적인 음식을 자주 먹는가 하면, 어느 집은 기름진 음식을 자주 섭취하기도 하는데 이러한 식습관이 질병에도 영향을 미칠 수 있다).

1) 환자의 개인적 · 문화적 차이

환자의 개인적 · 문화적 차이를 파악하고 이해하며 자신의 개인적 · 문화적 속성을 파악하여 환자를 대함에 있어서 최대한 고려하고, 가능한 환자의 문화를 이해하고 배려한다.

① 환자의 문화적 차이를 파악하여 의사소통, 행동, 문제해결, 해석 등을 고려해야 할 것이다.
② 문화적 요소를 고려하여 환자를 대하면 환자는 편안함을 느끼고 만족도는 상승한다.
③ 자신에게 의료진이 신경을 쓰고 있는 느낌을 받게 되어 의료진을 신뢰하고 순응하는 등 긍정적인 치료효과를 얻게 된다.
④ 의료진은 의료기술과 경험을 이용하여 질병을 진단하고 치료하는 것이 가능하지만, 예방(금연, 금주, 식습관, 운동과 같이 일반적으로 알려진 예방방법을 제외한 환자의 특성에 맞는 예방)이나 근본적인 문제를 찾고자 할 때는 환자와의 커뮤니케이션이 중요하다(㉮ 어느 특수한 화학약품을 다루는 직업을 가진 환자가 직업으로 인해 얻은 질병을 치료하기 위해 의료기관을 찾았다).

2) 환자와 의료진 간의 커뮤니케이션이 부족

의료진이 질병의 원인을 찾기 힘들고 치료를 하더라도 근본적인 질병의 원인이 환자의 직업에 있다는 것을 알지 못하거나 환자에게 알려주지 못하면 환자는 치료 후 다시 그 직업으로 복귀하여 질병은 재발할 수 있다. 질병을 파악함은 물론 근본적인 원인을 알아가는 과정이 필요하며, 이는 설명모델과 질병원형 모델이 있다.

(1) 설명모델

환자, 보호자, 의료진이 가진 질병에 대한 생각을 나타내는 것이다. 보통 의사의 설명모델은 의학적 지식과 경험을 근거로 하지만 환자와 보호자의 설명모델은 발병시에 형성되며, 주변 사람들한테서 들은 이야기나 영화나 드라마에서 본 내용이 포함되기도 한다.

① 의사는 환자의 요구나 문화적 · 사회적 환경을 파악하고, 환자와 협의 및 설득으로 환자가 받아들일 수 있는 치료방법을 끌어내야 한다.

② 설명모델은 일반적으로 5가지 질문이 포함된다. 이 5가지 질문은 〈표 1-4〉와 같이 원인, 증상의 시작과 경과, 병태생리학, 질병의 정도와 질병의 양상, 치료이다.

〈표 1-4〉 설명모델의 5가지 질문

• 당신의 질병의 원인이 무엇이라고 생각하십니까? • 왜 질병이 그때부터 시작되었다고 생각하십니까? • 얼마나 아프십니까? • 질병에 대하 가장 두려운 것이 무엇입니까? • 질병을 치료하는데 있어서 가장 중요한 것이 무엇이라고 생각하십니까?

(2) 질병원형 모델

질병을 이해하는데 있어서 환자의 경험을 토대로 유추할 때와 환자의 경험을 명백한 모델이나 이미지로 파악할 때 사용한다.

① 환자의 경험을 토대로 질병을 파악하기 위해서는 환자가 자신의경험을 자세히 말할 수 있도록 유도해야 하며 이를 위해 적절한 질문을 한다.

② 질병원형 모델의 주의사항은 〈표 1-5〉와 같다.

〈표 1-5〉 질병원형 모델의 주의사항

• 세상에 똑같은 사람은 없다는 마음가짐으로 각 사람마다의 특성을 파악해야 한다. • 환자의 생각이 이상하더라도 존중하는 자세가 필요하다. • 환자는 자신의 생활이나 생각에 대하여 쉽게 이야기하지 않으며, 이야기할 때 이상한 눈으로 보거나 반박하면 환자는 입을 다물게 된다. • 환자의 생활이나 생각은 진단과 치료에 단서를 제공할 수 있으므로 환자가 이야기할 수 있도록 유도하며 경청한다. • 환자에게 질병의 원인이 무엇이라고 생각하는지 질문한다. • 특별한 이유가 없는 한 치료계획에 환자의 의견을 포함한다. • 환자마다 자신의 질병의 치유에 도움이 되고자 자신만의 치료법을 이용하기도 하고, 민간요법이나 자신의 경험, 지인으로부터 들은 정보를 활용하며, 이러한 치료법이 의료진의 치료법에 안 좋은 영향을 미치지 않는다면 존중하는 것이 좋다. 그리고 치료에 있어서 환자가 가장 중요시하는 것(신체기능, 미용 등)이 무엇인지 파악하고 존중하

도록 한다.
- 환자의 보호자및 가족, 지인을 소홀히 대하지 않는다. 보통 환자는 중요한 결정을 할 때 자신의 보호자, 가족, 지인과 이야기하거나 논의한다. 치료과정에 환자의 보호자, 가족, 지인의 참여를 적극 권유하고 협조를 얻도록 한다.
- 지역이나 성별, 나이 등 환자의 문화를 이해하도록 한다. 문화의 이해는 환자의 태도나 행동을 이해하는 데 도움이 된다.
- 환자가 초자연 현상을 믿는다고 하여 이상한 눈으로 보거나 만류해서는 안된다(단, 다른 환자에게 피해가 가거나, 환자건강에 문제가 생기는 경우는 예외로 한다).
- 환자의 믿음을 쉽게 변하는 것이 아니며, 믿음을 부정하면 환자는 치료 자체를 거부할 수도 있다.

3. 외국인 환자의 문화와 커뮤니케이션

다른 문화권 환자의 경우에는 더 세심한 환자와의 커뮤니케이션이 필요하다. 그 전략에는 다음과 같은 것이 있다.

1) 외국인 환자와 효과적인 커뮤니케이션을 위한 전략

외국인 환자의 경우 내국인 환자에 비하여 커뮤니케이션을 위해 〈표 1-6〉과 같은 특별한 전략을 세울 필요가 있다.

〈표 1-6〉 외국인 환자와 커뮤니케이션 전략

- 또박또박 빠르지 않게 이야기한다. 특히 이름의 경우 같은 글자라도 읽는 법이 다르기 때문에 환자에게 정확한 발음을 물어보도록 한다.
- 해당 문화나 환자에 따라 적절한 존칭을 사용하도록 한다(Mr, miss, Dr, Professor 등). 환자의 직함을 사용하여 호칭할 경우에는 사전에 상대방에게 허락을 구하도록 한다.
- 환자의 혼인 여부나 선호하는 호칭이 불확실하다면 어떠한 호칭이 좋을지 환자에게 물어보도록 한다.
- 인종이나 문화에 따라 말과 행동이 편견이나 인종차별을 나타낼 수 있으므로 이러한 점에 주의한다.
- 환자의 이름을 줄여서 부르거나 편하게 부르는 행동을 금한다.
- 전화통화나 이메일 등 대면 상황이 아닌 경우에는 비언어적 언어와 억양을 파악할 수 없으므로 의사소통의 문제가 더 커질 수 있다.

2) 통역사 존재 유무에 따른 주의사항

언어적으로 정확한 의미전달을 위해서 통역사가 있고 없음에 따른 주의사항은 다음과 같다.

① 통역사가 있는 경우 : 유의 사항은 〈표 1-7〉에서 확인할 수 있다.

〈표 1-7〉 통역사가 있는 경우

- 환자에게 통역 서비스가 필요한지 확인하도록 하며, 통역사가 투입되기 전에는 환자와 의료진이 가장 효과적으로 말할 수 있는 언어를 사용하도록 한다.
- 통역사를 선택하는 경우에 환자와 서로 사이가 좋지 않은 국가의 통역사는 피하도록 한다.
- 일반적으로 통역사는 환자와 같은 성별인 경우가 좋다.
- 환자가 말하거나 의사가 말한 내용을 그대로 통역할 것을 통역사에게 요구한다.

② 통역사가 없는 경우 : 유의 사항은 〈표 1-8〉에서 확인할 수 있다.

〈표 1-8〉 통역사가 없는 경우

- 정중하고 공식적인 국제매너를 갖추도록 하고, 상대의 이름 전체를 부르면서 인사하도록 하고, 자신을 소개할 때는 자신을 가리키면서 이름을 또박또박 말한다.
- 환자나 보호자가 표현하고자 하는 노력에 주의를 기울이며, 끝날 때까지 기다리도록 한다.
- 낮고 부드러운 말투로 말하도록 한다.
- 상대방이 자신의 말을 잘 알아듣지 못하면 큰 소리로 얘기하는 경향이 있는데, 이러면 상대방이 말을 알아듣지 못하여 화가 났다고 생각할 수 있기 때문이다.
- 환자가 사용하는 언어를 능숙하게 구사하지는 못하더라도 환자가 사용하는 언어를 대화 중간 중간에 사용하도록 한다. 또한 행동을 통하여 환자는 의료진이 자신을 존중하려고 노력하고 있다는 것을 느낄 수 있으며, 전문용어나 속어, 약어의 사용을 자제한다.
- 비언어적 표현(손짓, 몸짓, 표정, 태도)에 유의하도록 한다.
- 말은 너무 길게 하지 않고 적절하게 끊어서 하며, 두 가지 이상의 주제를 동시에 말하지 않는다.
- 반복적으로 천천히 말하며, 시각적 자료와 제스처를 이용한다.
- 환자와 보호자가 이해하였는지 되물어본다.
- 환자의 지인 중에 전화로 통역이 가능한 사람이 있는지 물어본다.
- 관련 서적이나 사이트, 프로그램 등 활용 가능한 모든 것을 이용하도록 한다.
- 병원 내 외국어를 구사할 수 있는 직원을 사전에 리스트화 하여 필요하면 도움을 요청한다.

04 헬스 커뮤니케이션의 개념

건강에 대한 관심은 질병관리나 예방에 대한 정보의 욕구와 정보추구 행위를 증가시켰다. 건강에 대한 정보전달과 공유, 개인과 사회공동체의 건강증진을 위해서 커뮤니케이션은 빠질 수 없는 필수요소가 되었다. 의학적인 진단이나 처방 · 치료에 그치는 것이 아니고, 정보제공과 신뢰를 바탕으로 하는 인간관계를 제공하는 커뮤니케이션이 필요하게 되었다. 개인과 사회의 건강을 유지하고 증진시키기 위해서 건강에 대한 정보를 소통하고 공유, 실행해야 한다.

1. 헬스 커뮤니케이션의 정의

미국 보건복지부는 헬스 커뮤니케이션을 "개인, 조직, 공중들에게 중요한 건강이슈에 관한 정보를 제공하고, 영향력을 행사하며, 동기를 부여하는 기술 및 방법"으로 정의한다.

1) 스콧 라찬(Scott Ratzan)

헬스 커뮤니케이션은 "단순한 건강정보 전달뿐 아니라 건강영역과 정책분야에 적극적으로 관여해 건강증진을 목표로 하는 커뮤니케이션 활동"이라고 정의하였다.

2) 베르나르(Bernhardt)

헬스 커뮤니케이션은 "건강문제에 대한 인식과 지식을 높이고 태도를 형성하며, 행동을 변화시키는 것을 목표로 하는 커뮤니케이션 활동"이라고 정의하였다. 그 밖에 헬스 커뮤니케이션에 대하여 정의한 학자는 〈표 1-9〉와 같다.

〈표 1-9〉 헬스 커뮤니케이션의 학자별 정의

학 자	정 의
Kreps & Thorto	헬스케어 과정에서의 의사소통
Rogers	건강 관련 콘텐츠로 구성된 인간 커뮤니케이션의 일종
Northouse & Northouse	사람들 사이의 의사소통인 휴먼 커뮤니케이션의 하부 개념으로 건강 관련 이슈나 정보를 개인이 어떻게 처리하는 것을 의미
Porto	건강하고 안전한 행동을 촉진하고, 건강보호를 위한 진단적인 서비스와 상품에 대한 접근을 늘리기 위해 수행되는 커뮤니케이션 활동
Bernhardt	목표 청중에게 관련성 있고, 정확하고 접근 가능하며, 이해할 수 있는 건강정보를 개발해 전파하는 과정의 의미

3) 헬스 커뮤니케이션

개인이나 사회를 대상으로 건강유지 및 건강증진을 위해 건강에 좋은 행동을 유지 및 개선하도록 정보를 제공하고 설득하며, 정보전달과 공유로 의료서비스 질과 정책수립에도 영향을 미치게 된다.

① 헬스 커뮤니케이션은 의료현장, 개인, 집단, 조직, 캠페인 차원의 커뮤니케이션 매스미디어를 이용한 건강정보와 메시지 전파도 포함된다. 또한 건강한 사회를 위해서 의학적 기술의 발달이 중요할 수 있지만, 의학기술을 효과적으로 적시에 사용하기 위해서는 의학

기술을 사용하는 모든 관련자와 제공받고자 하는 모든 관련자가 유기적으로 연결되는 커뮤니케이션이 필요하기 때문에 의학 기술 못지않게 헬스 커뮤니케이션도 중요하다.

② 헬스 커뮤니케이션은 메시지 전달을 위한 설계와 커뮤니케이션 채널의 선택을 결정하여 건강정보를 전달하고 개인과 사회의 건강증진에 기여한다. 건강에 대한 문제파악과 규정 · 분석으로 대상을 정하고, 그 대상에게 적절한 매체를 활용하여 메시지를 전달 · 공유하는 과정이 필요하다.

③ 헬스 커뮤니케이션은 광범위한 사회적 맥락에서 다양한 주제를 다룬다. 질병 관리 및 예방, 상해와 폭력 예방, 건강에 관련된 위기 대처법, 공중보건 등 공중들의 건강과 직접적인 관련이 있는 주제와 함께 건강 관련 정책 및 헬스케어 비즈니스 등 정책과 산업 등을 포함한다. 주제는 궁극적으로 공중들의 건강유지 및 증진을 위한 실천과 행동 변화에 초점을 맞추고 있다.

2. 헬스 커뮤니케이션의 역할

헬스 커뮤니케이션은 의료상황에서 의료진, 환자 관련 부서 모두의 상호작용을 증가시킨다. 건강정보의 전달과 공유, 건강을 위한 행동의 동기부여, 건강정책의 수립과 변화, 의학기술과 의료서비스 발달에 기여, 사회 차원의 변화와 건강증진에 영향을 미친다.

1) 의료상황에서 관련인 들의 상호작용 증가

헬스 커뮤니케이션은 의료상황에서 관련된 사람들의 상호작용을 증가시킨다.

① 의료진과 의료진, 의료진과 환자 등 의료상황에서 관련된 모든 사람을 유기적으로 연결하여 잘못된 의사소통으로 생길 수 있는 문제를 줄일 수 있다.

② 환자에게 친절 · 공감 · 경청 등을 제공하여 의료진과 의료기관의 신뢰도를 향상시키고, 환자는 신체적 · 심리적 안정과 건강증진에 도움이 된다.

③ 환자의 치료에 관한 결정과 의료행위에 대한 만족과 회복에도 영향을 줄 수 있다.

2) 건강정보의 전달과 공유

건강정보는 대인 커뮤니케이션, 그룹 및 조직 커뮤니케이션, 매스미디어나 인터넷, 뉴미디어, 포스터, 팸플릿 등 다양한 커뮤니케이션의 채널을 통하여 건강한 행동(규칙적인 생활, 식습관, 운동, 충분한 수면 등)과 건강을 저해하는 행동(과식, 흡연, 음주, 마약 등)에 대한 정보를 제공한다.

3) 건강을 위한 행동의 동기부여

커뮤니케이션을 통한 건강정보의 전달과 공유는 운동이나 검진, 생활 습관의 개선에 영향을 주며 질병 발병률과 사망률에도 영향을 준다. 자신의 건강은 어떠한가 하는 생각과 건강을 위해 무엇을 해야 하는가와 같이 건강을 위해서 자신의 생활 습관을 변화시키는 동기를 부여할 수 있다(㉕ 우리나라 남성 중 가장 많이 발병하는 암이 위암이라는 정보와 함께 위암을 예방하기 위해서 짜고, 매운 음식을 삼가고 급하게 먹지 않는 등의 생활습관의 변화가 중요하다고 정보를 제공하면, 이러한 정보가 개인의 생활 습관에 변화를 주어 위암의 발병률과 사망률을 줄일 수 있다. 우리는 자신의 주변 사람이 어떠한 질병에 걸렸고, 그로 인해 얼마나 힘들어 하는지 이야기하는 경우가 많다).

4) 건강정책의 수립과 변화

스콧 라찬(Scott Ratzan)은 헬스 커뮤니케이션은 중재적 또는 개입적 성격을 갖는 것인데, 질병예방 및 건강증진 영역과 건강정책 분야에 적극적으로 관여해 개인과 공동체 차원의 건강증진이라는 실제 변화를 가져오는 역할을 수행한다.

5) 의학기술과 의료서비스의 발달에 기여

커뮤니케이션은 의료인이나 학회, 의학과 관련된 모든 사람이나 단체와 유기적으로 연결될 수 있다. 의뢰나 상담, 토의, 강의, 학술대회 등 혼자가 아닌 여러 사람이 연결되어 의학의 발전에 대한 정보의 전달과 공유 및 연구를 하면 의학기술과 의료서비스 발달에 기여하게 된다.

6) 헬스 커뮤니케이션의 역할에 대한 정의

헬스 커뮤니케이션의 역할에 대한 학자 및 단체별 정의는 〈표 1-10〉과 같다.

〈표 1-10〉 학자 및 단체별 정의

학자 / 단체	정 의
Clayman, Manganello, Viswanth, Hesse, & Arora	건강정보의 전파는 운동 및 검진을 적절하게 하는 등 건강행동 변화와 참여적인 의료적 결정은 물론 질병 발병률과 사망률에도 영향을 준다.
Sun, Zhang, Tsoh, Kim, & Chow	유방암 검진에 대하여 커뮤니케이션의 역할을 조사하였다. 그 결과 커뮤니케이션이 건강에 대한 지식을 높이고, 검진 등 건강한 행동을 채택하는 데 영향을 미치는 것으로 나타났다.
미국 국립암센터	헬스 커뮤니케이션은 건강문제의 해결책에 대한 지식을 높이고, 규범을 바꿀 수 있는 인식, 믿음 체계, 태도에 영향을 준다. 또한 행동 변화의 이점을 보여주고, 건강 문제나 정책에 관한 특정 입장을 강화하고, 잘못된 인식을 반박할 수 있다.

3. 헬스 커뮤니케이션의 발전

20세기 이후 급격한 과학기술 발달은 의학의 발달을 가져왔으며, 의료의 전문화와 다양한 질환을 규명하고 치료법도 다양해졌다. 의학이 전문화되어 일반인이 질환이나 치료법에 대하여 이해하기는 더욱 어려워졌다. 또한 서비스나 인간관계에 대한 욕구가 더욱 커지고 있고, 이러한 영향으로 헬스 커뮤니케이션의 중요성이 부각되고 있다.

1) 의학과 간호학

진단, 검진, 치료를 위한 커뮤니케이션의 역할이 부가되었고 의료인과 환자 및 보호자의 의사소통은 물론이고 의료진 간의 의사소통, 관련 부서간의 의사소통도 중시하게 되었다.

2) 보건학

사회의 건강을 위하여 사회에 만연한 각종 질환(암, 심혈관질환, 고혈압, 당뇨병 등)이나 시기에 따라 주의할 질환(식중독, 호흡기질환, 성묘시 주의사항, 뇌졸증 등), 빠른 대처가 필요한 질환(신종플루 등), 전염성질환(수두, 볼거리, 이질 등), 건강 저해 행동(음주, 과식, 과음, 흡연, 불건전한 성생활 등) 등에 대하여 정확한 정보를 효율적으로 전달하여야 한다.

3) 커뮤니케이션 분야

건강에 대한 정보전달과 공유 등 커뮤니케이션의 역할과 효과에 대한 관심이 고조되고 있다. 오늘날은 매스미디어(TV, 신문, 라디오, 잡지, 광고)를 통한 건강 메시지 전달과 수용으로 태도 및 건강을 위한 행동변화에 대한 관심이 높다.

4) 질병 예방과 건강 유지, 커뮤니케이션의 관계

우리나라 학계에서는 비교적 최근에서야 관심과 연구가 증가하기 시작하였다.

① 2005년 11월 7일에 의료 커뮤니케이션(Communication) 심포지움이 개최되고, 2006년 월 29일에 창립총회로 대한의료커뮤니케이션학회(홈페이지, http://www.healthcommunication.or.kr/)가 출범하였다.
② 2007년 4월 16일에 한국헬스커뮤니케이션연구회 설립 이후, 2009년 3월 27일에 한국 헬스커뮤니케이션 학회(홈페이지, www.healthcom.or.kr/)가 출범하였다.
③ 두 학회의 출범으로 우리나라에서도 의료현장 및 헬스 캠페인 등 건강증진을 위한 커뮤니케이션에 대한 연구가 시작되었다.

④ 헬스 커뮤니케이션의 발전과정은 〈표 1-11〉과 같다.

〈표 1-11〉 헬스 커뮤니케이션의 발전

연도	주 체	내 용
1975년	국제 커뮤니케이션학회	헬스 커뮤니케이션 분과를 만들어 건강과 커뮤니케이션의 관련에 대한 연구가 시작
1985년	미국 전국 커뮤니케이션학회	헬스 커뮤니케이션 분과를 만들어 건강과 커뮤니케이션의 관련에 대한 연구가 시작
1989년	Health Communication	국제적인 헬스 커뮤니케이션 저널의 발간
1996년	Journal of Health Communication	국제적인 헬스 커뮤니케이션 저널의 발간
1999년	미국 질병통제 및 예방센터	헬스 커뮤니케이션 부서를 신설
1999년	미국 국립 암센터	암 관련 커뮤니케이션에 대한 연구 및 헬스 커뮤니케이션 연구기관에 대한 재정지원
	미국 국립 암센터 커뮤니케이션국	미디어 관계와 대외 협력부를 설치하여 건강에 대한 이슈나 PR 등 커뮤니케이션 차원의 개입을 강화함
2000년	미국 보건부	헬스 커뮤니케이션의 핵심 목표를 건강한 생활의 질과 기간을 늘리고, 건강 격차를 없애는 것이라고 규정

05 의료 커뮤니케이션의 기술과 절차

의료 커뮤니케이션에서 중요한 것은 다양한 상황에서 환자와 접촉할 때에 그에 맞는 기술을 활용할 수 있는가이다. 의료 커뮤니케이션은 각 개인의 입장이나 생각에 따라 많은 변수가 존재하기 때문에 일정한 기술이 존재하여 모든 사람에게 똑같은 커뮤니케이션을 활용하기는 어렵다. 커뮤니케이션에 능숙한 의사의 경우 의사소통으로 높은 치료효과가 나타난다.

1. 의료 커뮤니케이션의 기술

의료진의 커뮤니케이션 기술은 환자의 건강회복이나 증진을 위하여 필요하고, 의료진이 아무리 좋은 처방과 수술을 권하여도 환자가 의료진을 믿지 못하거나 중요성을 인지하지 못하면 의미가 없다.

의료진은 환자에게 질병에 관한 설명을 환자가 자신의 질병에 대하여 이해하도록 하게 하며, 질병의 치유를 위하여 약이나 수술이 필요함을 설명한다.

환자와 의료진이 좋은 관계를 형성하면 치료효과가 상승한다는 연구결과가 있으며, 의료진은 환자를 위하여 질병의 치유뿐만 아니라 생활의 질이나 심리적인 면까지 고려하여 치료계획을 수립하고 수행하게 된다.

의료진의 행동에 환자는 신뢰를 느끼게 되고 치료계획에 적극적으로 따르게 된다. 연구결과에 의하면 환자가 의료기관을 대상으로 한 소송의 대부분이 의학적으로 불충분하거나 실수에 의한 것보다 대화의 결핍에 근본적인 문제가 있다.

1) 질병으로 의료기관을 찾는 환자

신체적, 심리적으로 매우 불안한 상태일 수 있으며 자신을 도와주기를 기대하여 의존하고 순응하는 경우가 많다.

① 의료진은 환자를 대함에 있어서 의료서비스를 제공하고 비용을 받는 장사의 개념에서 벗어나 봉사하는 마음으로 인간적으로 환자를 대해야 하고, 너무 지나쳐 본래의 관계를 망각해서는 안된다.
② 의료진과 환자의 원활한 소통은 의료소송 및 분쟁을 예방하며, 환자는 자신의 상황을 이해하고 받아들이게 한다.
③ 의료진과 환자의 소통이 불충분하면 환자는 의료진이 자신을 무시하거나 신경쓰고 있지 않다고 생각하여 의료진에 대한 불신이 생긴다. 심할 경우 치료나 투약을 거부하거나, 다른 의료기관으로 이송되는 경우가 있다.

2) 의료 커뮤니케이션의 원칙

원칙 및 기술로는 경청, 환자의 반응유도, 환자가 이해할 수 있는 간결한 설명, 적절한 시간, 피드백 등이 있다.

① 경청 : 환자를 편견이나 고정관념으로 생각하거나 환자가 하는 이야기는 진단이나 치료과정에서 불필요한 것이라 하여 환자의 이야기를 듣지 않는 것은 좋은 행동이 아니다.
㉠ 환자의 이야기를 들어주는 것만으로도 환자는 심리적으로 안정을 느끼거나 불만해소, 의료진과의 심리적 소통이 이루어졌다고 생각하여 의료진을 신뢰한다.
㉡ 경청(傾聽) : 한자로 풀어보면 경(傾)은 기울일 경이고, 청(聽)을 풀어보면 耳(이) · 王(왕) · 十(십) · 目(목) · 一(일) · 心(심)이 된다.
㉢ 경청은 잘 듣기 위해 상대에게 몸을 기울이며 왕의 귀처럼 커다란 귀와 열 개의 눈으로 보고 한 마음이 된다. 이러한 경청을 위한 기술은 〈표 1-12〉와 같다.

〈표 1-12〉 경청의 기술

- 상대의 말을 끊지 않으며, 상대를 고정관념이나 편견으로 바라보고 미리 결론 내리면 안 된다.
- 태도나 표정, 행동 등 비언어적 암시에 유의하고, 주의가 산만하지 않은 장소와 분위기에서 경청한다.
- 공격적인 말투나 논쟁은 자제하고, 불분명한 부분에 대하여 질문하여 확인하도록 한다.
- 상대방의 옳고 그름을 따지지 않고, 상대방의 입장에서 생각한다.
- 딴짓, 시선회피, 어색한 침묵을 자제한다.
- "예, 그렇군요, 그래서요"라고 말하는 것과 같이 이야기를 잘 듣고 있다고 표현한다.

② 반응유도 : 언어적, 비언어적으로 공감하고 환자의 반응을 유도하는 기술이다. 칭찬, 위로, 환자가 한말 반복, 재인용, 재해석, 기다려주기 등을 통하여 환자의 이야기를 공유하고 환자가 더 많은 이야기를 할 수 있도록 유도한다. 반응유도의 기술은 〈표 1-13〉과 같다.

〈표 1-13〉 반응유도의 기술

위로	"많이 힘드시죠", "건강해지실 겁니다."	
환자의 말 반복	환자	"제가 3일 전부터 배가 아파요."
	의료진	"3일 전부터 배가 아프셨군요."
재인용	환자	"어제부터 등짝이 짜릿한 게 움직이지 못하겠어요."
	의료진	"등에 통증을 느끼고 계시는군요."
재해석	환자	"치료를 받은 뒤로 머리카락이 빠져요. 치료 안 받을래요"
	의료진	"치료는 지금해야 하지만 머리는 언제든 기를 수 있잖아요."
기다려주기	환자	"제가 사실..", "아 뭐라고 말하려 했더라"
	의료진	기다려 준다 또는 "편히 말하세요"라고 말한다.
칭찬	"약 꼬박꼬박 잘 드시고 계시고, 주의사항도 잘 지키고 계시니 금방 완치될 겁니다.", "수술이 성공적입니다. 잘 견디셨습니다."	

③ 이해할 수 있는 언어 : 많은 수의 환자는 심리적으로 불안한 상태로 의료진에게 의존하고자 하는 경향이 크다.

㉠ 의료진이 환자에게 전문용어나 약자, 어려운 설명을 하면 환자는 의료진과의 소통이 안된다고 생각하거나 자신을 무시한다고 생각하여 의료진에게 마음의 문을 닫을 수 있다.

㉡ 전문용어와 같이 어려운 용어나 설명을 불가피하게 해야 할 경우 가능한 한 쉽게 풀어서 설명한다.

㉢ 상대가 이해할 수 있는 언어를 사용하도록 한다.

㉣ 간단하고 쉽게 설명하며 목소리는 너무 크지도 작지도 않으며 발음을 분명히 한다.

㉤ 전문용어보다는 일반인이 사용하는 용어를 사용하도록 한다.

㉥ 어려운 용어나 설명을 쉽게 풀이하면 〈표 1-14〉와 같다.

〈표 1-14〉 어려운 용어나 설명을 쉽게 풀이하기

	풀이 전	풀이 후
어려운 용어풀이	"우해면양뇌증입니다"	"광우병입니다"
약자 사용자제	L1	1번 요추
외래어 사용자제	NICU(Neonatal Intensive Care Unit)	신생아 중환자실

④ 간결한 설명 : 환자의 이해를 돕기 위해서는 일상적인 이야기로 요점만 간결하게 하는 것이 좋다.

㉠ 설명이 너무 길거나 어려운 이야기를 사용하면 환자의 주의력이 결핍되어 정작 중요한 말을 듣지 못할 수도 있다.

㉡ 환자가 이해하기 쉽도록 비유나 비교를 하여 설명하는 것이 좋고, 복잡하고 추상적인 표현은 자제하도록 한다.

⑤ 명확한 이해 : 환자의 이야기가 불명확하거나 이야기를 도중에 멈출 경우, 질문하여 필요한 내용을 알아내도록 한다.

㉠ 환자가 의료진이 이야기한 것을 명확하게 이해할 필요가 있다.

㉡ 설명의 끝에 요점을 다시 말하거나 이해하고 있는지 확인할 필요가 있다.

⑥ 요약 및 확인 : 환자가 이야기한 것을 본인이 정확히 이해했는지 환자가 빠뜨린 내용이 없는지 확인하는 과정이 필요하다. 또한 환자의 이야기를 정리하고 요약하여 환자에게 해당 내용이 맞는지 확인하고, 환자가 해당 내용을 수정하거나 부연설명을 하도록 유도하는 것이 좋다.

⑦ 일정한 순서에 의한 설명 : 상대가 쉽게 이해하고 기억할 수 있도록 공간적, 시간적 순서에 따라 이야기하는 것이 좋다(예 9시 → 20시 → 13시 → 11시 → 17시 → 15시와 같이 시간마다 할 일을 불규칙하게 설명하면 이해하기 어렵기 마련이다).

⑧ 피드백 : 환자가 이야기하는 중간중간에 환자가 말하는 내용에 반응하여 관심을 보이고 공감을 표현하도록 한다.

㉠ '예', '그래서요?', '그렇군요'와 같이 잘 듣고 있고 관심이 있다는 언어적 표현을 하도록 한다.

㉡ 비언어적 표현인 고개를 끄덕이거나 미소, 눈맞춤, 바른 자세, 딴짓을 자제할 필요가 있다.

⑨ 설명의 순서 : 중요한 내용은 맨 앞 혹은 맨 뒤에 말한다.

㉠ 초두효과(Primacy Effect) : 먼저 제시된 정보가 나중에 들어오는 정보보다 사람의 기억에 더 큰 영향을 미치는 심리적 효과이다.

㉡ 최신효과(Recency Effect) : 나중에 제시된 정보가 이전에 제시된 정보보다 사람의 기억에 더 큰 영향을 미치는 심리적 현상이다.

2. 의료 커뮤니케이션의 과정

의료 커뮤니케이션의 과정은 의료행위와 상담시로 분리하여 생각할 수 있다.

1) 의료행위시 의료 커뮤니케이션의 과정

의료 커뮤니케이션의 과정은 송신자가 전달하고자 한 뜻이 정확하게 수신자에게 전해지는 과정이다. 보통 관념화, 기호화, 전달, 수신, 해석, 이해, 행동단계로 이루어진다.

① 관념화 : 송신자가 수신자에 자신이 전하고자 하는 의미, 정보, 감정 등을 명확하고 조직화하는 단계이다.

㉠ 송신자는 전달하고자 하는 내용이나 의미에 대하여 초점을 맞추어 생각한다.

② 기호화 : 송신자가 수신자에게 어떠한 방법으로 전할 것인지 생각하는 단계이다.

㉠ 전달 방법 : 대화, 몸짓, 그림, 글 등이 있으며 환자가 가장 쉽게 이해할 수 있는 것을 선택하여 간결하면서도 명확한 표현이 가능해야 한다.

③ 전달 : 송신자가 수신자에게 전할 의미, 정보, 감정을 명확히 하고 전달할 방법을 정하였으면 이제 전달이 이루어지게 된다.

㉠ 전달하는 경로 : 공식적 · 비공식적 경로가 있으며 면담, 전화, 메모, 게시판, 대면, 행동 등을 이용한다.

④ 수신 : 송신자가 보낸 뜻이 수신자에게 도착하는 단계이다.

㉠ 송신자가 본래 전하고자 하는 뜻 : 왜곡이나 누락되어서는 안되고, 다양한 잡음의 개입으로 잘못된 의사전달이 전해져서도 안된다.

㉡ 잡음 : 사전 통제가 어렵기 때문에 수신이 되면 송신자는 본래 전하고자 했던 뜻을 이해하였는지 수신자에게 확인하는 과정이 필요하다.

⑤ 해석 : 송신자가 보낸 뜻을 수신자가 해석하는 단계이다.

㉠ 수신자의 심리적 상태나 송신자와의 관계나 사이에 의하여 본래의 뜻이 달라질 수 있다.

ⓒ 송신자 : 수신자에게 의미전달을 할 때 애매모호하거나 어렵거나 추상적인 말을 자제한다.

⑥ 이해 : 송신자가 전달한 뜻을 수신자가 아무 왜곡이나 누락, 변질없이 정확하게 수신하는 단계이다.

㉠ 수신자 : 송신자가 전하고자 하는 뜻을 부정하거나 불신하지 않으며 이해하고 수용하는 태도와 사고가 요구된다.

⑦ 행동 : 송신자가 전달한 뜻을 수신자가 이해하고, 이를 실천으로 옮기는 단계이다.

2) 상담시 의료 커뮤니케이션 과정

의료 커뮤니케이션의 절차는 시작 단계부터 정보수집 단계, 정보제공 단계 그리고 마지막 마무리 단계로 이루어진다.

① 시작 단계 : 환자와의 첫 만남은 가능한 한 밝고 긍정적인 대화와 태도를 유지하도록 한다.

㉠ 환자를 처음으로 대면하면 우선 밝은 표정으로 인사와 악수를 한다.

㉡ 자신을 소개하며 가벼운 주제(날씨 등)로 이야기한다.

㉢ 시작을 가벼운 주제로 이야기하면 환자는 불안이나 경계심이 완화될 수 있다.

㉣ 환자에게 질문을 하면 환자가 대답하도록 충분한 여유를 준다.

㉤ 대화는 항상 환자의 눈을 바라보며 하고, 비언어적 소통(고개 끄덕임, 바른 자세, 몸짓 등)도 잊지 않는다.

㉥ 환자와 대화할 때는 발음을 분명히 하고 너무 빠르게 이야기하지 않는다.

㉦ 시작이 반이라는 말도 있듯이 첫인상이 매우 중요하다는 것은 누구나 인정하고 있다.

㉧ 환자와의 첫 대면은 매우 중요하고, 의사의 실수로 인하여 환자에게 불쾌감이나 불만을 생기게 하면 이후에 환자에 대한 모든 의료활동에 지장을 줄 수 있다.

② 정보수집 단계 : 환자의 불안이 어느 정도 해소되고 공감대가 형성되었다고 생각하면 환자의 상태에 대한 질문을 한다.

㉠ 환자에게 상황을 이야기하도록 하고, 처음부터 너무 깊이 물어보기보다는 일반적인 사항에 대하여 이야기하고, 점차적으로 깊이 이야기하는 것이 좋다.

ⓐ 대답하기 난감하거나 곤란한 사항의 경우 처음부터 단도직입적으로 물어보면 대답을 회피하는 경우가 생길 수 있다.

ⓑ 환자의 말을 중간에 막거나 끼어들지 말고, 환자의 말이 끝나기를 기다린다.

㉡ 질문할 때는 폐쇄형 질문(예, 아니요 등 특정 범주에 국한된 대답)이 아닌 개방형 질문을 사용하도록 한다. 개방형 질문은 환자가 미리 제시된 범주의 대답을 선택하여 답하는 것이 아니라 자유롭게 질문에 답할 수 있게 한다.

㉢ 폐쇄형 질문과 개방형 질문은 〈표 1-15〉와 같다.

〈표 1-15〉 폐쇄형 질문과 개방형 질문

	폐쇄형 질문	개방형 질문
질문의 예	"속이 안 좋으시죠?"	"어디가 아프셔서 오셨습니까"
장점	시간이 절약되어 제한된 시간 내에 환자와의 상담을 통제할 수 있고, 어떠한 결정을 내려야 하는 질문을 할 때 좋다.	환자의 생각이나 느낌, 상황 등을 자유롭게 이야기 함으로써 의사가 미처 파악하기 어려웠던 정보를 얻을 수 있고, 환자와의 관계가 더욱 가까워질 수 있다.
단점	환자의 다양한 증상을 알기 어렵고, 환자의 능동적 참여를 저해한다.	환자가 장황하게 답변하거나 답변내용이 다른 방향으로 흘러 시간이 많이 걸릴 수 있다.

③ 정보제공 단계 : 환자의 질환이나 건강 상태에 대하여 설명하고 처방이나 치료계획, 복약 방법, 주의사항, 개선할 생활습관(음주, 흡연, 음식 등) 등을 알려주는 단계이다.

㉠ 설명은 환자가 이해하기 쉽고 구체적으로 하며, 설명하는 도중 중간중간에 환자에게 질문을 하여 환자가 집중하도록 하며, 이해정도를 확인하고 환자의 생각이나 감정 등을 파악한다.

㉡ 환자의 특성(시간적, 경제적, 문화적, 성별, 나이 등)을 고려하여 가능한 환자의 입장에서 고려하여 정보를 제공하며 협조하도록 유도한다.

④ 마무리 단계 : 상담이 끝나는 단계로 지금까지 상담한 내용 중 중요한 내용을 추려 다시 알려주도록 하고, 이에 대한 환자의 이해를 파악한다. 또한 더 궁금한 것이 있는지 파악한다.

㉠ 다음 예약이 필요할 경우 이에 대하여 안내한다.

㉡ 상담이 끝날 때에도 시작할 때와 같이 악수 및 인사를 한다.

제2장

의료통합 커뮤니케이션 유형 및 이해

조직과 제품에 대한 명백하고, 지속적이며 유도하는 메시지를 전달하기 위해 주의 깊게 기업의 많은 커뮤니케이션 경로를 통합하고 조정하는 것이다. 오늘날 매우 다양한 촉진활동 및 다양한 매체를 통한 촉진이 행해지고 있지만 과거에는 주된 매체를 통한 '광고'가 매우 큰 비중을 차지했다. 광고 외에도 다양한 촉진수단이 개발되고 수행되며, 마케팅 효과가 발생하자 광고에 치중했던 기존의 커뮤니케이션 활동이 기타 촉진활동으로도 분산되었으며, 광고비용이 기타 촉진비용으로 전환하게 되었다. 이러한 배경에는 인터넷의 급속한 성장과 더불어 정보통신의 발달로 인해 소비자 매체 등이 새로운 촉진으로 부상하였다.

지난 100년 동안 전화는 커뮤니케이션의 요구를 충분히 담당하였고, 현재도 가장 보편화된 실시간 통신매체가 되어 있으며, 정보전달에 있어서는 이메일이 인터넷을 포함한 네트워크의 발전과 맞물리면서 불과 10여 년이 안되는 짧은 시간에 전화 이상의 가장 중요한 정보전달의 매체로 자리 잡게 되었다.

기술의 변화 속도는 대체 주기를 점점 더 짧게 하며 급속히 발전하고 있으며, 최근의 커뮤니케이션 기술들은 한층 발전된 멀티미디어 기기와 무선 인프라들을 활용하여 현실의 실제 업무환경에서 장소와 시간에 구애받지 않고 직접적인 데이터 접근과 영상, 음성을 동시에 상호 통합한다. 이를 기업의 업무 프로세스로 연결하는 복합적이고 통합적인 커뮤니케이션(Converged and Unified Communications)이라는 발전된 시대적 요구를 충족하기에 부족함이 없을 것이다. 환자의 개념이 통상적으로 질병에 의한 경우와 사회적 스트레스로 인한 경우가 복합적으로 작용하여 질병의 경중이 다양하게 나타나고 있다. 고객의 의료 소비 패턴이 변화되면서 병원 고객들은 치료뿐만 아니라 정신적인 면에서 안위를 많이 기대하게 되어 의료 커뮤니케이션의 중요성이 커지고 있다. 고객 또는 보호자 등 의료기관 안에서 발생하는 커뮤니케이션의 기대가치를 충족시키기 위해서 병원들의 노력은 계속적으로 발전되고 전문화되고 있다.

01 커뮤니케이션의 과정

마케팅 커뮤니케이션의 궁극적 목표는 표적 청중에 도달하여 구매행동에 영향을 주는 것으로 궁극적 목표를 달성하기 위해서는 중간 단계를 거치게 된다. 이러한 관점에서 마케팅 커뮤니케이션의 주요 목표는 고지와 설득 및 상기라고 할 수 있다(㉠ 잠재 구매자의 호의적 태도 형성을 유발하는 것이다).

1. 마케팅 커뮤니케이션에 사용 될 수 있는 수단

광고, PR, 판매촉진, 인적 판매 및 직접 마케팅 커뮤니케이션이 있다. 특정 기업이 자사의 마케팅 커뮤니케이션 목표를 달성하기 위하여 구성하는 수단들의 조합을 마케팅 커뮤니케이션 믹스라고 한다.

① 마케팅 커뮤니케이션 믹스에는 고지, 설득, 상기가 있는데 다음과 같다.

㉠ 고지 : 마케팅 커뮤니케이션의 주요 기능 중 하나는 현재의 잠재고객에게 자사제품에 관하여 고지시키는 것이다. 신제품이 시장에 출시되면 항상 마케팅 커뮤니케이션에 의하여 표적고객이 그 제품을 이해하도록 해야 한다.

㉡ 설득 : 마케팅 커뮤니케이션은 고객을 설득하여 자사제품을 구매하도록 하는데 초점을 맞출 수도 있다. 캠페인을 통한 상대적인 저가격 홍보나 자동적으로 추첨권 행사에 참여하는 자격을 부여하도록 하는 등의 시스템을 통해 인적 판매 및 촉진이 사용되고 있다.

㉢ 상기 : 소비자들이 자사상표를 잘 알고 있고 긍정적 태도를 가지고 있는 경우 마케팅 커뮤니케이션의 주목표는 상기가 된다.

② 소비자가 자사제품을 선호하고 있더라도 경쟁사 소구에 이끌릴 여지가 있다. 소비자에게 자사제품의 이점을 상기시키고, 그들이 바른 선택을 하고 있다는 확신을 재차 주입하는 것이다.

③ 커뮤니케이션은 송신자와 수신자 사이에 의미를 공유하고 아이디어를 교환하며 정보를 전달하는 과정이다.

④ 마케팅 커뮤니케이션에 있어서 수신자는 판매원의 판매제안을 듣고 있는 구매대리인일 수도 있고, 잡지광고를 읽고 있는 소비자일 수도 있으며, 주주나 정부기관과 같은 공중일 수도 있다.

2. 마케팅 커뮤니케이션 계획수립 과정

마케팅 커뮤니케이션 계획수립에는 마케팅 전략의 검토, 상황분석, 커뮤니케이션 과정 분석, 예산책정, 마케팅 커뮤니케이션 프로그램 작성, 통합 및 실행 그리고 평가 및 통제의 7요소 과제가 있다.

1) 마케팅 전략의 검토

한 기업의 마케팅 커뮤니케이션 계획은 자사의 전반적 마케팅 전략 및 목표에 크게 의존한다.

자사의 마케팅 전략의 검토에서 마케팅 커뮤니케이션 계획이 출발해야 한다.

2) 상황분석

자사의 능력, 제약조건과 같은 내부요인과 마케팅 믹스 변수들이 마케팅 커뮤니케이션에 어떤 영향을 주는지 분석한다.

① 현재와 미래의 마케팅 환경을 고려해야 한다.
② 경쟁 환경, 경제적 환경 및 사회적 환경이 마케팅 커뮤니케이션에 미칠 영향을 고려하는 것이다.
③ 마케팅 커뮤니케이션은 제품, 가격 및 유통경로 특성과 일관성이 있어야 한다.
④ 제품의 구성성분, 색상, 규격 등과 같은 물리적 특성과 상표명은 소비자에게 상당한 커뮤니케이션 기능을 수행한다.

3) 마케팅 커뮤니케이션 과정분석

마케팅 관리자는 효과적 메시지를 창출하고 적절한 메시지 경로를 선정하기 위하여 잠재적 수신자들의 해독과정을 이해하고자 한다(㉖ 잠재고객으로부터 호의적 반응을 유도하기 위하여 유능한 판매원의 상세한 제품정보가 필요한지 아니면 단순한 판매 시점 전시가 좋은지와 같은 질문에 답할 수 있도록 하는 것이다).

① 마케팅 커뮤니케이션의 목표도 이 단계에서 설정된다.
② 일반적 목표를 생각해보면 수요 창출, 시험구매 유발, 제품차별화 등 매우 다양하다.
③ 경영상의 다른 목표와 마찬가지로 마케팅 커뮤니케이션 목표도 매우 구체적으로 제시해야 그 효과성이 측정될 수 있다.

4) 예산책정

마케팅 커뮤니케이션 예산은 투입과 산출을 고려하여 높은 생산성이 확보될 수 있도록 결정되어야 한다.

① 예산 결정에는 사실상 상당히 주관적인 판단이 개재된다.
② 예산지출에 대한 효과를 정확히 측정하는 것은 매우 어렵다.
③ 마케팅 커뮤니케이션 예산에는 기업규모, 재무자원 보유정도, 제품유형, 자사의 시장위치 등이 영향을 미친다.
④ 시장성장률이 높은 것은 당해 제품을 알고 있지 못하는 미개척 시장이 상당한 규모가

되므로 기업은 이러한 시장을 개척하기 위하여 많은 자금을 책정할 것이다.

⑤ 시장점유율이 높은 기업은 자사의 점유율을 보호하고 신규기업의 진입을 억제하기 위하여 많은 예산을 책정할 것이다.

5) 마케팅 커뮤니케이션 프로그램 작성

일반적 마케팅 커뮤니케이션 전략을 수립하고, 총예산을 마케팅 커뮤니케이션 믹스 요소별로 할당한다.

① 푸시 전략(Push Strategy) : 중간상에게 영향을 주어 자사제품을 유통경로상 다음 단계의 고객에게 권유하도록 하는 것이다.

㉠ 제조업체 마케팅 커뮤니케이션의 초점은 도매상에게 영향을 주는 것이고, 다시 도매상은 소매상에게, 소매상은 최종소비자에게 영향을 행사하는 식이다.

㉡ 인적 판매가 주 수단이 되며, 중간상들을 겨냥하는 판매촉진과 광고가 많이 사용된다.

② 풀 전략(Pull Strategy) : 최종소비자에게 영향을 주고, 중간상에게 제품을 찾도록 하며, 결국 중간상이 제품의 취급을 원하게 하는 것이다.

㉠ 제조업체는 마케팅 커뮤니케이션의 초점을 최종소비자에 둔다.

㉡ 시장에서 입증되지 않은 신제품에 대하여 중간상이 취급을 원하지 않는 경우 PULL 전략이 사용되어야 한다.

㉢ 의료기관들은 혼합전략을 사용하여 마케팅 커뮤니케이션의 대상이 중간상과 최종소비자 모두에게 해당된다.

㉣ 푸시 전략 또는 PULL 전략 중 어느 한쪽에만 치중하는 것은 마케팅 커뮤니케이션의 힘을 충분히 활용하지 못하는 것이다.

㉤ 자원이나 자금에 제약이 많은 의료기관은 어느 한 쪽에 보다 의존하게 될 것이다.

6) 통합 및 실행

실행은 마케팅 커뮤니케이션 계획을 행동으로 옮기는 것이다.

① 광고를 사용하는 경우 광고를 제작하고 매체 시간과 공간을 구입해야 한다.

② 인적 판매, 판매촉진도 각기 마케팅 커뮤니케이션 목표를 달성하도록 실행되어야 하며, 각 요소가 조화를 이루도록 하는 것이 매우 중요하다.

7) 평가 및 통제

기업들은 마케팅 커뮤니케이션의 결과를 모니터하고, 평가·통제하기 위하여 여러 가지 방법을 사용하고 있다.

① 마케팅 관리자들은 마케팅 커뮤니케이션의 효과를 평가하기 위하여 실험을 많이 사용한다.
② 판매성과를 관찰하고, 판매량의 변화를 마케팅 커뮤니케이션에 연결짓는다.
③ 마케팅 커뮤니케이션의 절대적 효과성을 평가하는 것은 현재 어렵지만 지속적 노력이 필요한 분야이다.
④ 커뮤니케이션은 마케팅 활동의 기초가 된다.
⑤ 커뮤니케이션의 부재는 경로 멤버들간의 갈등의 원인이 되며, 유통 흐름을 방해하는 등 부작용이 나타난다.
⑥ 의료관광 마케터는 마케팅 활동을 계획하는 데 있어서 계층 간의 커뮤니케이션 조율과 중재역할을 해야 한다(그림 2-1).

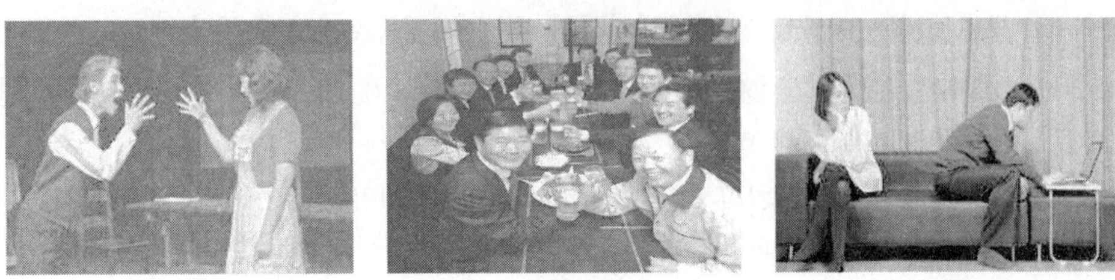

(a) 커뮤니케이션 활동 (b) 활발한 의사소통으로 원만한 관계 (c) 의사소통의 부재

[그림 2-1] 커뮤니케이션은 마케팅 활동의 기초

8) 촉진전략의 모색

의료기관은 마케팅전략 수립을 위해 의료관광상품, 상품가격, 마케팅 네트워크가 결정되면 이를 판매하기 위한 다양한 촉진(Promotion)전략을 모색해야 한다.

① 기업에서는 내부 인적자원과 외부 조직을 기반으로 통합적인 마케팅 커뮤니케이션(Integrated Marketing Communication : IMC) 활동을 한다.
② 의료관광산업 추진을 위해 의료기관은 의료광고, 세일즈 프로모션, 클리닉데이, 무료 의료봉사, 의료체험 및 시술 등의 다양한 방법으로 커뮤니케이션을 시도한다. 이와 같은 활동들은 의료기관이 고객에게 의료서비스의 우수성을 알려 소비자의 구매를 유도

하고 설득하여 의료관광을 결정하게 하기 위한 방법의 일환이다.

③ 의료관광시장 도입기에 의료기관에서는 신규시장 개척 및 선점, 브랜드 인지도 제고 등을 위해 공격적이고 적극적인 마케팅 커뮤니케이션 활동을 추진하였다.

④ 의료기관 단독으로 고객에게 의료관광을 인식시키기 어려운 상황에서는 정부기관 및 유치기관과의 공조체계를 구축하여 마케팅 홍보활동을 하는 것이 필요하다. 결국 의료기관은 다양한 프로모션 전략과 커뮤니케이션 활동으로 소비자에게 의료관광을 인신시키고 설득하는 과정을 통해 의료관광객을 유치할 수 있게 된다.

⑤ 의료기관의 브랜드 인지도가 높고, 세계적인 의료기술 및 의료진, 충분한 조직역량과 글로벌 네트워크를 확보하고 있다면 독자적으로 의료관광산업을 추진할 수 있다. 1992년에 노스웨스턴 대학의 돈슐츠가 주장한 대로 의료기관은 광고, 세일즈 프로모션, 그리고 홍보 등의 커뮤니케이션 활동에서 서로 유기적으로 연결되어 일관되고 분명한 메시지 전달을 통해 효과적인 커뮤니케이션을 해야 한다.

⑥ 국내 의료기관은 포괄적이고 일반적인 커뮤니케이션 활동으로 타깃 국가를 대상으로 한국 의료를 홍보하기 위해 정부산하기관(한국보건산업진흥원, 한국관광공사, 지방자치단체 등), 유치기관 등과 협력하여 세일즈 프로모션 및 의료 체험행사, 나눔 의료 등을 통해 우수한 국내 의료기술 알리기에 총력을 기울이고 있다.

⑦ 의료기관의 특성과 여건에 따라 종합병원, 전문병원, 미형 · 성형 클리닉 등이 유치기관, 공공기관과 함께 해외 홍보활동을 추진하기도 한다.

⑧ 컨소시엄 형태의 홍보활동에서 참여 의료기관은 전문분야가 겹치지 않으면서 서로 협력하여 홍보 및 마케팅 시너지 효과가 극대화될 수 있도록 실행전략을 추진해야 한다. 실질적이고 다양하며, 효과적이고 통합적인 마케팅 커뮤니케이션을 위해서는 의료광고, 이벤트, 메일, 대중매체, 세일즈 프로모션 등이 서로 유기적으로 결합되어 한국의 우수한 의료기술을 고객에게 인식시키고 신뢰를 높이는 데 노력을 기울여야 한다.

⑨ 의료기관은 커뮤니케이션의 목적이 과장광고 또는 홍보가 아닌 정확하고 일관된 정보제공을 통해 지속적으로 고객과의 신뢰를 만드는 과정임을 인식해야 한다.

3. 의료기관의 커뮤니케이션 주요 활동

커뮤니케이션 활동은 특성상 다른 조직보다 먼저 아이디어를 내어 새로운 이미지로 고객에게 접근해야만 성공할 수 있다. 또한 새로운 마케팅 커뮤니케이션 활동이 끊임없이 이루어져야 하며, 조직의 입장에서는 남과 다른 새로운 커뮤니케이션 방법을 지속적으로 개발해야 한다.

4. 통합적인 마케팅 커뮤니케이션(IMC)의 등장 배경

마케팅 실행방식과 전통적인 광고의 역할을 변화시킨 몇 가지 현상은 통합적 마케팅 커뮤니케이션의 등장을 촉진했다. 광고비용의 기타 촉진비용으로의 전환, 광고 중심 접근에서의 탈출, 시장에서 소매업자 역할의 중요성 증대, 매체시장의 세분화 현상 등이 주요 원인이다.

1) 광고비용의 기타 촉진비용으로의 전환

매체광고에 쓰이던 비용이 소비자나 무역중심의 촉진활동을 위해 쓰이고 있다.

① 기업들의 전통적인 광고는 너무 비싸고, 비용 대비 효과가 크지 않다.
② 시장에서의 치솟는 가격경쟁으로 그들의 촉진예산을 매체광고가 아닌 가격 촉진에 투자하게 되었다.

2) 광고 중심 접근에서의 탈피

커뮤니케이션 문제를 해결하기 위해 네트워크 텔레비젼과 잡지 같은 대중매체의 의존에서 탈피하여 적은 비용으로 타깃에 초점을 맞춘 커뮤니케이션 도구에 눈을 돌리게 되었다(㉠ 이벤트 마케팅, 스폰서십, 디렉트 메일, 인터넷과 같은 것을 마케팅 커뮤니케이션 전략 도구로 발전시키고 있다).

3) 데이터베이스 마케팅의 급성장

오늘날 기업들은 고객이름, 지리적 · 인구통계적 · 심리묘사적 정보 등을 보유하고 있다.

기업들은 이러한 정보를 이용하여 타깃고객을 정하고 각각의 고객에 맞는 직접 마케팅 수단을 사용한다.

4) 광고대행사의 책임증대

많은 회사들이 인센티브에 기반을 둔 시스템으로 옮겨가고 있다.

① 시스템에 의해 부분적으로 판매, 시장점유율, 이익에 기초하여 광고대행사에 대한 보수가 정해진다.
② 책임에 대한 요구는 광고 대행사들에게 다양한 커뮤니케이션 도구를 고려하도록 동기화되고 있다.

5) 인터넷의 급속한 성장

인터넷 매체 사용자수는 급속히 성장하며 인터넷은 기업에게 통합적 마케팅 커뮤니케이션 전략과 비즈니스 전략을 위한 쌍방향적 매체로서 역할을 한다.

참고 인적 커뮤니케이션

의료기관에서 인적 커뮤니케이션은 일반 기업에서 주로 활용하고 있는 판매원에 의한 커뮤니케이션 활동과는 달리 주로 의료기관의 진료부서나 행정부서의 직원들에 의해 수행된다. 이들이 어떻게 행동하느냐가 곧바로 의료기관의 커뮤니케이션과 연결된다.

① 의료기관 : 인적 커뮤니케이션 활동을 잘 수행하기 위해서는 모든 직원들이 적극적으로 커뮤니케이션 활동에 참여해야 하는데 특히 환자와의 접점에 있는 직원들이 중요하다. 이들 직원에게는 지속적인 교육을 통하여 촉진에 대한 인식을 심어 주어야 한다.

② 직원들에게 커뮤니케이션에 대한 내용을 교육하는 방법 : 판매위주의 접근방법과 고객위주 접근방법이 있는데 이 방법을 적절히 조화시켜 활용해야 한다.

- 고객 위주 접근방법 : 고객만족의 증진을 통해 의료서비스 이용을 증진 시키려는 방법이다. 환자들에게 의료서비스를 받는 목적과 내용 등을 구체적으로 설명함으로써 현재 의료서비스에 대한 만족을 높이고, 새로운 의료서비스 내용을 결정하도록 도와주는 것이다.
- 판매 위주 접근방법 : 의료기관을 찾는 고객들에게 의료서비스 이용의 필요성을 강조함으로써 새로운 의료서비스를 유도하는 방법으로, 특성상 저항감을 유발하여 장기적으로 의료기관의 성장을 저해할 수 있기 때문에 고객 위주 접근방법과 균형을 이루도록 노력이 필요하다.

③ 마케팅 커뮤니케이션 : 소비자가 직접 · 간접으로 구매결정에 영향을 미칠 수 있는 사람을 통하여 잠재적 구매자들에게 판매자가 자사상품에 대하여 우호적이고 설득적인 정보활동을 할 수 있는 모든 기법이다.

④ 서비스의 특성 : 무형성과 생산과 소비의 동시성으로 인하여 서비스 제공자와 소비자가 함께 한 자리에서 상호작용 속에서 서비스가 생산되고 고객에게 전달된다. 서비스 질의 향상과 고객만족은 종업원의 태도, 능력, 노력 등의 영향을 받는다.

참고 구전 커뮤니케이션

① 준거집단의 구성원 또는 고객 및 판매원과 같이 두 명 이상의 사람들 간의 인적인 커뮤니케이션이며, 자신의 상업적 이익을 목표로 하지 않고 수행하는 비공식적인 구두 의사소통이다. 소비자들 간의 직접 대화나 전화는 물론 개인의 편지 등을 이용하여 개인적으로 의견을 교환하는 방식이다.

② 보건의료서비스의 특징 : 정보의 비대칭성과 소비자 무지의 성향으로 의료기관을 전에 이용해 본 경험이 없는 고객은 의료기관에 대한 정보를 구하기 어렵고, 전문적 지식이 많지 않으므로 의료서비스 기관을 선택할 때 병원이용의 경험을 가진 사람들의 구전커뮤니케이션에 의한 정보전달에 크게 의존한다.

③ 구전 커뮤니케이션 유형 : 발신자, 수신자, 독립자유형 등이 있다.

- 발신자 : 특정 주제에 대하여 자기의 주관적 판단과 인상을 가지고 다른 사람에게 정보를 제공하는 사람이다.
- 수신자 : 정보를 제공받는 사람이다.
- 독립자 : 다른 사람에게 정보를 제공하지도 않고 도움을 받지 않는 사람이다.

---

02 병원마케팅과 지역사회

원래 병원은 지역주민을 대상으로 의료서비스를 제공한다. 대부분의 병원은 지역주민을 위한 기능이 있고, 어떻게든 지역주민에 인지되어 받아들여지는 것이 살아남기 위한 큰 핵심이다. 병원 주위에 거주하는 사람들의 특성을 파악하여 적극적으로 지역사회에 나서서 지역주민들과의 의사소통을 할 필요가 있고, 내원한 환자 및 지역전략의 수립도 필요하다.

1. 소비자의 가치관

병원경영에 있어서는 소문에 의한 평판이 큰 역할을 하는 것으로 알려져 있다.

① 소문은 쓸데없는 이야기를 상사(相思)시키는 것으로 생각할 수도 있지만 의식화된 것은 아니다.
② 병원은 어떠한 점이 우수하며 어떠한 점이 잘못되었는가?에 대하여 지역주민들은 소문을 통하여 가장 적극적으로 정보를 교환한다.
③ 소문에 의해서 전해진 평판은 소문, 평(評) 등과는 다르게 확인되어 나온 신뢰성이 있는 정보로써 소비자의 행동에 큰 영향을 끼친다.
④ 의료법에 의한 광고규제라는 명목뿐으로 병원은 매스컴을 통하여 화려한 광고를 내보내어 왔다.
⑤ 소비자가 구체적으로 자기들의 가치기준을 가지고 병원을 선택하는 오늘날은 병원들이 소비자의 라이프스타일이나 가치관에 매혹되지 않으면 안된다.
⑥ 소비자로 하여금 공감을 갖게 하고, 병원 자신이 평판이나 독특한 이미지 창출에 전력하지 않으면 안된다.
⑦ 병원은 시장(고객)과 의사소통을 할 수 있는 능력을 가져야 하고, 이는 마케팅 이론 가운데서 주목되는 개념이기도 하다.

2. 의사소통의 구성요소

병원마케팅의 기초가 되는 의사소통능력은 다음의 요소로 구성된다.

① 의사소통 대상의 경영자원은 사람, 물건, 자본, 경영의 노하우 등 모두 소비자의 구매력을 앞당긴다. 병원의 독자적인 경영이념을 알기 쉽게 제시하는 것도 커뮤니케이션, 즉

무언의 대화를 통한 판매의 요소가 된다.

② 네트워킹으로 단순한 환자의 데이터, 리스트화가 아닌 라이프스타일에 관한 정보를 모아 내원에서 귀가까지의 흐름을 파악하는 것이다.

③ 의료이용자의 지향점을 읽고 욕구의 충족을 위한 병원으로 만들어 가는데 필요한 정보 수집을 네트워킹이라 할 수 있다.

④ 이벤트 등에 의한 정보 창조기능을 만드는 것인데 이벤트 장소는 비일상의 장소에 사람, 물건, 정보 등을 집중시켜 참가자에게 만족감을 줄 수 있는 일로 마케팅을 할 수 있는 계기가 되는 것이다.

3. 지역전략과 재택진료

최근 우리나라도 고령화가 급속히 진행되면서 재택진료에 대한 환자지원은 추세가 되고 있다.

① 환자의 사후 지원뿐만 아니라 지역주민으로서 노인을 적극적으로 지원하는 것이 필요하다.

② 노인들이 비교적 많이 거주하고 있는 진료권이라면 방문간호를 실천함으로써 원내의 공간을 노인들에게 개방하여 건강체조나 바둑, 장기 등의 휴게실로 활용하는 것도 하나의 지역전략이다.

03 예산계획 수립

효과적인 커뮤니케이션 방법이 개발되면 활용계획에 따라 추정비용을 산정하고 예산계획을 수립해야 한다.

① 의료기관은 다양한 커뮤니케이션 방법중에서 의료관광 타깃[2]시장의 특성을 고려하고 의료관광시장의 구조, 의료기관의 목표 및 마케팅 전략, 활용가능한 자원 및 인프라 등을 감안하여 예산계획을 수립해야 한다.

② 커뮤니케이션 방법선정 실패와 현지 의료시장 현황파악과 정보부족으로 국내 의료기관과

2) 타깃(Target) : 목표, 대상, 표적, 겨냥하다.

유치기관은 시행착오를 겪고 있다.

㉠ 국내 의료기관과 유치기관은 국내 홈쇼핑 시장의 효과와 시장규모 등을 감안하여 홍보 전략으로 홈쇼핑 광고를 선택하고 타깃 시장에서 홈쇼핑 광고를 추진했으나 타깃 국가의 현지시장에서는 홈쇼핑 시장이 비활성되어 있어 홍보에 실패한 사례도 있다.

㉡ 의료관광시장 도입 시기에 국내 기관들은 현지 의료시장 현황 및 제도와 커뮤니케이션에 대한 이해도가 낮아 시행착오를 통해 배워 왔으며, 의료관광시장이 점차 활성화됨에 따라 현지 의료시장에 적합한 커뮤니케이션 방법을 개발하고 효과적으로 고객들과 소통 할 수 있는 방안을 모색하고 있다.

㉢ 초기 의료관광시장 진입을 위해 초기 투자비용을 투자하더라도 시장 선점을 목표로 다양한 방안의 공격적인 마케팅 전략으로 접근해야한다. 그러나 국내 의료기관의 실정을 감안할 때 최소의 예산으로 최대의 효과를 얻어야 하며, 이는 의료관광산업 마케터로서의 역할이라 할 수 있겠다.

③ 타깃 국가의 의료관광시장 현황 등을 파악하여 현지시장의 소비자들이 어느 나라에서 의료관광을 하고 있는지, 의료관광 선택시에 가장 고려하는 점이 무엇인지, 타깃 국가의 현지 유치기관은 있는지, 의료비 지불능력과 경제수준은 어느 정도인지 등을 감안해야 한다.

㉠ 한국 의료를 알리기 위해 어떤 방법으로 커뮤니케이션하는 것이 효과적인지 생각해 보아야 한다. 어떠한 커뮤니케이션 방법에 자원이 많이 소요되는지, (전단지 광고를 좋아하는 타깃 국가의 경우) 전단지를 제작해서 언제 · 어디서 · 어떻게 배포할지에 대한 계획을 세워야 한다.

㉡ 전단지 제작비뿐만 아니라 배포를 위한 인건비까지 포함하여 예산계획을 수립해야 하기 때문이다.

㉢ 비용을 최소화하기 위해 현지 유치기관 등과 협력하여 인력을 지원받을 수 있는지 등을 감안하여 고정비성 간접비와 인건비 및 제작비 등 소요되는 예산을 추정하여 산정해야 한다.

④ 마케팅 목표를 달성하기 위해 커뮤니케이션 활동 중에 발생할 수 있는 모든 문제를 감안하여 의료관광 마케팅전략에 따른 커뮤니케이션 방법을 개발하고 예산계획을 수립해야 한다.

㉠ 예산 수립시에 국내 의료가 타깃 국가 의료관광시장에서 얼마나 알려져 있는지, 환자유치시 예상되는 의료관광시장 규모 및 예상 매출, 소요 추정 비용(인건비, 활동비, 수수료, 인프라 및 시설투자비, 세일즈 비용 등), 기타 필요한 자원에 투자되는

비용(광고, 협력 유치기관 인력교육비, 광고비, 소요되는 시간, 투자비용 등), 고객유지 및 관리비와 커뮤니케이션 방법에 따른 소요되는 모든 예산을 고려하여 추정해야 한다.

㉡ 예산계획이 수립되면 의료기관은 전략적으로 마케팅 전략과 목표에 맞춰 효과적인 커뮤니케이션을 할 것인지 결정하고 선택해야 한다. 그리고 어떻게 국내외 유치기관을 선정하고 유기적인 협력관계를 맺어 의료관광산업을 추진할 것인가는 예산수립에서 매우 밀접한 연계성을 갖게 된다. 가장 중요한 것은 예산계획의 목표매출 대비 몇 [%] 이내에서 예산을 수립하고 이익을 남길 것인가를 감안해야 한다.

04 커뮤니케이션 방법 결정 및 통합

커뮤니케이션의 목적은 고객과의 소통을 통해 의료기관을 알리고 인식시키는 것이다. 의료관광 마케팅 활동의 커뮤니케이션 방법은 의료광고, PR, 세일즈 프로모션, 스폰서십, 전시회 및 박람회, 통합이미지(Hospital Identity : HI), 홈페이지, 미디어 활동, 의료봉사, 의료체험, 팸투어 등을 선택하여 효과적으로 활용하는 것이다.

① 의료기관 : 타깃 국가 고객의 니즈와 욕구를 고려하고 유치목표를 달성하기 위한 다양한 마케팅 전략을 수립하게 되는데, 의료기관의 통합된 이미지와 특화 의료기술과 브랜드 인지도를 통해 의료관광시장에서 지속적인 신뢰를 형성하고 고객(환자)과의 관계를 유지할 수 있다.

② 일반적인 소비자 : 잘 알지 못하는 상품을 구입하지 않으려는 습성을 가지고 있다. 의료기관은 국내의 우수한 의료기술과 양질의 의료서비스를 다양한 커뮤니케이션 방법을 통해 고객과 상호 간 신뢰있는 커뮤니케이션을 지속적으로 할 수 있어야 한다.

③ 의료기관의 입장 : 커뮤니케이션 믹스를 통해 의료기관의 신뢰도와 브랜드가 형성되기 때문에 커뮤니케이션 방법과 통합을 결정하는 것이 매우 중요하다(㉎ PR은 각종 미디어 홍보, 기자 간담회, 보도자료 등으로 초기 시장진입시에 활용되는데, 의료기관이 직접 홍보하는 것보다는 제3자의 객관적인 견해로 고객과의 신뢰성을 쌓는 것이 상품을 알리는 데 파급효과가 크기 때문이다).

참고 — 커뮤니케이션의 단계

커뮤니케이션 방법과 통합을 결정하기 위해 다음과 같은 단계를 반드시 거쳐야 한다.

① 의료기관의 의사결정권자(병원장 등)는 커뮤니케이션에 대해 높은 이해도를 가지고 의료관광산업 추진 및 관련 부서를 적극적으로 지지해야 한다.
② 의사결정과정에서 일관된 메시지 전달을 위해 주요 정책결정에 의견을 통합할 수 있는 의료기관 조직 내부의 커뮤니케이션을 계획하고 활성화해야 한다.
③ 의료기관 통합 이미지(Hospital Identity : HI)에 적용되는 색상, 글씨체, 로고 등을 고려하여 서식, 리플렛, 브로슈어, 기념품 등을 통일된 브랜드 이미지를 줄 수 있게 제작하여 고객과 소통할 수 있게 해야 한다.
④ 명확하고 구체적인 의료관광 마케팅 커뮤니케이션 전략에 집중하여 차별화할 수 있게 하고, 모든 커뮤니케이션이 의료기관의 브랜드 가치에 부가적으로 기여하고 있는지 확인하고 경쟁우위를 선점할 수 있도록 의료관광시장에서 차별화된 영역을 개발해야 한다.
⑤ 새로운 커뮤니케이션 계획수립시 예산을 감안하여 우선순위에서 선택과 집중을 결정해야 한다.
⑥ 고객의 입장에서 고객 접점의 커뮤니케이션을 우선시하여 각 단계에서 고객과 접촉할 수 있는 방법을 고려하여 고객 접점 프로세스를 개선하고 개발해야 한다.
⑦ 고객과 의료기관과의 관계정립 및 유지를 위한 커뮤니케이션 도구의 활용방법을 확인해야 한다.
⑧ 의료관광 마케팅 정보수집 및 관리를 통해 누가, 언제, 어떤 정보를 필요로 하는지 알려 줄 수 있는 고객 정보관리 시스템을 구축해야 한다.
⑨ 의료기관은 커뮤니케이션(이메일, 우편, 전시회 부스, 축하 카드, 보도자료, 웹사이트) 방법들이 상호간 연계되어 의료기관의 이미지를 일관성 있게 홍보할 수 있도록 기획하고 제작해야 한다.
⑩ 의료기관은 고객의 니즈에 따라 의료관광 마케팅전략과 실행계획을 의료관광시장 변화에 따라 변경하며, 고객의 체험으로부터 정보를 얻고 지식으로 활용해야 한다.
⑪ 의료관광 마케터는 항상 새로운 커뮤니케이션 방법을 개발하고 통합할 수 있는 의료관광시장 변화에 혁신적인 자세로 임해야 한다.

---

④ 커뮤니케이션의 내용으로 의료관광 마케터는 항상 계층 간의 원활한 소통과 새로운 커뮤니케이션을 개발, 발전시켜 나가야 한다(그림 2-2).

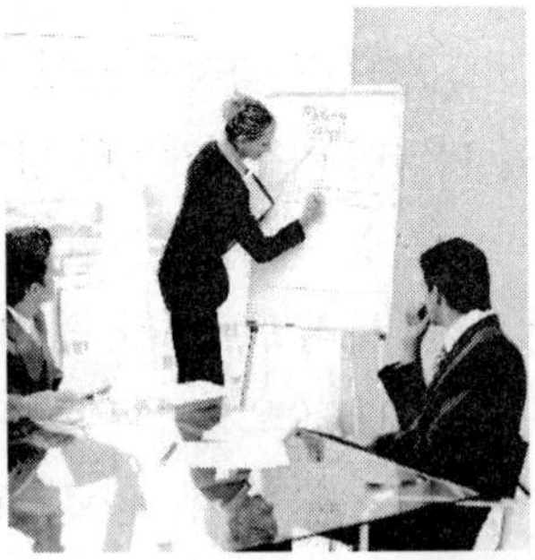

(a) 커뮤니케이션 절차

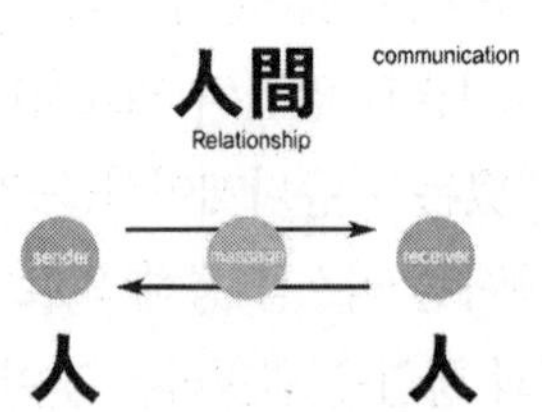

(b) 인간관계 흐름

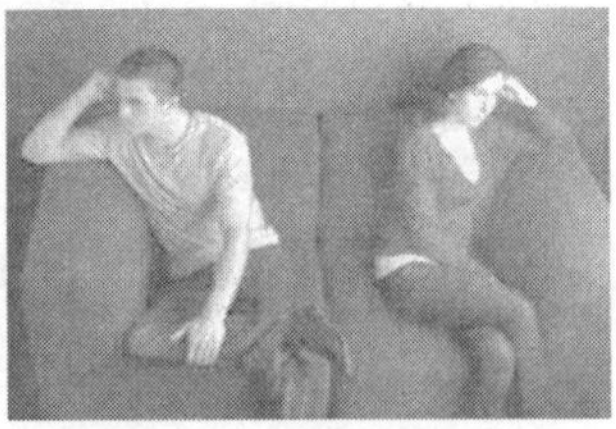

(c) 커뮤니케이션의 부재

[그림 2-2] 커뮤니케이션은 인간관계에서 가장 중요

05 환자와의 커뮤니케이션

환자와 접촉하는 모든 부서나 환자와 보호자 간의 커뮤니케이션을 말한다. 환자는 심리적으로 불안한 경우가 많기 때문에 자신과 접촉하는 의료진에게 의지하거나 소통에 대한 욕구를 지니고 있고, 환자의 욕구는 심리적 · 신체적 영향을 미치게 되므로 신경을 써야 한다.

1. 환자와의 커뮤니케이션의 개념

의료 커뮤니케이션에 대한 연구의 역사는 짧으나 환자와의 커뮤니케이션은 오래전부터 존재하였으며 경험에 의한 커뮤니케이션으로 환자와 의사의 관계로 발전하였다.

환자와 의사의 커뮤니케이션의 영향은 해당 환자뿐만 아니라 더욱 많은 사람에게 영향을 미칠 수 있고, 환자와 의사의 커뮤니케이션이 원활하지 않으면 환자는 다른 의사를 찾아가면서 자신의 경험을 지인에게 알려 다른 환자도 해당 의사를 기피하게 된다.

환자가 다른 환자에게 '실력이 없는 의사'라고 안 좋은 소문을 내어 환자 유치가 어려워지므로 의료기관 경영까지 악영향을 미친다.

1) 환자와의 커뮤니케이션

진단을 위해 질병에 대한 질문을 주고 받는 것이 아니고, 정보교환은 물론이고 환자와의 첫 접촉부터 사후관리까지 모든 과정이 포함된다.

① 정보교환을 위한 인터뷰 과정에서 환자는 자신에 대한 정보를 공유하는 기회로 충분히 활용하도록 하고, 의사는 환자에 대하여 더 자세히 알 수 있는 기회로 활용한다. 이와 같은 기회를 통하여 의사는 환자가 의료적 문제를 가진 대상이자 한사람으로 인식해야 한다.

② 환자의 기대나 요구가 무엇인지 파악하여 적절한 의료적 결정을 도출하고, 인터뷰는 의사와 환자 간의 신뢰를 형성해 가는 커뮤니케이션의 핵심이다.

2) 의료 인터뷰

언어적 및 비언어적 의사소통 과정으로 환자로부터 정보를 얻기도 하고 공유하게 되는데, 이러한 과정이 환자의 신뢰를 얻고 치료관계를 굳건히 하는 과정이 된다. 모든 의사와 환자의 관계는 서로의 기대에 의하여 영향을 받는다.

① 의사가 환자에게 공정하지 않은 기대를 바라거나 요구하고, 공정하지 않은 결정으로

관계를 이끌어 간다면 의사와 환자간의 관계는 좋을 리가 없다.

② 의사가 환자의 기대치를 충족시키지 못하면 환자는 의사의 행동(진단, 치료, 수술 등)을 불신하거나 거부할 수 있다.

③ 일반적으로 환자가 의사에게 기대하는 것은 질병에 대한 전문적인 지식을 모두 활용하여 전문적으로 처리하는 것이다.

④ 환자의 기대는 여기서 멈추지 않고 의학적 능력 이상의 무엇인가를 기대한다.

⑤ 진지함, 겸손함, 친절함, 환자의 관심 등이 있으며, 깔끔한 옷차림과 표정으로 행동하고 언어적 및 비언어적 의사소통을 기대한다.

3) 환자가 기대하는 의사

능력은 물론이고 깔끔한 용모, 환자를 평등하게 대하고 언어적 및 비언어적 소통으로 환자에 대한 관심을 표현하는 의사이다. 이러한 환자의 기대 수준이 충족되면 환자는 더 적극적으로 질병에 대한 표현과 수용을 하게 되고 존경과 신뢰가 생겨난다.

2. 환자와의 인터뷰의 과정

환자와의 인터뷰 과정은 첫 만남부터 인터뷰가 끝날 때까지의 과정으로 의사가 의사소통의 과정을 통제하는 지시적인 인터뷰와 환자와 의사소통을 통하여 진행되는 환자 중심의 인터뷰가 있다.

① Foley와 Shark는 인터뷰 상황에서 의사에게 필요한 기술을 제안하였다.

② 상담 초기에는 먼저 환자를 편안하게 하고, 다음으로 환자로부터 필요한 정보를 잘 유도해야 한다.

③ 상담의 진행 속도를 조절하고 대화의 내용을 정리하여 그 상황을 잘 관리해야 한다.

④ 눈맞춤이나 고개를 끄덕이는 비언어적 표현에도 신경을 써서 환자에게 관심이 있다고 표현하여 신뢰가 형성되도록 해야 한다.

⑤ 마무리 단계에는 환자가 더 궁금한 것이 있는지 물어보도록 하며, 차후 계획에 대하여 자세히 설명한다.

1) 첫 만남

환자에게 인사, 악수를 하고 이야기할 때는 항상 환자를 바라보고 눈을 맞추도록 하여 유대감을 형성한다. 본격적인 인터뷰에 앞서 환자의 진료기록 등을 검토하고 환자의 일반사항(이름, 나이 등)과 가벼운 일상 이야기(날씨 등)로 시작하도록 한다.

① 환자가 자신의 이야기를 할 수 있도록 긴장을 풀어주고 시간적으로 충분한 여유를 주어야 한다.

② 공감대를 형성하는 방법으로 인터뷰에 앞서 환자가 마음의 준비를 하고 경계심을 풀도록 환자와 관련된 이야기(직업, 가족, 취미) 등 환자의 일상에 관한 이야기를 먼저하는 것이 좋다.

2) 의료 인터뷰 실행법

인사와 일상적 이야기를 통하여 공감대가 형성되면 의사는 환자에 대한 질문과 치료방안을 전달하는 설명과정을 거친다.

① 개방형 질문의 : 환자에 대한 질문은 환자가 자신의 생각이나 느낌을 자유롭게 표현할 수 있도록 개방형 질문을 하도록 한다(예 '어디가 아프셔서 오셨습니까?'와 같은 질문은 환자가 자신이 오게 된 이유를 자유롭게 표현할 수 있어 환자에 대한 여러 정보를 수집하는데 도움이 된다).

㉠ 환자와의 유대감 형성에 도움이 되어 차후 치료에 있어 좋은 영향을 미치게 된다.

㉡ 개방형 질문의 단점 : 환자의 이야기가 지나치게 길어져 시간이 낭비되거나 본래의 환자의 정보수집에서 벗어나 불필요한 정보까지 수집된다.

㉢ 의사 : 환자의 이야기를 경청하되 환자의 이야기가 본래의 요지에서 벗어난다면 적절한 행동과 말로 본래의 이야기로 돌아갈 수 있도록 유도해야 한다.

㉣ 질문을 할 때 : 질문이 너무 길거나 여러 질문을 한 번에 하지 않는 것이 좋다(예 '속이 거북하고 잠이 안 오고 머리가 아프신가요?'라고 질문 한다면 환자는 대답하기 어려울 수 있다).

㉤ 환자의 생각이나 느낌을 자유롭게 표현하여 환자에 대한 정보를 얻는 것이 좋지만 실제로는 넉넉하지 못한 시간에 쫓겨 폐쇄형 질문을 하는 경우가 많다.

② 폐쇄형 질문 : 환자의 대답이 미리 몇 가지로 정해져 있는 것으로 질문이 '배가 아프십니까'라고 하면 대답으로 '예, 아니요'와 같은 것이다.

㉠ 폐쇄형 질문 : 의사가 필요한 질문을 건네고 환자가 바로 대답하게 되므로 시간이 절약되고, 환자가 어떠한 결정을 내려야 하는 상황에서는 폐쇄형 질문이 효과적이다.

㉡ 폐쇄형 질문 단점 : 환자의 생각이나 느낌을 통한 다양한 정보의 수집이 어렵고, 환자의 능동적인 참여를 저해한다.

③ 개방형 질문과 폐쇄형 질문을 혼합 : 의사는 환자와 인터뷰를 함에 있어 개방형 질문과 폐쇄형 질문을 적절히 혼합하여 제한된 시간 내에 환자에 대한 여러 정보를 수집하고, 환자와의 공감대 형성을 위하여 노력해야 할 것이다.

㉠ 질문하거나 설명할 때는 전문용어나 일반인이 생소한 단어의 사용을 자제한다.

㉡ 환자가 이해할 수 없는 용어는 의사소통을 저해하고 환자와 의사의 공감대 형성에 악영향을 미친다.

㉢ 질문할 때 : 환자의 긴장이나 방어적 태도를 해소하기 위하여 표정이나 말투, 행동에 신경을 써야 한다.

㉣ 질문 : 가급적 대답하기 쉬운 것부터 하는 것이 좋으며, 시작부터 민감한 질문을 하면 환자가 대답을 회피하거나 돌려서 말하는 등의 문제가 생길 수 있다(㉨ 계단을 오를 때 밑에서 한발씩 올라가는 것과 같으며, 처음에는 대략적인 질문을 통하여 환자의 긴장을 풀어주고 말을 하게 하여 그 후에 민감한 질문을 하는 것이 환자의 심리적 부담이 적다).

3) 환자에게 반응하기

의사는 환자의 질문이나 이야기에 적절한 반응으로 환자의 걱정이나 관심사를 확인할 필요가 있다.

① 의사가 관심이 없어 보이는 행동(하품, 딴청, 다른 곳 쳐다보기 등)을 하면 환자는 이야기를 멈추게 되므로 환자의 이야기나 질문에 관심을 보이고 공감을 표현해야 한다.

② 환자가 이야기하면 '그래서 어떻게 됐나요?' 등 적절한 질문을 통하여 환자가 이야기를 좀 더 구체적으로 할 수 있게 하며 환자의 이야기에 관심이 있다고 표현하도록 하고, 언어적 표현뿐만 아니라 비언어적 표현에도 신경을 써야 한다.

③ 환자의 이야기를 잘 듣고 있다는 표시로 고개를 끄덕이거나 몸을 환자쪽으로 숙여 환자의 이야기에 관심이 있고 잘 듣고자 하는 행동을 보여야 하고, 효율적인 의사소통을 위해서는 상호간에 주거니 받거나 할 필요가 있다.

④ 환자의 이야기에 무관심하거나 관심이 있더라도 이를 표현하지 않으면 환자는 자신의 이야기를 하려 하지 않을 것이고 공감대 형성에 지장을 줄 수 있다.

⑤ 환자의 이야기에 공감, 격려, 칭찬 등의 반응을 통하여 환자와 소통할 필요가 있다.

4) 환자와 협조하는 과정

환자로부터 정보를 수집하면 의사는 확진을 위하여 실시한 검사나 치료계획을 환자에게 설명하는데 있어 진행순서에 맞추어 설명하고, 한 단계가 끝나면 다음 단계에 대한 설명을 하는 것이 환자의 이해를 돕는다.

① 의사 : 환자의 주관적인 정보와 객관적인 정보를 얻는데 두 정보가 서로 일치하는지 확인할 필요가 있다. 주관적인 정보는 환자가 느끼는 증상으로 환자의 이야기를 통하여 의사가 수집하게 된다(예 환자가 두통이 있다거나 식욕이 없다고 하는 등의 정보가 주관적인 정보에 해당한다).

② 객관적인 정보 : 환자의 주관적인 정보를 바탕으로 검사를 실시하여 나온 결과이다. 환자에게 수집한 주관적인 정보와 검사를 바탕으로 한 객관적 정보가 일치해야 한다.

③ 환자의 주관적인 증상은 존재하는데 검사 결과에서 특이점이 없다면 의사소통에 문제가 있었을 가능성이 있기 때문이다. 환자의 증상을 토대로 한 검사 결과에서 특이점이 발견되지 않으면 재차 상담을 하거나 재검 등 불필요할 수 있는 검사가 추가되어 시간과 비용이 늘어난다.

④ 환자에게 정보를 획득하는 과정 : 환자가 자신의 이야기를 솔직하고 자세히 이야기할 수 있도록 유도해야 한다. 주관적인 정보가 수집되면 이를 바탕으로 어떠한 검사가 실시될 것이고, 어떻게 이루어질지 설명하여 환자의 이해와 협조를 구해야 한다. 이러한 설명이 부족하면 환자는 자신이 여기저기 끌려다니며 불필요한 검사를 받는다고 생각할 수 있기에 환자의 이해를 돕고 협조를 구하는 과정이 필요하다. 설명을 하고 협조를 구함에 있어 환자가 이해하기 쉽게 하며, 이는 환자의 건강유지와 증진을 위해 꼭 필요한 과정임을 인식시킨다.

5) 인터뷰 끝내기

인터뷰의 마무리 과정으로 어떠한 결론이 내려졌는지 확인하고 이해하며 다음으로 어떤 단계가 진행될 것인지 설명하게 된다.

① 의사는 환자가 한 이야기를 바탕으로 내용을 요약하여 환자에게 재차 물어보고, 환자가 하고자 했던 이야기가 맞는지 확인하도록 하고, 환자가 추가로 질문할 것이 있는지 확인하고 이후에 일어나는 치료계획에 대하여 설명하도록 한다. 환자에게 하는 모든 설명은 이해하기 쉽게 하며 환자가 이해했는지 확인하는 과정이 필요하다. 또한 환자에게 주의사항을 알려준다.

② 환자가 자신의 질병의 내용을 충분히 이해하고 검사나 치료계획에 대한 필요성과 협조를 구하면 다음 예약이나 검사를 안내하고 인터뷰를 끝낸다.

③ 인터뷰를 끝낼 때도 시작할 때와 마찬가지로 인사와 악수를 하며, 다음 예약시간이 정해졌을 경우에는 '○○일 ○○시에 다시 뵙도록 하겠습니다.'와 같이 구체적인 시간을 재차 이야기하며 인사를 한다.

6) 환자와의 커뮤니케이션의 중요성

의료진과 환자의 커뮤니케이션은 의료서비스의 질과 만족면에서 중요한 영향을 미친다. 만일 환자가 자신의 증상에 대하여 의사에게 정확하게 이야기하지 않으면 진료의 첫 단계인 진단부터 문제가 생길 수 있다.

① 정확한 진단이 이루어졌어도 의료진이 환자나 보호자에게 설명하지 못하면 환자의 이해를 저해하고 환자는 치료계획에 적극적으로 참여하지 않을 수 있고, 불필요한 오해가 발생하여 환자의 만족도가 떨어질 수 있다.
② 커뮤니케이션이 안될 경우 의료진을 불신하여 검사나 치료를 거부하고 다른 병원으로 이동할 수 있다.
③ 환자와 의료진의 커뮤니케이션은 임상적 결과와 환자유치에도 직결될 수 있는 매우 중요한 요소이다.
④ 의료진은 환자의 문제에 관심을 가지고 더 많은 이야기를 할 수 있도록 유도하며 공감해야 한다.
⑤ 관심과 공감을 통하여 환자는 의료진에게 신뢰를 갖게 된다.

상담시 환자와 의료진 중 누가 이야기의 주도권을 갖고 있는가에 따라 4가지 커뮤니케이션 관계가 있으며 환자와 의료진 주도권에 따른 커뮤니케이션 관계는 〈표 2-1〉과 같다.

〈표 2-1〉 환자와 의료진 주도권에 따른 커뮤니케이션 관계

구 분	높 음	낮 음
높음	상호협력적	지시적
낮음	환자중심적	커뮤니케이션의 부재

① 상호협력적 관계 : 환자와 의료진의 주도권이 서로 높은 상호협력적 관계는 진료목표나 과정을 설계할 때 협의를 통하여 도출한다.
㉠ 장점 : 의료진과 환자의 적극적인 동참으로 질병이나 치료에 대한 정보나 환자의 상황에 대한 적극적인 커뮤니케이션이 이루어지므로 서로가 만족하는 결과를 도출

하는데 도움이 된다.

㉡ 단점 : 상호간에 이해관계가 상충될 경우 협의가 쉽지 않다.

② 지시적 관계 : 의료진이 커뮤니케이션의 주도권을 가진 지시적 관계는 가부장적인 특성을 지니고 있다.

㉠ 의료진이 정보를 제공하거나 의료서비스를 제공함에 있어 목표를 정하고 주도하며, 환자가 이를 따르도록 하는 유형이다.

㉡ 환자의 주관적인 증상 : 단순 참고하거나 무시하며, 객관적인 검사결과나 판단을 우선시 한다.

㉢ 의사의 객관적 판단에 의하여 이루어지기 때문에 치료계획이 빠르고 최선으로 수립될 수 있으며, 의료진의 본래 목적인 환자의 건강유지 및 증진에 있어 도움이 될 수 있다. 하지만 이러한 지시적 관계는 커뮤니케이션이 의사에게 환자로 일 방향적으로 이루어지기 쉬우며, 환자의 가치나 선호가 무시되는 경향이 있을 수 있다.

㉣ 환자의 가치나 선호의 무시는 환자의 만족도나 적극적 참여를 저해하여 수동적인 행동을 야기한다.

③ 환자중심적 : 환자가 커뮤니케이션의 주도권을 가진 환자중심적 관계는 가부장적인 특성과는 반대로 환자가 목표를 정하고 결정하며 책임을 진다.

㉠ 의료진 : 환자의 요청에 따라 환자가 필요한 의료서비스나 기술적 자문을 제공한다.

㉡ 장점 : 의료진은 환자에게 의학적 자문과 의료서비스를 제공할 뿐 의사결정의 주체는 환자가 하게 된다. 이러한 유형은 환자가 결정하고 책임을 지게 되므로 환자의 만족도 상승과 의료분쟁의 방지 등이 있다.

㉢ 단점 : 의료진이 환자의 요구할 때만 반응하는 수동적인 태도로 일관할 수 있다.

④ 커뮤니케이션의 부재 : 환자와 의료진의 주도권이 모두 낮은 유형으로, 서로 간의 역할이나 기대 선호가 무시되거나 분명하지 않아 파악하기 어려운 경우이다.

㉠ 커뮤니케이션에 있어서 가장 미흡한 유형으로 의료진과 환자가 서로 겉도는 진전이 없는 관계이다. 일반적으로 의사와 환자 간의 사이가 나쁘거나 서로 불편한 관계이다.

㉡ 커뮤니케이션의 부재 : 상호 간의 이해를 저해하고 오해를 부추기기 때문에 서로가 '돌팔이', '민폐 환자', '관심을 가져 주지 않는다.', '협조하지 않는다.' 등과 같이 생각하면서 서로 부정적인 관계가 형성된다.

3. 환자의 관점에 따른 커뮤니케이션

환자의 질병에 대한 치료의 욕구는 모두 동일하고 환자에 따라 질병에 대한 관점이 다르기 때문에 자신의 증상에 대한 설명도 관점에 따라 달라진다. 관점의 종류는 사실, 과정, 비전, 관계, 가치가 있다. 사실은 있는 그대로 질병의 원인과 치료방법에 중점을 두는 것이고, 과정은 공간적 및 시간적 과정에 중점을 둔다.

1) 비 전

자신의 건강에 대한 미래에 중점을 두고, 관계는 인간적 및 사회적 관계와 같은 관계에 중점을 둔다.

2) 가 치

자신의 가치를 중점으로 질병을 바라본다. 환자는 자신의 질병을 자신의 관점에서 바라보고 치료하는 것도 자신의 관점에서 판단하기 때문에 의료진은 환자가 중시하는 것이 무엇인지 파악하여 그에 맞게 행동하고 환자의 관심에 따라 의사소통할 필요가 있다.

3) 커뮤니케이션

환자의 관점에 따른 커뮤니케이션은 〈표 2-2〉와 같다.

〈표 2-2〉 환자의 관점에 따른 커뮤니케이션

관 점	주 체	환자의 관점에 따른 이야기
사실 중시	환자	제 병의 원인은 무엇이고, 치료 방법은 무엇입니까?
	의료진	환자분의 병의 원인은 ○○○○○, ○○○○이고, 치료방법은 ○○○○이 있습니다.
과정 중시	환자	제가 일주일 전 아침 9시에 출근하려고 나오는데 갑자기 가슴에 통증이 5분간 일어나다가 괜찮아지더니 어제 저녁 8시부터 다시 통증이 일어나 아픕니다.
	의료진	환자분은 일주일 전 아침 9시 가슴에 통증을 느끼시고 괜찮아지셨다가 어제 저녁부터 다시 아프신 것으로 ○○○○과 ○○○○이 의심할 수 있습니다.
비전 중시	환자	제 병은 완쾌될 수 있는 겁니까?
	의료진	약물을 꾸준히 복용하시면 완쾌하실 수 있습니다
관계 중시	환자	직장에서 매일 야근에 주말에도 일하라고 하여, 피곤하고 스트레스를 많이 받습니다.
	의료진	네 저도 그런 경우가 많아서 환자의 마음 충분히 이해합니다.
가치 중시	환자	제가 직업이 모델인데 흉터가 남지 않는 방법이 없을까요?
	의료진	흉터가 남지 않도록 최선을 다하고, 필요할 경우 흉터 성형에 대하여 상담하겠습니다.

4. 환자와의 커뮤니케이션 방해요소

환자와 의료진의 커뮤니케이션을 방해하는 요소는 역할 불확실, 책임소재 갈등, 의사와 환자의 권력 차이, 의사와 환자의 관점의 차이가 있다.

1) 역할 불확실

의료기관에 익숙하지 않은 환자들은 의료환경에서 새롭게 주어지는 환자라는 역할에 대하여 낯선 느낌을 갖게 되고 환자와 접촉하는 의사, 간호사, 의료기사, 직원 등 다양한 대상들에 대하여 어떻게 행동해야 하는지 혼란을 경험하게 된다. 이러한 역할에 대한 불확실성은 역할에 어울리는 대화방식을 찾기 어렵게 하며 상호교류와 효과적인 대화를 저해한다.

2) 책임소재 갈등

의료서비스 특성상 환자와 의료진의 역할과 역할에 따른 책임은 명확하게 구분되어 있지 않다. 상황에 따라 책임소재가 달라질 수 있기 때문에 의료진과 환자의 대화나 조정, 갈등의 예측이 쉽지 않아 분쟁을 일으키거나 상호교류에 악영향을 미친다.

3) 의사와 환자의 권력 차이

의사와 환자는 의학적 지식과 경험에서 많은 차이를 보이며, 의사와 환자의 권력에 영향을 미친다. 권력의 차이는 자유로운 의사소통을 저해하게 되므로 환자의 입장에서 이해하기 쉽게 설명하고, 균등한 관계를 유지하고자 노력한다.

4) 의사와 환자의 관점 차이

의학적 지식과 경험을 가진 의사와 전문지식이 없고 고통에 민감한 환자의 관점에서 오는 차이는 커뮤니케이션을 저해하는 요소 중 하나이다.

① 의사의 입장 : 환자가 앓고 있는 질병을 잘 알고 있고 흔하게 접해보아서 큰 질병이 아니면 별거 아닌 듯 행동할 수 있지만 환자는 해당 질병에 대한 경험과 정보의 부족으로 걱정과 불안이 있다.

② 의학적 지식이나 통계와 같은 객관적 자료를 통하여 진단하고, 이후의 치료까지 생각하며 치료하지만 환자의 경우 비용이나 지금 불편함과 빨리 통증을 없애는 것에 관심을 가지게 된다. 이러한 관점의 차이는 의사와 환자 간에 생각의 차이로 자연스러운 의사소통을 할 수가 없다.

③ 의사의 경우 전문용어를 사용함에 따라 일상적인 언어로 느낄지 모르나 환자의 경우 생소하기 때문에 환자가 이해하기 쉬운 용어를 사용하여 설명한다.

06 보호자와의 커뮤니케이션

환자는 치료와 진료를 결정을 하는데 혼자서 결정을 하기 보다는 보호자와 상의하고 결정을 내리는 경우가 많다.

환자는 물론이고 보호자(가족, 지인 등)와의 커뮤니케이션에 대하여 신경을 써야 한다.

보호자는 환자를 돌보는 과정에서 사회적 · 물리적 · 정신적 · 경제적 부담을 하는데 과거에는 보호자가 치료과정에서 중요한 상대로 간주되지 않았다. 최근에 들어 보호자의 역할이 중요시되어 보호자가 의료현장에서 활동하고 교류할 수 있는 기회와 역할이 늘어나게 되었다.

1. 보호자의 역할

보호자는 환자의 물질적 · 정신적 차원에서 지원을 한다. 물질적 지원에는 수발 · 서류작성 · 비용납부 등이 있고, 정신적 지원에는 심리적 안정과 건강을 되찾고자 하는 동기부여 등이 있다.

① 보호자는 환자에게 정보를 제공하는 역할도 한다.
② 환자의 심리적 상태나 수면 등의 이유로 환자에 대한 정보가 환자에게 먼저 전해지는 경우보다 보호자에게 먼저 전해지는 경우가 많다.
③ 보호자는 의료진에게 받은 정보를 적절한 때에 환자에게 전달하는 역할을 하게 되고, 의사는 환자가 가족과 같이 있을 때 더 많은 설명과 시간을 보내고, 환자 역시 가족과 있을 때 심리적 안정의 영향으로 더 적극적으로 의사에게 질문한다.

2. 의료진과 보호자의 커뮤니케이션 유형

의료진이 환자에 대한 정보를 보호자에게 먼저 제공하는가, 환자에게 먼저 제공하는가에 따라 특권적 대화와 여과된 대화로 나누어진다.

1) 특권적 대화

가족이 의료진에게 직접 설명을 듣고 상담, 질문 등을 하여 환자에게 정보를 제공하는 것이다.

① 유아기 혹은 의사표현을 할 수 없는 상태의 환자인 경우 보호자가 본 증상을 대신하여 의료진에게 설명하기도 한다.

② 의료진의 통보(진단명, 검사 결과 등)가 환자의 심신과 증세를 악화시킬 우려가 있는 경우 보호자에게 먼저 전달한다.

2) 여과된 대화

특권적 대화와는 반대로 가족은 의료진에게 직접 설명을 듣기보다 환자로부터 2차 적인 정보를 얻는다. 환자의 나이가 너무 어리거나 혹은 많거나 언어나 인지능력에 문제가 있을 경우 정확한 정보가 전달되지 못한다.

07 동선별 커뮤니케이션

의료관광 코디네이터는 [그림 2-3]과 같이 환자의 최초 접수부터 퇴원은 물론이고 홍보와 유치에 이르기까지 거의 모든 과정에 개입하게 된다.

1. 통역자로서의 역할

의료기관의 현실상 외국인 환자를 위하여 별도의 전문 의료통역사를 고용하기는 어려우나 의료지식이 없는 통역사를 쓰기에는 의료기관의 전문적 특성상 문제가 발생할 수 있다.

① 의료인이 직접 통역이 가능하다면 좋겠지만 의료인이 외국어까지 능통하기 어렵고, 고급인력인 의료인을 통역사로 여기저기 불러가면 본래의 업무에 지장이 생길 수 있다.

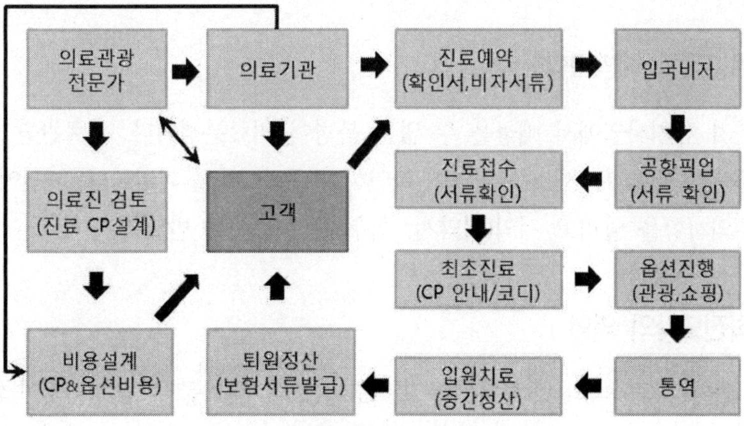

[그림 2-3] 의료관광 코디네이터의 역할

② 의학지식과 외국어 능력이 충분한 인력을 구하기가 쉽지 않다. 이러한 문제점의 해결방안의 하나로 다문화 가정의 의료인을 발굴하여 교육시켜 활용하는 것이 좋은 방안이다. 이는 지금 당장은 재정적 부담을 느끼게 되겠지만 장기적인 관점에서 교육을 통하여 전문가를 양성해야 한다.

2. 의료설계 역할

외국인 환자들은 다양한 형태(전문 에이전트, 관광업자, 본인, 주변의 권유, 홍보 등)에 영향을 받아 의료관광을 오게 된다. 의료관광 코디네이터는 다양한 형태를 파악하고 의료관광을 설계하는 역할을 하게 된다. 외국인 환자가 국내에 오기 위한 서류, 준비사항부터 환자에 대한 정보를 파악하여 담당의와 상의하며 의료관광을 설계한다.

3. 안내업무와 신뢰

외국인 환자는 낯선 환경에 대하여 불안을 느끼게 된다. 기존에 의료기관에 대하여 잘 알고 있어도 외국이기 때문에 자신이 알고 있는 것이 맞는지 확신할 수 없어 조심스러울 수밖에 없다. 의료관광 코디네이터는 환자에게 친절하고 상세한 설명을 하며 안내를 한다.

4. 마케팅 지원활동

의료기관이 외국인 환자를 유치하기 위해서는 의료관광에 대한 전문가의 조언이 필요할 것이다. 외국인 환자의 문화를 파악하고 마케팅에 적절히 적용하여 환자를 유치하고, 양질의 서비스와 고객만족을 통한 매출상승의 역할을 한다.

5. 의료분쟁의 예방역할

해외 환자 유치사업에서 빼놓을 수 없는 복병이 의료분쟁이다. 의료관광 코디네이터는 외국인 환자의 진료 프로세스를 일일이 확인하여 주의사항을 파악한다. 사전에 고객과 보호자에게 주의사항을 알리고 서약(서약서, 녹취, 녹화 등)을 받도록 한다.

6. 문화전도사의 역할

외국인 환자는 국가마다 다른 문화를 지니고 있으며, 문화를 존중하는 것이 환자의 만족도 상승에 영향을 주기 때문에 의료관광 코디네이터는 환자와 접촉하는 모든 직원에게 사전

교육을 할 필요가 있다. 문화권 별로 해서는 안되는 행동이나 간략한 인사법 등을 주기적으로 교육하며 외국인 환자 유치시 해당하는 사람들을 교육시킨다.

08 의료기관 내 커뮤니케이션

부서별 의사, 간호사, 의료기사, 직원 등의 커뮤니케이션이다. 환자는 주로 의료진과 접촉을 하지만 검사나 접수, 병원 생활 등에 있어서 다양한 직원과 접촉하게 되므로 환자에 대한 정보나 주의사항 등이 적절하게 전달될 필요가 있다. Fagin은 의료진 간의 협동이 의료서비스의 양질을 위한 필수요소라고 하였다. 환자와 접촉하게 되는 직원간의 커뮤니케이션이 원활해야 의료서비스의 양질이 확보된다.

의료진뿐만 아니라 환자와 접촉하는 모든 직원이 환자에 대한 정확한 정보를 알지 못하면 시간이 지체되는 등의 문제가 발생한다(예 의사의 지시사항을 간호사가 잘못 이해한다면 잘못된 치료나 의료사고를 발생시킬 수 있다).

1. 의료기관 내 커뮤니케이션의 중요성

의료기관은 전문화되고 세분화 된 다양한 직종이 단일 조직 내에 군집하여 있기에 의료기관 내에서 이루어지는 커뮤니케이션이 중요하다. 크게 행정 및 경영부서와 진료부서로 나눌 수 있으며, 이러한 부서는 다시 세분화 된다. 이와 같이 직종간의 전공이나 지식의 차이, 근무조건의 차이, 권력이나 권한의 차이로 인하여 쉽게 융합되기 힘든 점이 있으므로 효과적인 커뮤니케이션을 통하여 의료기관의 양질의 의료서비스 향상과 업무능력의 향상으로 의료기관의 이윤창출에 기여해야 한다.

2. 커뮤니케이션 방해요소

의료기관 내 원활한 커뮤니케이션을 방해하는 요소에는 상호이해의 부족, 역할 스트레스, 자율성 확보를 위한 갈등이 있다.

1) 상호이해의 부족

의료기관의 다양한 직종은 서로 다른 전문교육을 통하여 교육을 받고 서로가 이해 가능한 상호교류가 없이 의료현장에서 바로 마주하게 되기 때문에 서로간의 이해관계에 따라 상충하게 된다. 새로운 장비 도입으로 인한 전문인력의 증가와 부서의 세분화 등 직종의 확대는 이러한 현상을 더욱 부추기고 있다.

2) 역할 스트레스

자신의 권한이나 자원을 부여하는 업무영역을 갖고 싶어 하지만 업무량이나 책임을 다른 사람에게 떠넘기고자 하는 행태는 의료기관 내 협동과 조화를 저해하며 커뮤니케이션에 악영향을 미친다. 의료현장에서 일어나는 업무는 인간의 생명과 건강을 다루는 일로 의료진의 실수는 한 생명의 미래를 앗아갈 수 있어, 의료진은 많은 스트레스와 부담을 가지게 되어 스트레스와 피곤으로 인하여 거친 말투나 행동을 함으로써 커뮤니케이션을 저해한다.

3) 자율성 확보를 위한 갈등

의료현장에서는 의사가 간호사보다 권한이 더 크고 간호사에게 지시하는 등의 자율성이 더 크기 때문에 이러한 권력의 차이가 원활한 의사소통을 저해한다.

제3장
의료 커뮤니케이션의 상담 관리하기

01 의료관광서비스 단계별 커뮤니케이션

1. 의료 커뮤니케이션의 정의

커뮤니케이션(Communication)의 어원은 라틴어 Communis에서 유래하였다.

Communis는 '공통되는(Common)' 또는 '공유한다(Share)'로 문자를 그대로 해석하면 생물체들이 서로 지식 · 감정 · 사상 · 의견 등을 공통화 · 공유화하는 행동이나 과정이다.

파생된 단어 중에 공동체를 의미하는 Community가 있는데, 어원에서 커뮤니케이션은 대체로 복수 상황에서 일어난다.

1) 커뮤니케이션의 개념

찰스 쿨리는 커뮤니케이션(Communication)을 인간관계가 존재하고 발전하게 되는 메커니즘이라고 정의하였다. 인간은 관계를 형성하기 위하여 커뮤니케이션을 행하고 역사와 문화로 이어가고, 우리가 관련을 맺고 있는 사람 또는 세상과 같이 전달하고 받으며 해석하는 과정이다.

커뮤니케이션은 사회적 관계 속에서 목표달성을 위해 정보나 아이디어를 주고받는 과정으로 단순한 정보 전달뿐만 아니라 정서와 의미의 전달 및 이해를 포함하고, 인간이 심신의 건강을 추구하기 위해 글로벌 시스템을 활용하여 서로 소통하고 선택해 가는 협력과정이다.

① 커뮤니케이션 의미의 3가지 유형 : 매스 커뮤니케이션, 대인 커뮤니케이션, 집단 커뮤니케이션 등이다.

㉠ 매스 커뮤니케이션 : 사용 매체의 종류에 따라 인쇄매체(신문, 잡지, 서적)와 전파매체(라디오, 텔레비전, 통신, 영화)로 나누어지고 광고나 PR같은 선전은 설득 커뮤니케이션이라고 한다.

㉡ 집단 커뮤니케이션 : 소집단 커뮤니케이션과 조직 커뮤니케이션으로 나누어진다.

- 커뮤니케이션은 인류 사회에서 중요한 역할을 하고 있다. 주요 역할로는 환경감시기능, 사회적 유산의 전수기능, 오락기능, 인지적 욕구의 충족기능, 감정의 자극과 이완기능 등이 있다.
- 개인적 정체성(Personal Identity)의 정립과 사회적 유대감의 충족기능, 현실 도피적 욕구의 충족기능 등이 있다.

② 커뮤니케이션의 의사소통 : 커뮤니케이션은 의사소통이라고 표현한다.

㉠ 의사소통은 마음먹은 바를 서로에게 원활하게 소통하는 것이다.

㉡ 인간은 사회적 동물이고 다른 동물에 비하여 뛰어난 커뮤니케이션 능력을 지니고 있으며 커뮤니케이션을 잘하고자 하는 욕구를 지니고 있다.

㉢ 사회적 생활을 위해서 의사소통은 필수불가결한 것이다.

③ 커뮤니케이션의 핵심은 인간 : 커뮤니케이션의 핵심은 인간이며 어떠한 형태의 커뮤니케이션이든 그것이 시작되고 끝나는 시점이나 장소는 인간이다.

㉠ 인간 간의 관계를 맺고 있으며 사람과 사람, 그 사이의 과정이 중요하다.

㉡ 커뮤니케이션은 시간의 경과와 같이 진행되기 때문에 되돌리기 어려운 속성을 지닌다.

④ 커뮤니케이션의 종류와 과정을 이해 : 커뮤니케이션은 정지되어 있는 것이 아닌 시간에 따라 진행되며, 상호 연결되어 있는 행위이기 때문에 과정은 매우 중요하다. 최소 2인 이상이 송신자와 수신자가 따로 정해져 있어 받는 사람은 받고, 주는 사람은 주기만 하는 것이 아니라 주거니 받거니 하면서 이루어진다.

⑤ 커뮤니케이션 상대가 전달하려는 의미 : 커뮤니케이션도 상대가 전달하는 의미를 파악하고, 자신의 의미를 어떻게 전달할지 생각해야 한다. 서로가 상대의 꼬리에 꼬리를 연결하기 때문에 진행형이며, 커뮤니케이션이 끝나서야 서로가 전달하고 받은 내용 파악이 가능하다.

⑥ 커뮤니케이션이 존재하지 않는 사회와 공동체는 불가능 : 커뮤니케이션이 존재하지 않는 사회와 공동체는 불가능하며, 인간으로 하여금 사회적 존재로 살아가는 중요한 요소이다. 이는 언어, 문자, 도형, 행동 등을 매개로 하여 사람과 사람 사이에 의지, 정보, 감정을 전달하는 것이다. 또한 정보와 생각, 감정을 말과 글을 신체 언어나 심지어 자신만의 버릇, 스타일 등을 통해 상대방과 나누는 것이다.

⑦ 커뮤니케이션의 사회생활 유지 · 구성 : 커뮤니케이션은 사회생활의 유지, 구성하는 중요한 부분으로 사회생활에 있어서 가장 중요하다.

㉠ 인간관계는 결코 혼자 하는 것이 아닌, 누군가와 전달하거나 공유하는 것이다.

㉡ 커뮤니케이션이 없는 공동체나 사회는 공동체나 사회라 하기 어렵고, 인간이 사회적 생활을 영위 하는데 있어서 꼭 필요한 요소이며, 사회생활에 있어서 없어서는 안 될 요소이지만 역기능도 존재한다.

㉢ 매스 커뮤니케이션은 많은 역기능을 한다.

㉣ 의료관광서비스 단계는 매우 심층적이고 복잡하다.

㉤ 시술 중심 의료관광, 미용 · 성형 중심 의료관광, 웰빙 의료관광, 대체의료 상품이용 등 목적에 따라 다양한 프로세스 설계와 관여가 이루어진다(그림 3-1).

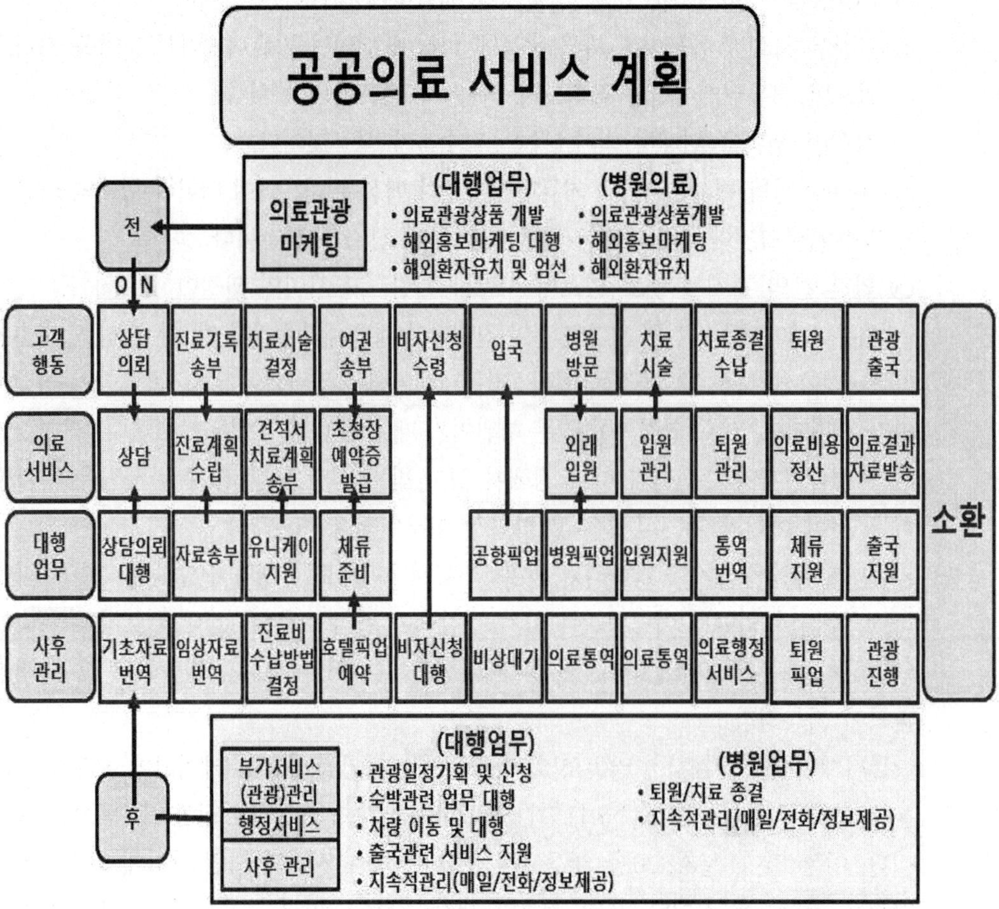

[그림 3-1] 심층적 의료관광 접점 프로세스

⑧ 일반적으로 시술 또는 수술 중심 의료관광에 대한 프로세스와 접점 관리를 중심으로 보건산업 진흥원의 매뉴얼이 구성되어 있다.

⑨ 의료관광 접점에 대한 [그림 3-2]는 에이전시 대표의 발표자료로 고객의 행동을 단계별로 의료기관, 에이전시, 기타 협력 비즈니스의 심층적 단계를 제시한 것이다.

⑩ 의료관광은 융·복합산업이라고 하는 타이틀처럼 서비스 시스템이 매우 복잡한데, 크게 초기 접촉 - 예약 - 입국 - 입원 - 퇴원 - 출국으로 나뉜다.

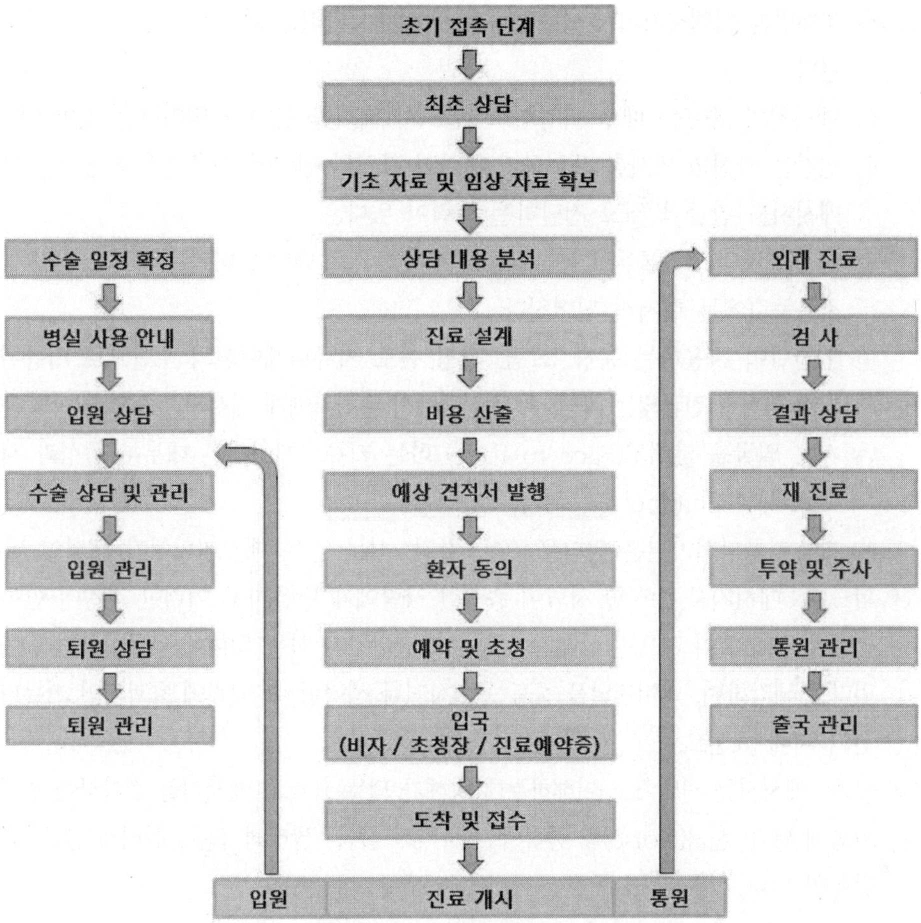

[그림 3-2] 의료관광 프로세스

2) 커뮤니케이션의 요소

커뮤니케이션의 요소로는 송·수신자, 메시지, 채널, 피드백, 잡음, 세팅이 있다.

① 송·수신자 : 커뮤니케이션은 혼자서 하는 것이 아닌 적어도 2인 이상의 사람들 사이에서 일어나는 것이다. 내가 전하고자 하는 의견을 상대방이 이해할 때, 상대방이 전하고자 하는 의견을 내가 이해할 때, 커뮤니케이션이 성립한다. 또한 주체는 본인이지만 상대방이 없으면 커뮤니케이션이 성립되지 않으므로 송신자와 수신자가 따로 구분되지 않고 누구나 송신과 수신을 할 수 있으며, 대부분 쌍방향적으로 일어난다.

② 메시지 : 사람들이 커뮤니케이션을 통하여 서로 주고받고자 하는 생각, 감정 등을 메시지(Messages)라고 한다.

㉠ 상대방을 이해시키거나 상대방이 나를 이해시키려는 의도로 내는 일종의 신호라고 한다.

㉡ 메시지의 종류는 매우 다양하며, 반드시 대화를 통하여 일어나는 것이 아니다.

㉢ 인간은 자신의 의사를 표현하기 위하여 자신의 언어를 이용하거나 몸을 이용하여 메시지를 만들어 내고 전달하는 능력이 있다.

㉣ 인간을 제외한 동물들도 동물별로 언어와 몸으로 대화를 하기는 하지만 인간의 의사소통능력에는 현저히 떨어진다.

㉤ 인간만이 사용하는 문자, 그림, 상징 등도 커뮤니케이션의 수단으로 사용된다.

③ 채널 : 메시지가 전달되는 과정, 즉 송신자에서 수신자에게 메시지가 도달하는 방법이다.

㉠ 서로 얼굴을 맞대고(Face-to-Face) 하는 커뮤니케이션은 대부분 음성과 시각이 주요 채널(Channels)이 된다.

㉡ 매스커뮤니케이션은 라디오, TV, 잡지, 신문 같은 매스미디어가 채널이 된다.

④ 피드백 : 메시지를 수신한 사람이 송신한 사람에게 반응하고 이러한 과정이 반복되는 것이다. 피드백이 없으면 상대방이 자신의 전하고자 하는 의미에 무관심하거나 불만이 있다고 생각하며, 의미전달을 중도 포기하거나 생략할 수 있기에 효과적인 커뮤니케이션의 저해 요인으로 작용 한다.

⑤ 잡음 : 메시지를 전달하고 이해하는데 방해가 되는 요소로 메시지를 정확하게 인지하기 어렵게 된다. 잡음(Noise)의 종류에는 물리적 잡음, 생리적 잡음, 심리적 잡음, 심리적 잡음이 있다.

㉠ 물리적 잡음 : 주변환경에서 물리적으로 발생하는 잡음이다.

㉡ 생리적 잡음 : 시각이나 청각적 장애와 같이 생리적인 문제로 인하여 발생하는 잡음이다. 졸음, 배고픔 등의 이유로 집중하지 못한다.

㉢ 심리적 잡음 : 송·수신자의 심리에 따라 일어나는 잡념으로 상대방을 좋아하거나 싫어하는 등의 감정에 의하여 본래 송신자가 전하고자 하는 의미를 왜곡해서 받아들이는 경우, 상대방에 대한 고정관념, 편견 등이 있다.

㉣ 의미적 잡음 : 생소하거나 어려운 표현, 외국어 등으로 인하여 전달되는 메시지의 의미를 이해할 수 없어서 생기는 커뮤니케이션이다.

⑥ 세팅(Setting) : 커뮤니케이션이 이루어지는 무대이다.

㉠ 커뮤니케이션이 이루어지는 장소는 커뮤니케이션에 영향을 미친다.

㉡ 커뮤니케이션하고자 하는 인원의 수에 맞은 공간을 정하고, 해당 장소나 주변환경을 정리하여 커뮤니케이션을 저해하는 요소를 최소화할 필요가 있다.

3) 커뮤니케이션 원칙과 해석

환자와 병원 간의 통합커뮤니케이션은 실제 환자의 임상 전 단계부터 실시하고, 환자에게 모든 외적 반응들을 정확하게 인지하는 것이 통합커뮤니케이션의 핵심으로 6단계 방식에 인지-의사-소통-안전-시술-감염관리-위험감소 등을 통해 통합커뮤니케이션의 효과를 극대화하는 데 최선을 다해야 한다.

커뮤니케이션은 정확한 의미가 적절한 시기에 전달되어야 하고, 레드필드(Charles E. Redfield)는 명료성, 일관성, 적정성, 적시성, 분포성, 적응성 및 통일성, 관심 및 수용성을 제시하였다.

① 명료성 : 명확하고 분명한 성질이다.

㉠ 송신자는 수신자에게 의미를 전달하기 위하여 간결하며 명확한 표현을 해야 한다.

㉡ 의미를 전달하기 위하여 너무 복잡하거나 애매모호한 표현을 하게 된다면 이를 잘못 받아들이거나 되묻는 행위로 인하여 시간이 소요된다.

㉢ 정확하고 간결한 의미전달을 위해서는 자신의 생각보다 상대를 생각하여 상대방이 쉽고 정확하게 받아들일 수 있는지 파악하는 것이 중요하다.

② 일관성 : 처음부터 끝까지 한결같은 것이다.

㉠ 의미전달에 있어서 앞에서 전달한 의미와 뒤에서 전달한 의미가 다르다면 수신자는 당황하고, 어느 것이 진정으로 송신자가 전하고자 하는 의미인지 이해하기 어렵다.

㉡ 의미전달은 일관성을 지니고 있어야 하며, 어떠한 사정으로 인하여 기존과 다른 의미를 전달해야 한다면 송신자가 혼란을 느끼지 않도록 사정에 대한 설명과 함께 어떠한 의미를 전달하고자 확실히 해야 한다.

③ 적정성 : 커뮤니케이션은 의미의 전달 양이 적절한 양이어야 한다.

㉠ 양이 너무 적다면 충분한 의사전달이 어렵게 되고, 양이 너무 많으면 그 내용을 받아들이는데 시간적으로 낭비를 초래한다.

④ 적시성 : 시기적으로 적절한 때이다.

㉠ 커뮤니케이션에 있어서도 적시성이 중요하다.

㉡ 의미전달에 있어서 전달되어야 할 시기를 놓치면 그 후에 전달하여도 의미가 없다.

⑤ 분포성 : 송신자가 전하는 내용을 해당하는 수신자에게 정확하게 전달되어야 한다.

㉠ 전달 내용과 관련된 모든 사람에게 전달한다.

㉡ 비밀사항의 경우 당사자나 해당권자에게만 전달한다.

⑥ 적응성 및 통일성 : 적응성은 커뮤니케이션에 있어서 융통성과 신축성이 있어야 한다.

㉠ 너무 경직되어 있거나 공식적 경로에만 의존 또는 의사소통 경로가 하나밖에 없으면 어떠한 문제발생이나 급격한 변화에 적응하기 어려워 대응이 늦어진다.

㉡ 통일성은 각 커뮤니케이션이 전체로써 일관된 정책이나 목표의 표현이 된다.

⑦ 관심 및 수용성 : 커뮤니케이션은 수신자의 관심이 있어야 전달된다.

㉠ 수신자가 관심을 갖지 않고 그냥 넘겨버리면 커뮤니케이션은 아무 의미가 없다.

㉡ 수신자의 관심을 이끌어 내고 관심이 다시 수용을 이끌어 내어야 커뮤니케이션이 이루어진다.

⑧ 커뮤니케이션 원칙에 부합되지 않았을 시 : 커뮤니케이션의 방법은 다양하지만 가장 많이 사용하는 대화에 대하여 커뮤니케이션의 원칙이 부합되지 않는다면 어떠한 일이 생길 수 있는지는 〈표 3-1〉과 같다.

〈표 3-1〉 커뮤니케이션의 원칙에 부합되지 않았을 시

커뮤니케이션의 원칙	전달내용(송신자)	이해내용, 반응, 상황(수신자)
명료성	내가 좋아하는 너의 동생 진선미	날 좋아 한다는 거야?, 내 동생 진선미를 좋아한다는 거야?'
일관성	이 일은 매우 중요하니까 열심히 할게. 하기 싫으면 안 해도 상관없지만	하라는 거야? 말라는 거야?
적정성	자기소개를 할게. 나는 진선미야. 이상 끝	뭐야 자기소개 할 것이 진선미 밖에 없어?
적시성	아 맞다 어머니! 아버지가 두유 사온다고 점심 먹지 말라고 그랬어	점심 먹기 전에 이야기하지
분포성	오늘은 남성의 겨울 옷차림 코디법에 대한 교육을 할게	여기 군대 내무반 이거든요
적응성 및 통일성	나에게 할 말은 회사 보고체계를 따르도록 해	저녁 뭐 먹을지 직접 이야기도 못해?
관심 및 수용성	삼육식품에서 나온 신제품이야. 이것으로 이야기 하자면	전혀 관심 없어

〈표 3-2〉 통합 커뮤니케이션 6단계 원칙

목표1	환자를 정확하게 확인한다. • 2가지 지표 사용(환자 이름, 등록번호)
목표2	효과적인 의사소통을 개선한다. • 구두(전화)처방 금지(단, 무균적 시술중 또는 응급상황시만 허용) • 구두(전화)처방 절차 : 환자 확인 → 받아 적기(Memo) → 되읽어 확인하기(Read-Back) → 처방자가 정보의 정확성 확인하기 → 24시간 이내 Co-Sign

목표3	고위험 약물 안전을 개선한다. • 고농축 전해질 : KCl(2[mEq/ml] 이상) NaCl(0.9[%] 초과) $MaSO_4$(50[%] 이상) ※ 참고 : Potassium Phosphate (3[mmol/ml] 이상) 삭제 • 헤파린(주사액) • 항암제(주사액) • 페니실린 G칼륨 New
목표4	정확한 환자 부위 수술/시술을 확인한다. • 수술/시술 부위 표시, 수술/시술 전 확인 및 수술/시술 직전 Time Out 시행 (환자 이름, 등록번호, 예정 수술/시술명, 수술 부위, 특수재료 등)
목표5	의료 관련 감염위험을 감소시킨다. • 손 위생 시기 : 환자 접촉 전/후, 무균시술 전, 혈액 체액 접촉 후, 주변환경 접촉 후
목표6	낙상으로 인한 환자 위해 위험을 감소시킨다. • 고위험군 - 65세 이상, 15세 이하 - 고주의 약물 복용 환자 - 장애환자 - 기타 낙상의 위험이 높은 환자 • 낙상 예방활동 : 저녁 시간 이뇨제 처방 자제, 수변 전 화장실 다녀오기, 보호자 교육, Side Rail 올리기, 환경 및 시설관리 등

⑨ 되읽기(Read-back) : 외국인 환자에게 있어서 통합 커뮤니케이션의 목적은 환자가 안전하게 진료를 받은 뒤, 본국으로 돌아가는 것이다.

㉠ 통역 및 코디네이터의 역할이 무엇보다 중요하고, 누가 보더라도 환자의 욕구가 병원 진료에 최대한 반영하기 위해서는 실질적 편의성과 절차적 투명성이 전제되어야 한다.

㉡ 선진병원에서 택하고 있는 방식이 'Read-back(되읽기)'이며 환자와 병원, 병원과 의사, 의사와 환자 간 소통을 최대한 효율적 구조로 완성해낼 수 있게 한다.

㉢ 환자 안전목표는 다음과 같다.

- 환자를 정확하게 확인한다.
- 효과적인 의사소통을 촉진한다.
- 고위험 약물의 안전성을 촉진한다.
- 올바른(부위, 시술, 환자)수술을 보장한다.
- 의료 관련 감염의 위험을 줄인다.
- 낙상으로 인한 환자 상해 위협을 줄인다.

⑩ 커뮤니케이션 해석 : 진정한 소통상황은 송신자가 전달하고자 한 의미가 변하지 않고 그대로 수신자에게 전달되어 의미의 공유가 일어나는 경우이다.

㉠ 커뮤니케이션 과정에서 공유는 중요하며, 공유를 위해서 우선 해석이 필요하다.

㉡ 커뮤니케이션 과정에서 본래의 의미가 왜곡·누락 등 변경될 수 있으며, 의미전달 과정에서 서로가 최선을 다해도 의미가 왜곡되거나 누락되어 혼란이 발생할 소지가 있다.

4) 커뮤니케이션 장애

커뮤니케이션의 가장 중요한 점은 '정확하고 적시에 전달하고자 하는 내용이 전달되는가'이다. 개인 혹은 집단, 다른 사람을 거쳐서 이루어지기도 하므로 정보가 전달되는 과정에서 여러 가지의 장애요인이 생길 수 있다.

① 커뮤니케이션을 저해하는 요인 : 언어상의 장애, 전달하고자 하는 의미의 변질, 전달경로의 거리와 복잡성, 지각의 착오, 준거기준의 차이, 지위상의 차이, 정보의 의식적 제한, 정보의 고의적 독점 등이 있다.

② 언어상의 장애 : 언어는 커뮤니케이션에 있어서 가장 기본적이며 중요한 수단이다.

㉠ 언어의 표현이 잘못되거나 잘못 이해한다면 의사전달을 저해하게 된다.

㉡ 언어를 표현하는 것은 사람마다 다르며, 같은 언어라도 어떻게 받아들이는지가 다르기 때문에 충분히 고려할 필요가 있다.

③ 전달하고자 하는 의미의 변질 : 전달하고자 하는 의미가 변질되는 것으로 전달받은 의미를 다른 사람에게 전하는 과정에서 일어나며, 변질의 형태는 생략과 왜곡이 있다.

㉠ 생략 : 전달해야 할 내용을 빠뜨리는 경우이며, 전달내용에 관심이 없거나, 이해하지 못하거나, 내용이 길어서 전부 기억하지 못하는 등의 이유로 문제가 생길 수 있다.

〈표 3-3〉 본래 내용의 왜곡

A B	"요즘 춘향이랑 길동이 자주 붙어 다니는 것 같지 않니?" "그러게 왠지 수상해. 둘이 사귀는 것 아닐까?"
B C	"길동이랑 춘향이랑 사귀는 것 같아" "둘이 사귀나 보네"
C D	"길동이랑 춘향이랑 사귄다고 하더라" "길동이랑 춘향이랑 알고 지낸지 꽤 오래됐는데 그럴 만도 하지"
D E	"길동이랑 춘향이랑 사귄다는데 둘이 알고 지낸지 한 4년 됐나?" "아 그렇게나 오래됐어?"
E f ⋮ z	"길동이하고 춘향이랑 사귄지 4년 됐다고 하더라" "사귄지 4년이나 됐으면 결혼하겠는데" "길동이하고 춘향이랑 사귄지 4년 됐고 결혼할거래 숨겨둔 자식도 있다더라"

㉡ 왜곡 : 전달 내용이 본래의 내용과 다르게 해석되어 전달되는 것이다(표 3-3).

④ 전달경로의 거리와 복잡성 : 오늘날 통신수단의 발달로 인하여 먼 거리에서의 의사전달이 가능하지만 서로 마주보며 하는 의사전달에 비하여 정확성이 떨어진다.
서로 마주보며 의사전달을 한다고 하더라도 의사전달의 경로가 여러 단계를 거치거나 복잡하다면 중개상의 문제로 인하여 전달되어야 할 내용이 누락되거나 왜곡될 수 있다(표 3-4).

〈표 3-4〉 전달되는 단계로 인한 본래 의미의 누락 및 왜곡

전달 주체	내 용	전달 의미
아버지	형민아 목이 마르니 물을 떠오거라	마실 물
아들	경배야 아버지에게 물을 떠다 드리거라	물
손자	경배는 세숫대야에 물을 받아 아버지에게 갖다 주었다.	씻을 물

⑤ 지각의 착오 : 지각은 사물을 인식하거나 분별하는 능력으로 사람마다 차이가 있다.
㉠ 개인별로 사물을 보는 습성이나 고정관념이 존재하기 때문에 커뮤니케이션에 저해요소로 작용할 수 있다.
㉡ 지각 과정에서 어떠한 조건이 개입된다면 지각에 문제가 생겨 착각하게 할 수 있는 경우를 지각의 착오라고 한다.

⑥ 준거기준의 차이 : 사람은 사회적 · 문화적 등의 주변환경이 모두 다르며, 성장배경 또한 다르다.
㉠ 동일한 것에 대해서도 사람마다 해석하고 판단하는 것이 다르다.
㉡ 사람들이 자신의 생각에서 벗어나는 정보를 회피하거나 이에 대한 편견을 가지고 있다.
㉢ 커뮤니케이션에 관련된 사람들의 준거기준이 비슷하면 커뮤니케이션의 정확성이 높아지지만, 서로 다른 경우에는 전달하거나 전달받는 내용을 자신의 주관대로 인식하고 판단하기 때문에 정확성이 결여된다.

⑦ 지위상의 차이 : 준거기준을 달리하게 되고 계급간 커뮤니케이션을 저해하게 된다.
㉠ 하급자는 상급자가 듣기 좋아하는 말만 하려 하고, 상급자는 자신이 불리한 정보를 하급자에게 전달하지 않으려고 한다.
㉡ 상급자는 보통 하급자보다 의사전달에 있어 자기 중심적으로 전달하는 경우가 많다.

⑧ 의식적 제한과 고의적 통제

㉠ 의식적 제한 : 어떠한 단체 활동의 효과적인 수행을 위하여 어느 정도의 비밀을 유지하는 것이다.

㉡ 고의적 통제 : 자신에게 불리한 정보의 전달을 통제하거나, 권력 유지의 수단 등의 이유로 유용한 정보를 독차지한다.

5) 커뮤니케이션의 중요성

커뮤니케이션은 사회생활에 있어서 빼놓을 수 없으며 커뮤니케이션이 없는 사회는 사회라고 할 수 없다. 현대 경영학의 창시자로 세계적인 지식 경영학자로 평가받는 피터 드러커는 "인간에게 있어서 가장 중요한 능력은 자기표현이며, 현대 경영이나 관리는 커뮤니케이션 능력에 의해 좌우된다"라고 하였다.

① 조직에 있어서 의사결정이 조직의 핵심이라면 합리적인 의사결정은 커뮤니케이션 없이는 불가능하다.

② 조직이 얻을 수 있는 정보의 질과 양, 그것을 조직 내 결정권자에게 얼마나 정확하고 효율적으로 전달하여 수용하도록 하는지가 합리적인 의사결정의 가능 여부를 정하게 된다.

③ 커뮤니케이션은 사회 구성원들로 하여금 자신의 의사나 감정을 서로 교환하게 하여 심리적 안정과, 협조, 사회적 소속감, 욕구 충족 등의 역할을 한다.

6) 의료 커뮤니케이션의 이론

의료 커뮤니케이션은 단순히 일반적인 커뮤니케이션보다 복잡하거나 영향이 크다.

일반적인 커뮤니케이션은 물론 질환에 대한 정보제공과 건강유지 및 증진을 위한 교육, 동기부여, 상담 등이 포함된다.

(1) 효율적인 의사소통

환자를 대하는 의사는 환자가 치료계획이나 처방, 주의사항에 대하여 잘 지키고 따라오게 유도하며 환자와 보호자가 최선의 결정을 할 수 있도록 돕는 역할을 한다.

① 환자는 다양한 의료진이나 직원과 관계를 맺게 되는데 환자의 만족, 신뢰, 치료과정 및 결과에 영향을 미치게 된다.

② 의료진이 환자 증상에 대하여 진단하고 질병의 원인과 치료방법을 일방적으로 이야기하는 것은 환자의 만족도와 순응도를 저하시킨다.

(2) 의료 커뮤니케이션

의료행위에 있어서 관련된 모든 사람의 의사소통이며, 의사소통이 효율적이며 정확하게 이루어지기 위해서는 상대의 수준에 맞추어 언어적 · 비언어적으로 전달한다.

효율적이고 정확한 의사소통이 이루어지면 의료사고 방지, 환자의 만족과 신뢰도 상승, 치료효과 상승 등의 좋은 영향을 창출하게 된다.

(3) 환자와 의료진의 커뮤니케이션

의료서비스의 제공과 제공받는 관계에서 의료서비스 특성상 일반적인 의사소통과는 양 및 질과 영향에 있어서 많이 다르다.

의료진은 의료서비스로 도움을 주고자 하는 입장이며, 환자는 의료서비스로 도움을 받고자하는 입장이므로 환자와 의료진 간의 커뮤니케이션에 따라 의료서비스에 좋은 영향을 끼치거나 악영향을 미칠 수도 있다.

(4) 의료 커뮤니케이션에 대한 연구는 많은 학자들에 의해 연구

① Ratzan, Payne, & Bishop : 대인 커뮤니케이션은 2~3명의 면대면 커뮤니케이션을 의미하며 진료과정에서 환자와 의료진의 대화나 상호작용이 있다.
헬스 커뮤니케이션에서 대인 커뮤니케이션 관점은 관계를 중요시하고, 건강전문가와 환자가 관계를 유지하고, 이용하고, 변화시키는 역동성에 주목한다.

② 이자경, 손정우 : 의사와 환자 간 커뮤니케이션은 치료 목적 외에도 의료적 결정을 돕고 질병에 관련된 정보를 준다. 또한 건강을 유지하거나 개선하기 위한 교육, 동기부여, 상담을 포함하는 의사소통 행위를 포함한다.

③ Parsons : 의사는 기술적 전문성을 발휘하고 감성적 중립성을 유지하여 누구에게나 보편성을 보이고, 기능적인 제한성을 갖도록 기대된다.
- 환자는 질병에 걸렸다는 책임에서 면제되며, 잠시동안 기존의 역할로부터 면제되어 회복에 전념하면서 의사를 접촉하고 협력해야 한다.
- 기대역할은 하나의 사회적 규범으로 인정되어 있기 때문에 규범에 준하여 서로 상호 교류가 이루어지게 된다.

④ Cassell : 커뮤니케이션의 치료효과에 주목하여 의사와 환자가 소통할시 질병이나 치료에 관한 불확실성을 줄여주고, 치료행위의 근거를 명확하게 설명하여 환자와의 관계를 강화한다면 긍정적인 치료효과가 창출될 것이다.

⑤ Pendleton : 의료진과 환자 사이의 교류를 연구하는 6가지 방식은 의학적, 사회적, 문화인류학적, 상호 교류적, 사회심리학적, 정신분석학적이다.

여러 행동과학들은 의사와 환자의 역할과 행동의 개별적인 특성들에만 관심을 갖고 있는데 한걸음 더 나아가 의사와 환자의 담화 분석에 초점을 맞추기도 하며, 정신분석학적인 해석이나 비언어적 행동 연구 등의 다양한 초점과 이에 따른 연구를 통하여 환자와 보다 원활한 이해를 가질 수 있게 된다.

⑥ Stephens & Adam : 고객의 요구에 초점을 맞추어 고객을 중심으로 세일즈하는 개념을 제시하였다.

- 고객의 문제를 파악하고 고객이 필요로 하는 해결책을 최선으로 제공하는 것이다.
- 고객의 요구를 고려한 세일즈가 이루어지기 위해서는 고객의 문제와 해결책에 대한 생각을 질문을 통하여 발견한다.
- 고객에 맞는 해결책이 솔직하고 명확하게 설명되어야 한다.
- 오늘날 환자는 과거처럼 일방적으로 의료진에게 모든 것을 맡기고 기다리지는 않는다.
- 환자는 의료기관 선택권이 어느 정도 제한되어 있음에도 의료기관의 선택 및 이동뿐만 아니라 의료서비스 제공 과정 전체에서 큰 영향을 끼친다.
- 세일즈 요소를 충분히 숙고하여 의료서비스 제공에 적용할 필요가 있다.
- Loustaunau & Sobo : 주요 집단의 비언어 커뮤니케이션 방식에 대한 이해를 바탕으로 개방적이고 신뢰가 있는 상호존중의 관계가 성립되면 의학적 처방의 효율성도 높아질 수 있다.
- Parker, et al : 의료진이 환자와 감정이입적 관계의 대화를 가지면 상호신뢰를 촉진할 뿐 아니라 환자의 근심을 줄여주고 임상시술의 만족도와 효과를 높여 준다.
- 박용천, 김봉조 : 적극적인 의료 커뮤니케이션을 통해 증상의 원인을 찾아 개입하고, 예방하는 것이 중요하다.

  질병으로 인한 스트레스와 반응은 환자들이 처한 상황이나 과거의 경험 등 다양한 요인들이 영향을 주는데 환자의 병을 정확히 진단하고 치료하기 위해서는 환자를 잘 이해해야 한다.
- Ulrey & Amason : 문화적 배경이 다른 사람들과 상호작용하는 것은 새로운 상황이며, 높은 수준의 불확실성과 근심을 일으켜 의료진에게 스트레스가 될 수 있다.
- Loustaunau & Sobo : 의료 커뮤니케이션을 의과대학 교과목으로 채택하는 등 일찍부터 관심을 가져온 미국의 경우에도 환자 5명 중 한 명은 질문을 안하고, 13[%]는 질문에 대해 원하는 답을 못 얻었다고 하며, 질문시간은 불과 8초이며 의사는 80초 정도 설명한다. 의사의 80초 설명으로 의사의 권고에 대해 환자가 순응하기는 어려우며 환자는 의사의 설명과 안내를 50[%] 정도만 기억하고 있었다.

- Finney Rutten, Augustson, & Wanke : 환자가 질문을 자주 할 경우 '어려운 환자'로 분류돼 의료진의 부정적 반응을 불러 일으키는 경우가 있다.
- Baker : 접점에서의 서비스에서 중요한 것은 첫인상이다. 첫 60초 동안의 인상이 중요한데 밝은 표정, 눈 맞춤, 반기는 인사말 등을 통해서 상대방을 편안하게 만들어 주어야 한다.
- Beckman, Suchman과 Frankel : 고객 불만의 90[%]가 의사의 커뮤니케이션 스타일에 있다. 의사가 환자를 쳐다보지 않거나 지나치게 전문용어를 쓰는 것은 환자가 무시당한다는 느낌을 가지게 할 수 있다.
- Connellan, Zemke : 접촉 순간(Moment of Truth : MOT)은 환자와의 접점에서 이루어지는 커뮤니케이션으로 접촉 순간을 어떻게 잘 관리하는지가 의료서비스의 질에 영향을 미친다. 접촉 순간은 다음의 5가지 차원이다.
  ⓐ 신뢰성(Reliability) : 약속된 것을 정확하게 전달하는 능력이다.
  ⓑ 반응성(Responsiveness) : 상대방의 요청에 빠르게 응답하려는 자세이다.
  ⓒ 보증(Assurance) : 신뢰와 믿음을 불러일으키는 능력이다.
  ⓓ 공감(Empathy) : 상대방의 입장에 관심을 보이는 자세이다.
  ⓔ 유형자산(Tangilbles) : 외모와 시설 등을 의미한다.
- Elisa J. Sobo : 비언어 커뮤니케이션 방식에 대한 이해를 바탕으로 개방적이고 상호 존중의 관계가 성립되면 의학적 처방의 효율성도 높아질 수 있다.

2. 의료 커뮤니케이션의 기술과 절차

의료 커뮤니케이션은 각 개인의 입장이나 생각에 따라 많은 변수가 존재하기 때문에 일정한 기술이 존재하여 모든 사람에게 똑같은 커뮤니케이션을 활용하기는 어렵다.

커뮤니케이션에 능숙한 의사의 경우 의사소통보다 높은 치료효과가 나타난다.

1) 의료 커뮤니케이션의 기술

환자의 건강회복이나 증진을 위하여 필요하며, 의료진이 좋은 처방과 수술을 권하여도 환자가 의료진을 믿지 못하거나 중요성을 인지하지 못한다면 아무 의미가 없다. 의료진은 환자에게 질병에 관한 설명을 통하여 환자가 자신의 질병에 대하여 이해하도록 하며, 질병의 치유를 위하여 약이나 수술이 필요함을 설명한다. 의료진의 행동에 환자는 신뢰를 느끼게 되고 치료계획에 적극적으로 따르게 된다.

(1) 질병으로 의료기관을 찾는 환자

신체적 · 심리적으로 매우 불안한 상태이며, 자신을 도와주기를 기대하여 의존하고 순응하는 경우가 많다.

① 의료진은 환자의 진료에 있어서 의료서비스를 제공하고 봉사하는 마음으로 인간적으로 환자를 대해야 한다.
② 의료진과 환자의 원활한 소통은 의료소송 및 분쟁을 예방하며, 환자로 하여금 자신의 상황을 이해하고 받아들이게 한다.

(2) 의료 커뮤니케이션의 원칙

원칙 및 기술로는 경청, 환자의 반응유도, 환자가 이해할 수 있는 간결한 설명, 적절한 시간, 피드백 등이 있다.

① 경청(傾聽) : 환자를 편견이나 고정관념으로 바라보거나, 환자가 하는 이야기는 진단이나 치료과정에서 불필요한 것이라 생각하여 환자의 이야기를 듣지 않는 것은 좋은 행동이 아니다.
   ㉠ 환자의 이야기를 들어주는 것만으로도 환자는 심리적으로 안정을 느끼거나 불만해소, 의료진과의 심리적 소통이 이루어졌다고 생각하여 의료진을 신뢰한다.
   ㉡ 경청을 위한 기술은 다음과 같다.
      • 상대의 이야기를 끊지 않으며, 상대를 고정관념이나 편견으로 바라보고 미리 결론내리면 안 된다.
      • 태도나 표정, 행동 등 비언어적 암시에 유의하고, 주의가 산만하지 않은 장소와 분위기에서 경청한다.
      • 공격적인 말투나 논쟁은 자제하고, 불분명한 부분에 대하여 질문하여 확인하도록 한다.
      • 상대방의 옳고 그름을 따지지 않고, 상대방의 입장에서 생각한다.
      • 딴 짓, 시선회피, 어색한 침묵을 자제하고, "예, 그렇군요." "그래서요"라고 이야기하는 것과 같이 이야기를 잘 듣고 있다고 표현한다.
② 반응유도 : 언어적, 비언어적으로 공감하고 환자의 반응을 유도하는 것이다.
   칭찬, 위로, 환자가 한말 반복, 재인용, 재해석, 기다려주기 등을 통하여 환자의 이야기를 공유하고, 환자가 더 많은 이야기를 할 수 있도록 유도한다(표 3-5).

〈표 3-5〉 반응유도의 기술

위로	"많이 힘드시죠", "건강해지실 겁니다."	
환자의 말 반복	환자	"제가 5일전 부터 배가 아파요"
	의료진	"5일 전부터 배가 아프셨군요"
재인용	환자	"어제부터 허리가 짜릿한게 움직이지 못하겠어요"
	의료진	"허리에 통증을 느끼고 계시는 군요"
재해석	환자	"치료를 받은 뒤로 머리카락이 빠져요. 치료 안 받을래요."
	의료진	"치료는 지금해야 하지만 머리카락은 언제든 기를 수 있잖아요"
기다려주기	환자	"제가 사실..", "아 뭐라고 말하려 했더라"
	의료진	기다려준다. 또는 "편히 말하세요." 라고 이야기한다.
칭찬	"약 꼬박꼬박 잘 드시고 계시고, 주의사항도 잘 지키고 계시니 금방 쾌차하실 겁니다.", "수술이 성공적입니다. 잘 견디셨습니다."	

③ 이해할 수 있는 언어 : 많은 수의 환자는 심리적으로 불안한 상태로 의료진에게 의존하고자 하는 경향이 크다.

㉠ 의료진이 환자에게 전문용어나 약자, 어려운 설명을 남발하면 환자는 의료진과 소통이 되지 않는다고 생각하거나 자신을 무시한다고 생각하여 의료진에게 마음의 문을 닫을 수 있다.

㉡ 상대가 이해할 수 있는 언어를 사용하도록 한다.

㉢ 간단하고 쉽게 설명하며, 목소리는 너무 크지도 작지도 않으며 발음을 분명히 한다.

㉣ 어려운 용어나 설명을 쉽게 풀이하기는 〈표 3-6〉과 같다.

〈표 3-6〉 어려운 용어나 설명을 쉽게 풀이하기

	풀이 전	풀이 후
어려운 용어풀이	"우해면양뇌증 입니다."	"광우병입니다."
약자 사용자제	L1	1번 요추
외래어 사용자제	NICU(Neonatal Intensive Care Unit)	신생아 중환자실

④ 간결한 설명 : 환자의 이해를 돕기 위해서는 일상적인 이야기로 요점만 간결하게 하는 것이 좋다. 환자가 이해하기 쉽도록 비유나 비교를 하여 설명하는 것이 좋고, 복잡하고 추상적인 표현은 자제하도록 한다.

⑤ 명확한 이해 : 환자의 이야기가 불명확 하거나 이야기를 도중에 멈출경우 질문하여 필요한 내용을 알아내도록 한다. 또한 설명의 끝에 요점을 다시 이야기하거나 이해하고 있는지 확인할 필요가 있다.

⑥ 요약 및 확인 : 환자가 이야기 한 것을 본인이 정확히 이해했는지, 환자가 빠뜨린 내용이 없는지 확인하는 과정이 필요하다. 또한 환자가 이야기 한 것을 정리하고 요약하여 환자에게 해당 내용이 맞는지 확인하고, 환자가 해당 내용을 수정하거나 부연 설명을 하도록 유도하는 것이 좋다.

⑦ 일정한 순서에 의한 설명 : 상대가 쉽게 이해하고 기억할 수 있도록 공간적, 시간적 순서에 따라 이야기 하는 것이 좋다.

⑧ 피드백 : 환자가 이야기 하는 중간 중간에 환자가 이야기하는 내용에 반응하여 관심을 보이고 공감을 표현하도록 한다.

㉠ "예", "그래서요?", "그렇군요" 와 같이 잘 듣고 있고 관심이 있다는 언어적 표현을 하도록 한다.

㉡ 비언어적 표현인 고개를 끄떡이거나 미소, 눈 맞춤, 바른 자세, 딴 짓을 자제할 필요가 있다.

⑨ 설명의 순서 : 중요한 내용은 맨 앞 혹은 맨 뒤에 이야기한다.

㉠ 초두효과(Primacy Effect) : 먼저 제시된 정보가 나중에 들어오는 정보보다 사람의 기억에 더 큰 영향을 미치는 심리적 효과이다.

㉡ 최신효과(Recency Effect) : 나중에 제시된 정보가 이전에 제시된 정보보다 사람의 기억에 더 큰 영향을 미치는 심리적 현상이다.

2) 의료 커뮤니케이션의 과정

의료 커뮤니케이션의 과정은 의료행위와 상담시로 분리하여 생각할 수 있다.

(1) 의료 커뮤니케이션의 과정

의료 커뮤니케이션의 과정은 송신자가 전달하고자 한 의미가 정확하게 수신자에게 전해지는 과정이다. 보통 관념화, 기호화, 전달, 수신, 해석, 이해, 행동단계로 이루어진다.

① 관념화 : 송신자가 수신자에 자신이 전하고자 하는 의미, 정보, 감정 등을 명확하고 조직화하는 단계이다.

㉠ 송신자 : 전달하고자 하는 내용이나 의미에 대하여 초점을 맞추어 생각한다.

② 기호화 : 송신자가 수신자에게 어떠한 방법으로 전할 것인지 생각하는 단계이다.

㉠ 전달방법 : 대화, 몸짓, 그림, 글 등이 있으며 환자가 가장 쉽게 이해할 수 있는 것을 선택하여 간결하면서도 명확한 표현이 가능해야 한다.

③ 전달 : 송신자가 수신자에게 전할 의미, 정보, 감정을 명확히 하고 전달할 방법을 정하

면 전달이 이루어지게 된다.

㉠ 전달하는 경로 : 공식적·비공식적 경로가 있으며 면담, 전화, 메모, 게시판, 대면, 행동 등을 이용한다.

④ 수신 : 송신자가 보낸 의미가 수신자에게 도착하는 단계이다.

㉠ 송신자 : 본래 전하고자 했던 의미가 왜곡이나 누락 되어서는 안되고, 다양한 잡음의 개입으로 인하여 잘못된 의미가 전해져서도 안된다.

㉡ 잡음 : 사전 통제가 어렵기 때문에 수신이 되면 송신자는 본래 전하고자 했던 의미를 이해하였는지 수신자에게 확인하는 과정이 필요하다.

⑤ 해석 : 송신자가 보낸 의미를 수신자가 해석하는 단계로 수신자의 심리적 상태나 송신자와의 관계나 사이에 본래의 의미가 달라질 수 있다.

㉠ 송신자 : 수신자에게 의미전달을 할 때 애매모호하거나 어렵거나 추상적인 이야기를 자제한다.

⑥ 이해 : 송신자가 전달한 의미를 수신자가 아무 왜곡이나 누락, 변질없이 정확하게 수신하는 단계이다.

㉠ 수신자 : 송신자가 전하고자 하는 의미를 부정하거나 불신하지 않으며, 이해하고 수용하는 태도와 사고가 요구된다.

⑦ 행동 : 송신자가 전달한 의미를 수신자가 이해하고 이를 실천으로 옮기는 단계이다.

(2) 상담시 의료 커뮤니케이션 과정

의료 커뮤니케이션의 절차는 시작 단계부터 정보수집 단계, 정보제공 단계, 마지막 마무리 단계로 이루어진다.

① 시작 단계 : 환자와의 첫 만남은 가능한 한 밝고 긍정적인 대화와 태도를 유지하도록 한다.

㉠ 환자를 첫 대면하게 되면 우선 밝은 표정으로 인사와 악수를 한다.

㉡ 자신을 소개하며 가벼운 주제로 이야기한다.

㉢ 시작은 가벼운 주제로 이야기하게 되면 환자의 불안이나 경계심이 완화될 수 있다.

㉣ 환자에게 질문을 하면 환자가 대답하도록 충분한 여유를 준다.

㉤ 대화는 항상 환자의 눈을 바라보며 하고, 비언어적 소통도 잊지 않는다.

㉥ 환자와 대화할 때는 발음을 분명히 하고 너무 빠르게 이야기하지 않는다.

② 정보수집 단계 : 환자의 불안이 어느 정도 해소되고 공감대가 형성되었다고 생각하면 환자의 상태에 대한 질문을 한다.

㉠ 환자의 이야기를 중간에 막거나 끼어들지 않고 환자의 말이 끝나기를 기다린다.
㉡ 질문할 때 : 폐쇄형 질문(예, 아니요 등 특정 범주에 국한된 대답)이 아닌 개방형 질문을 사용하도록 한다.
㉢ 개방형 질문 : 환자가 미리 제시된 범주의 대답을 선택하여 답하는 것이 아니라 자유롭게 질문에 답할 수 있게 한다.
㉣ 폐쇄형 질문과 개방형 질문은 〈표 3-7〉과 같다.

〈표 3-7〉 폐쇄형 질문과 개방형 질문

	폐쇄형 질문	개방형 질문
질문의 예	"속이 안 좋으시죠?"	"어디가 아프셔서 오셨습니까"
장점	시간이 절약되어 제한된 시간 내에 환자와의 상담을 통제 할 수 있고 어떠한 결정을 내려야 하는 질문을 할 때 좋다.	환자의 생각이나 느낌, 상황 등을 자유롭게 이야기 함으로써 의사가 미처 파악하기 어려웠던 정보를 얻을 수 있고, 환자와의 관계가 더욱 가까워질 수 있다.
단점	환자의 다양한 증상을 알기 어렵고, 환자의 능동적 참여를 저해한다.	환자가 장황하게 답변하거나 답변내용이 다른 방향으로 흘러 시간이 많이 걸릴 수 있다.

③ 정보제공 단계 : 환자의 질환이나 건강상태에 대하여 설명하고, 처방이나 치료계획, 복약방법, 주의사항, 개선할 생활습관(음주, 흡연, 음식 등) 등을 알려주는 단계이다. 환자의 특성(시간적, 경제적, 문화적, 성별, 나이 등)을 고려하여 가능한 환자의 입장에서 고려하여 정보를 제공하며 협조하도록 유도한다.
④ 마무리 단계 : 상담이 끝나는 단계로 지금까지 상담한 내용 중 중요한 내용을 다시 알려주고, 환자의 이해를 파악하고, 궁금한 것이 있는지 파악한다.
㉠ 다음 예약이 필요할 경우 안내한다.
㉡ 상담이 끝날 때에도 시작할 때와 같이 악수 및 인사를 한다.

3. 의료 커뮤니케이션과 문화

유네스코에서는 문화를 '한 사회 또는 사회적 집단에서 나타나는 예술, 문학, 생활양식, 가치관, 신념, 전통 등의 독특한 정신적, 물질적, 지적 특징'이라고 하였다.
인간은 태어나면서부터 문화와 매우 다양하고 복잡한 주변 상황에 영향을 받는다.
어떠한 사람이 어떠한 문화권에서 왔다고 하더라도 100[%] 문화와 일치 할 수는 없다.

1) 문화에 영향을 미치는 요소

나이, 국가, 성별, 종교, 성장환경 등으로 나누어지기는 하지만 다시 세분화하고 영향을 끼친 모든 변수를 더하면 많은 수로 나눠질 수 있다.

① 환자를 모두 똑같이 보는게 아니라 환자의 문화를 이해하고 파악하기 위해 노력한다.
② 문화의 정의 : 매우 다양할 수 있지만 환자의 기본적인 문화(가정 형편, 직업 등), 외국인 환자의 문화로 나누어 각각에 알맞는 커뮤니케이션을 설명한다.

2) 환자의 기본적인 문화와 커뮤니케이션

외국인 환자라면 몰라도 내국인 환자마다 각기 다른 문화가 있으면 의아해 할지도 모른다. 같은 나라도 지역적 특색이 있기 마련이고, 가정이나 환자를 둘러싼 환경(학교, 직장, 도시나 시골 등)에 차이가 있다.

(1) 환자의 개인적, 문화적 차이를 파악

자신의 개인적, 문화적 속성을 파악하여 환자를 대함에 있어서 최대한 고려하고 가능한 환자의 문화를 이해하고 배려해야 한다.

① 환자의 문화적 차이를 파악하여 의사소통, 행동, 문제해결, 해석 등을 고려한다.
② 자신에게 의료진이 많은 신경을 쓰고 있는 느낌을 받게 되어 의료진을 신뢰하고 순응하는 등 긍정적인 치료효과를 얻게 된다.
③ 의료진은 의료기술과 경험을 이용하여 질병을 진단하고 치료하는 것이 가능하지만, 예방(금연, 금주, 식습관, 운동과 같이 일반적으로 알려진 예방 방법을 제외한 환자의 특성에 맞는 예방)이나 근본적인 문제를 찾고자 할 때는 환자와의 커뮤니케이션이 중요하다.

(2) 환자와 의료진 간의 커뮤니케이션이 부족

의료진이 질병의 원인을 찾기 어렵고 치료를 하였다고 하더라도 근본적인 질병의 원인이 환자의 직업에 있다는 것을 알지 못하거나 환자에게 알려주지 못하면 환자는 치료 후 다시 그 직업으로 복귀하여 질병이 더 크게 재발할 수 있다. 그러므로 질병을 파악함은 물론 근본적인 원인을 알아가는 과정이 필요하며, 설명 모델과 질병원형 모델이 있다.

① 설명 모델 : 환자, 보호자, 의료진이 갖고있는 질병에 대한 생각을 나타내는 것이다.
㉠ 보통 의사의 설명모델은 의학적 지식과 경험을 근거로 하지만, 환자와 보호자 설명모델은 발병시에 형성되며 주변사람 들로 부터 들은 이야기, 영화나 드라마에서 본 내용이 포함되기도 한다.
㉡ 의사는 환자의 요구나 문화적 · 사회적 환경을 파악하고, 환자와 협의 및 설득 등을

통하여 환자가 받아들일 수 있는 치료방법을 이끌어 내야 한다.

㉢ 설명 모델은 일반적으로 5가지 질문이 포함된다.

- 당신의 질병의 원인이 무엇이라고 생각하십니까?
- 왜 질병이 그때부터 시작되었다고 생각하십니까?
- 얼마나 아프십니까?
- 질병에 대하 가장 두려운 것이 무엇입니까?
- 질병을 치료하는데 있어서 가장 중요한 것이 무엇이라고 생각하십니까?

② 질병원형 모델 : 질병을 이해하는데 있어서 환자의 경험을 토대로 유추할 때와 환자의 경험을 명백한 모델이나 이미지로 파악할 때 사용한다.

환자의 경험을 토대로 질병을 파악하기 위해서는 환자가 자신의 경험을 자세히 이야기 할 수 있도록 유도해야 하며 적절한 질문을 한다.

㉠ 세상에 똑같은 사람은 없다는 마음가짐으로 각 사람마다의 특성을 파악해야 한다.

㉡ 환자의 생각이 이상하더라도 존중하는 자세가 필요하다.

㉢ 환자는 자신의 생활이나 생각에 대하여 쉽게 이야기하지 않으며, 이야기할 때 이상한 눈으로 보거나 반박하면 환자는 입을 다물게 된다.

㉣ 환자의 생활이나 생각은 진단과 치료에 단서를 제공할 수 있으므로 환자가 이야기할 수 있도록 유도하며 경청한다.

㉤ 환자에게 질병의 원인이 무엇이라고 생각하는지 질문하고, 특별한 이유가 없는 한 치료계획에 환자의 의견을 포함한다. 환자마다 자신의 질병의 치유에 도움이 되고자 자신만의 치료법을 이용하기도 한다.

㉥ 민간요법이나 자신의 경험, 지인으로 부터 들은 정보를 활용하게 되는데, 치료법이 의료진의 치료법에 안 좋은 영향을 미치지 않는다면 존중하는 것이 좋다.

㉦ 치료에 있어서 환자가 가장 중요시 하는 것(신체기능, 미용 등)이 무엇인지 파악하고 존중한다.

㉧ 환자의 보호자 및 가족, 지인을 소홀히 대하지 않는다.

㉨ 보통 환자는 중요한 결정을 할 때 자신의 보호자, 가족, 지인과 이야기하거나, 같이 논의한다.

㉩ 치료과정에 환자의 보호자, 가족, 지인의 참여를 적극 권유하고 협조를 얻도록 한다.

㉪ 지역이나 성별, 나이 등 환자의 문화를 이해하는 것은 환자의 태도나 행동을 이해하는데 도움이 된다.

㉫ 환자가 초자연 현상을 믿는다고 하여 이상한 눈으로 보거나 만류해서는 안된다(다

른 환자에게 피해가 가거나, 환자건강에 문제가 생기는 경우는 예외).

ⓔ 환자의 믿음을 쉽게 변하는 것이 아니며, 믿음을 부정하면 환자는 치료 자체를 거부할 수도 있다.

3) 외국인 환자의 문화와 커뮤니케이션

다른 문화권 환자의 경우에는 더욱더 세심하게 환자와의 커뮤니케이션이 필요하다.

(1) 외국인 환자와 효과적인 커뮤니케이션을 위한 전략

외국인 환자의 경우 내국인 환자에 비하여 커뮤니케이션을 위해 특별한 전략을 세울 필요가 있다.

① 또박또박 빠르지 않게 이야기를 한다. 이름의 경우 같은 글자라도 읽는 것은 다르기 때문에 환자에게 정확한 발음을 물어보도록 한다.

② 환자의 문화나 환자에 따라 적절한 존칭을 사용하도록 한다. (Mr, miss, Dr, Professor 등) 환자의 직함을 사용하여 호칭할 경우 사전에 상대방에게 허락을 구한다.

③ 환자의 혼인여부나 선호하는 호칭이 불확실하면 어떠한 호칭이 좋을지 환자에게 물어보도록 한다.

④ 인종이나 문화에 따라 말과 행동이 편견이나 인종차별으로 나타날 수 있으므로 주의한다.

⑤ 환자의 이름을 줄여서 부르거나 편하게 부르는 행동을 금한다.

⑥ 전화통화나 E-mail 등 대면상황이 아닌 경우에는 비언어적 언어와 억양을 파악할 수 없으므로 의사소통의 문제가 더 커질 수 있다.

(2) 통역사 존재 유무에 따른 주의사항

언어적으로 정확한 의미전달을 위해서 통역사가 있고 없음에 따라 주의한다.

① 통역사가 있는 경우 : 다음 내용의 유의사항을 확인한다.

㉠ 환자에게 통역서비스가 필요한지 확인하며, 통역사가 투입되기 전에는 환자와 의료진이 가장 효과적으로 이야기할 수 있는 언어를 사용한다.

㉡ 통역사를 선택하는 경우에 환자와 서로 사이가 좋지 않은 국가의 통역사는 피하도록 한다.

㉢ 일반적으로 통역사는 환자와 같은 성별인 경우가 좋다.

㉣ 환자나 의사가 이야기한 내용을 그대로 통역할 것을 통역사에게 요구한다.

② 통역사가 없는 경우 : 다음 내용의 유의사항을 확인한다.

㉠ 정중하고 공식적인 국제매너를 갖추도록 하고, 상대의 이름 전체를 부르면서 인사하도록 하고, 자신을 소개할 때는 자신을 가리키면서 이름을 또박또박 이야기한다.
㉡ 환자나 보호자가 표현하고자 하는 노력에 주의를 기울이며, 끝날 때까지 기다리도록 한다.
㉢ 낮고 부드러운 말투로 이야기하도록 한다. 상대방이 자신의 이야기를 잘 알아듣지 못하면 큰소리로 이야기하는 경향이 있는데, 이러면 상대방이 이야기를 알아듣지 못하여 화가 났다고 생각할 수 있기 때문이다.
㉣ 환자가 언어를 능숙하게 구사하지는 못하더라도 환자가 사용하는 언어를 대화 중간중간에 사용하도록 한다. 이런 행동을 보면서 환자는 의료진이 자신을 존중하려고 노력하고 있다는 것을 느낄 수 있으며 전문용어나, 속어, 약어의 사용을 자제한다.
㉤ 비언어적 표현(손짓, 몸짓, 표정, 태도)에 유의하고, 이야기는 너무 길게 하지 않고, 적절하게 끊어서 하며, 두 가지 이상의 주제를 동시에 말하지 않는다.
㉥ 반복적으로 천천히 이야기를 하며, 시각적 자료와 제스처를 사용하여 환자와 보호자가 이해하였는지 되물어본다.
㉦ 환자의 지인 중에 전화로 통역이 가능한 사람이 있는지 물어보고 관련 서적이나 사이트, 프로그램 등 활용가능한 모든 것을 이용하며, 병원 내 외국어를 구사할 수 있는 직원을 사전에 리스트화 하여 필요시 도움을 요청한다.

4. 헬스 커뮤니케이션의 개념

건강에 대한 관심증대는 질병관리나 예방에 대한 정보의 욕구와 정보추구 행위를 증가시키고, 건강에 대한 정보 전달과 공유, 개인과 사회 공동체의 건강 증진을 위해서 커뮤니케이션은 빠질 수 없는 필수요소가 되었다.

의학적인 진단이나 처방, 치료에 그치는 것이 아니고 정보제공과 신뢰를 바탕으로 하는 인간관계를 제공하는 커뮤니케이션이 필요하게 되었으며, 개인과 사회의 건강을 유지하고 증진시키기 위해서 건강에 대한 정보를 소통하고 공유 · 실행한다.

1) 헬스 커뮤니케이션의 정의

미국 보건복지부는 헬스 커뮤니케이션을 '개인, 조직, 공중들에게 중요한 건강 이슈에 관한 정보를 제공하고, 영향력을 행사하며, 동기를 부여하는 기술 및 방법'으로 정의한다.

(1) 스콧 라챈(Scott Ratzan)

헬스 커뮤니케이션은 '단순한 건강정보 전달뿐 아니라 건강영역과 정책분야에 적극적으로 관여해 건강증진을 목표로 하는 커뮤니케이션 활동'이라고 정의하였다.

(2) 베르나르(Bernhardt)

헬스 커뮤니케이션은 '건강문제에 대한 인식과 지식을 높이고 태도를 형성하며, 행동을 변화시키는 것을 목표로 하는 커뮤니케이션 활동'이라고 정의하였다.

(3) 헬스 커뮤니케이션

개인이나 사회를 대상으로 건강유지 및 건강증진을 위해 건강에 좋은 행동을 유지 및 개선하도록 정보를 제공하고 설득하는 것으로, 정보전달과 공유로 의료서비스 질과 정책 수립에 영향을 미치게 된다.

① 의료현장, 개인, 집단, 조직, 캠페인 차원의 커뮤니케이션은 매스미디어를 이용하여 건강에 대한 정보와 메시지 전파도 포함된다.
② 건강한 사회를 위해서 의학적 기술의 발달이 중요하지만 의학기술을 효과적으로 적시에 사용하기 위해서는 의학기술을 사용하는 모든 관련자와 제공받고자 하는 모든 관련자가 유기적으로 연결되는 커뮤니케이션이 필요하기 때문에 의학기술 못지않게 헬스 커뮤니케이션도 중요하다.
③ 메시지 전달을 위한 설계와 커뮤니케이션 채널의 선택을 결정하여 건강정보를 전달하고 개인과 사회의 건강증진에 기여한다.
④ 건강에 대한 문제 파악과 규정 · 분석을 통하여 대상을 정하고, 적절한 매체를 활용하여 메시지를 전달 · 공유하는 과정이 필요하다.
⑤ 광범위한 사회적 맥락에서 다양한 주제를 다룬다.
⑥ 질병 관리 및 예방, 상해와 폭력 예방, 건강에 관련된 위기 대처법, 공중보건 등 공중들의 건강과 직접적인 관련이 있는 주제와 함께 건강관련 정책 및 헬스케어 비즈니스 등 정책과 산업 등을 포함한다.
⑦ 궁극적으로 공중들의 건강유지 및 증진을 위한 실천과 행동변화에 초점을 맞추고 있다.

2) 헬스 커뮤니케이션의 역할

의료상황에서의 의료진, 환자 관련부서 모두의 상호작용을 증가시킨다.

건강정보의 전달과 공유, 건강을 위한 행동의 동기부여, 건강정책의 수립과 변화, 의학기술과 의료서비스 발달에 기여, 사회 차원의 변화와 건강증진에 영향을 미친다.

① 의료상황에서 관련인의 상호작용 증가 : 헬스 커뮤니케이션은 의료상황에서 관련된 사람들의 상호작용을 증가시킨다.

㉠ 의료진과 의료진, 의료진과 환자 등 의료상황에서 관련된 모든 사람들을 유기적으로 연결하여 잘못된 의사소통으로 인하여 생길 수 있는 문제를 줄일 수 있다.

㉡ 환자의 치료에 관한 결정과 의료행위에 대한 만족과 회복에도 영향을 줄 수 있다.

② 건강정보 전달과 공유 : 건강정보는 대인 커뮤니케이션, 그룹 및 조직 커뮤니케이션, 매스미디어나 인터넷, 뉴미디어, 포스터, 팸플릿 등 다양한 커뮤니케이션의 채널을 통하여 건강한 행동(규칙적인 생활, 식습관, 운동, 충분한 수면 등)과 건강을 저해하는 행동(과식, 흡연, 음주, 마약 등)에 대한 정보를 제공한다.

③ 건강을 위한 행동의 동기부여 : 커뮤니케이션을 통한 건강정보의 전달과 공유는 운동이나 검진, 생활습관의 개선에 영향을 주며 질병 발병률과 사망률에도 영향을 준다. 단순한 수다로 그칠 수도 있지만 자신의 건강은 어떠한가 하는 생각과 건강을 위해 무엇을 해야 하는가 와 같이 건강을 위해서 자신의 생활습관을 변화시키는 동기를 부여할 수 있다.

④ 건강정책의 수립과 변화 : 스콧 라찬(Scott Ratzan)은 헬스 커뮤니케이션은 중재적 또는 개입적 성격을 갖는 것으로 질병예방 및 건강증진 영역과 건강정책 분야에 적극적으로 관여해 개인과 공동체 차원의 건강증진이라는 실제 변화를 가져오는 역할을 수행한다고 하였다.

⑤ 의학기술과 의료서비스 발달에 기여 : 커뮤니케이션은 의료인이나 학회, 의학과 관련된 모든 사람이나 단체와 유기적으로 연결될 수 있다. 의뢰나 상담, 토의, 강의, 학술대회 등 혼자가 아닌 여러 사람이 연결되어 의학의 발전에 대한 정보의 전달과 공유 및 연구를 하고, 의학기술과 의료서비스 발달에 기여하게 된다.

⑥ 헬스 커뮤니케이션의 역할 : 학자 및 단체별 정의는 〈표 3-8〉과 같다.

〈표 3-8〉 헬스 커뮤니케이션의 역할에 대한 학자 및 단체별 정의

학자/단체	정 의
Clayman, Manganello, Viswanth, Hesse & Arora	건강정보의 전파는 운동 및 검진을 적절하게 하는 등 건강행동 변화와 참여적인 의료적 결정은 물론 질병 발병률과 사망률에도 영향을 준다.
Sun, Zhang, Tsoh, Kim & Chow	유방암 검진에 관하여 커뮤니케이션의 역할을 조사하였다. 그 결과 커뮤니케이션이 건강에 대한 지식을 높이고, 검진 등 건강한 행동을 채택하는데 영향을 미치는 것으로 나타났다.
미국 국립암센터	헬스 커뮤니케이션은 건강문제의 해결책에 대한 지식을 높이고, 규범을 바꿀 수 있는 인식, 믿음 체계, 태도에 영향을 준다. 또한 행동변화의 이점을 보여주고, 건강문제나 정책에 관한 특정 입장을 강화하고, 잘못된 인식을 반박할 수 있다.

3) 헬스 커뮤니케이션의 발전

20세기 이후 급격한 과학기술의 발달은 의학의 발달을 가져 왔으며 의료의 전문화와 다양한 질환을 규명하고 치료법 또한 다양해졌다. 의학이 고도로 전문화됨에 따라 일반인이 질환이나 치료법에 대하여 이해 하기는 더욱 어려워졌다.

서비스나 인간관계에 대한 욕구가 더욱 커지고 있어, 최근에 들어 헬스 커뮤니케이션의 중요성이 부각되고 있다.

① 의학과 간호학 : 진단, 검진, 치료를 위한 커뮤니케이션의 역할이 부가되었고, 의료인과 환자 및 보호자의 의사소통은 물론이고 의료진 간의 의사소통과 관련 부서 간의 의사소통도 중시하게 되었다.

② 보건학 : 사회의 건강을 위하여 사회에 만연한 각종 질환(암, 심혈관질환, 고혈압, 당뇨병 등)이나 시기에 따라 주의할 질환(식중독, 호흡기 질환, 성묘시 주의사항, 뇌졸증 등), 빠른 대처가 필요한 질환(신종 플루 등), 전염성 질환(수두, 볼거리, 이질 등), 건강 저해 행동(음주, 과식, 과음, 흡연, 불건전한 성생활 등) 등에 정확한 정보를 효율적으로 전달한다.

③ 커뮤니케이션 분야 : 건강에 대한 정보전달과 공유 등 커뮤니케이션의 역할과 효과에 대한 관심이 고조되고 있다. 오늘날은 매스미디어(TV, 신문, 라디오, 잡지, 광고)를 통한 건강 메시지 전달과 수용으로 태도 및 건강을 위한 행동변화에 대한 관심이 높다.

④ 질병예방과 건강유지, 커뮤니케이션의 관계 : 한국 학계에서는 비교적 최근에서야 관심과 연구가 증가하기 시작하였다.

㉠ 2005년에 의료커뮤니케이션 심포지움이 개최되고, 2006년에 대한 의료커뮤니케이션 학회(홈페이지 : http://www.healthcommunication.or.kr/)가 출범하였다.

㉡ 2009년에 한국 헬스커뮤니케이션 학회(홈페이지 : www.healthcom.or.kr/)가 출범하였다.

㉢ 두 학회의 출범으로 한국에서도 의료현장 및 헬스 캠페인 등 건강증진을 위한 커뮤니케이션에 대한 연구가 시작되었다.

5. 보호자(가족, 지인 등)와의 커뮤니케이션

환자는 치료와 진료를 결정을 하는데 있어서 혼자서 결정을 하기 보다는 보호자와 상의하고 결정을 내리는 경우가 많아 환자는 물론이고 보호자와의 커뮤니케이션에 대하여 신경을 써야 한다.

1) 보호자의 역할

보호자는 환자의 물질적, 정신적 차원에서 지원을 한다.

① 물질적 지원 : 수발, 서류작성, 비용 납부 등이 있다.
② 정신적 지원 : 심리적 안정과 건강을 되찾고자 하는 동기부여 등이 있다.
③ 보호자 : 환자에게 정보를 제공하는 역할도 하고, 의료진에게 받은 정보를 적절한 때에 환자에게 전달하는 역할을 하게 된다. 의사는 환자가 가족과 같이 있을 때 더 많은 설명과 시간을 보내고, 환자 역시 가족과 있을 때 심리적 안정의 영향으로 더 적극적으로 의사에게 질문한다.

2) 의료진과 보호자의 커뮤니케이션 유형

의료진이 환자에 대한 정보를 보호자에게 먼저 제공하는가, 환자에게 먼저 제공하는가에 따라 특권적 대화와 여과된 대화로 나누어진다.

① 특권적 대화 : 가족이 의료진에게 직접 설명을 듣고 상담, 질문 등을 하여 환자에게 정보를 제공하는 것이다.
   ㉠ 유아기 혹은 의사 표현을 할 수 없는 상태의 환자인 경우 보호자가 본 증상을 대신하여 의료진에게 설명하기도 한다.
   ㉡ 의료진의 통보(진단명, 검사결과 등)가 환자의 심신과 증세를 악화시킬 우려가 있는 경우 보호자에게 먼저 전달한다.
② 여과된 대화 : 특권적 대화와는 반대로 가족은 의료진에게 직접 설명을 듣기보다 환자로부터 이차적인 정보를 얻는다. 이는 환자의 나이가 너무 어리거나 혹은 많거나 언어나 인지능력에 문제가 있을 경우 정확한 정보가 전달되지 못한다.

6. 동선별 커뮤니케이션

코디네이터는 환자의 최초접수부터 퇴원은 물론이고 홍보와 유치에 이르기까지 거의 모든 과정에 개입하게 된다.

1) 통역자로서의 역할

의료기관의 현실상 외국인 환자를 위하여 별도의 전문 의료 통역사를 고용하기는 어렵다.

① 의료지식이 없는 통역사를 채용하면 의료기관의 전문적 특성상 문제가 발생할 수 있다.

② 의료인이 직접 통역이 가능하면 좋겠지만 의료인이 외국어까지 능통하기 어렵고, 능력을 갖춘 통역사는 필요부서에서 요청하면 본래의 업무에 지장이 생길 수 있다.

2) 의료설계 역할

외국인 환자들은 다양한 형태(전문 에이전트, 관광업자, 본인, 주변의 권유, 홍보 등)에 영향을 받아 의료관광을 오게 된다. 코디네이터는 이러한 형태를 파악하고 의료관광을 설계하는 역할을 한다.

3) 안내업무와 신뢰

외국인 환자는 낯선 환경에 대하여 불안을 느끼게 되고, 기존에 의료기관에 대하여 잘 알고 있더라도 외국이기 때문에 자신이 알고 있는 것이 맞는지 확신할 수 없어 조심스러울 수밖에 없다.

4) 마케팅 지원활동

의료기관이 외국인 환자를 유치하기 위해서는 의료관광에 대한 전문가의 조언이 필요하다. 외국인 환자의 문화를 파악하고 마케팅에 적절히 적용하여 환자를 유치함은 물론 양질의 서비스와 고객만족을 통한 매출상승의 역할을 한다.

5) 의료분쟁의 예방 역할

해외 환자 유치사업에서 빼놓을 수 없는 복병이 의료분쟁이다.

① 코디네이터는 외국인 환자의 진료 프로세스를 일일이 확인하여 주의사항을 파악한다.
② 사전에 고객과 보호자에게 주의사항을 알리고 서약(서약서, 녹취, 녹화 등)을 받는다.

6) 문화전도사의 역할

외국인 환자는 국가마다 다른 문화를 지니고 있으며, 문화를 존중하는 것이 환자의 만족도 상승에 영향을 주기 때문에 코디네이터는 환자와 접촉하는 모든 직원에게 사전 교육을 한다.

7. 의료기관 내 커뮤니케이션

부서별 의사, 간호사, 의료기사, 직원 등의 커뮤니케이션이다. 환자는 주로 의료진과 접촉을 하지만 검사나 접수, 병원생활에 있어서 다양한 직원과 접촉하게 되므로 환자에 대한 정보나 주의사항 등을 적절하게 전달할 필요가 있다.

Fagin은 의료진 간의 협동이 의료서비스의 양질을 위한 필수요소라고 하고, 환자와 접촉하게 되는 직원 간의 커뮤니케이션이 원활해야 의료서비스의 양질이 확보된다고 하였다.

1) 의료기관 내 커뮤니케이션의 중요성

의료기관은 전문화되고 세분화된 다양한 직종이 단일 조직 내에 군집하여 있기 때문에 의료기관 내에서 이루어지는 커뮤니케이션이 중요하다. 이는 행정 및 경영부서와 진료부서로 나누며, 부서는 다시 세분화된다.

2) 커뮤니케이션 방해요소

의료기관 내 원활한 커뮤니케이션을 방해하는 요소에는 상호이해의 부족, 역할 스트레스, 자율성 확보를 위한 갈등이 있다.

① 상호이해의 부족 : 의료기관의 다양한 직종은 서로 다른 전문교육을 통하여 교육을 받고 서로가 이해가능한 상호교류가 없이 의료현장에서 마주하게 되기 때문에 서로간의 이해관계에 따라 상충하게 된다.

② 역할 스트레스 : 자신의 권한이나 자원을 부여하는 업무영역을 갖고 싶어 업무량이나 책임을 다른 직원에게 떠넘기고자 하는 행태는 의료기관 내 협동과 조화를 저해하며 커뮤니케이션에 악영향을 미친다.

③ 자율성 확보를 위한 갈등 : 의료현장에서는 의사가 간호사보다 권한이 더 크고 간호사에게 지시하는 등의 자율성도 더 크다. 그러므로 이러한 권력의 차이가 원활한 의사소통을 저해한다.

8. 환자와의 커뮤니케이션

환자의 개념이 통상적으로 질병에 의한 경우와 사회적 스트레스로 인한 경우가 복합적으로 작용하여 질병의 경중이 다양하게 나타나고 있다.

1) 고객의 의료소비 패턴 변화

병원 고객들은 치료뿐만 아니라 정신적인 면에서 안위까지 기대하게 되어 의료 커뮤니케이션의 중요성이 커지고 있다.

① 환자와 접촉하는 모든 부서나 환자와 보호자 간의 커뮤니케이션이다.
② 환자는 심리적으로 불안한 경우가 많기에 자신과 접촉하는 의료진에게 의지하거나 소통에 대한 욕구를 지니고 있다.
③ 환자와 보호자와의 커뮤니케이션은 의료서비스 제공의 전반에서 이루어지며, 중요성은 의료서비스의 가치와 질을 결정하는 만큼 매우 크다.
④ 환자와 보호자와의 원활한 커뮤니케이션을 위해서는 상대가 원하는 가치 및 기대 수준을 알고 접근해야 한다.

2) 환자와의 커뮤니케이션의 개념

환자와 의사의 커뮤니케이션의 영향은 해당 환자뿐만 아니라 더욱 많은 사람에게 영향을 미칠 수 있고, 환자와 의사의 커뮤니케이션이 원활하지 않으면 환자는 다른 의사를 찾아가면서 자신의 경험을 지인에게 알려 다른 환자도 해당 의사를 기피하게 된다.

(1) 환자와의 커뮤니케이션

진단을 위해 질병에 대한 질문을 주고받는 것에서 그치는 것이 아니고, 환자와의 첫 접촉부터 사후관리까지 모든 과정이 포함된다.

① 정보교환을 위한 인터뷰 과정에서는 환자가 자신에 대한 정보를 공유하는 기회를 충분히 활용하도록 하고, 의사는 환자에 대하여 더 자세히 알 수 있는 기회를 활용한다.
② 환자의 기대나 요구가 무엇인지 파악하여 적절한 의료적 결정을 도출한다.

(2) 의료 인터뷰

언어적 및 비언어적 의사소통 과정에서 환자로부터 정보를 얻기도 하고 공유하게 되는데, 이러한 과정이 환자의 신뢰를 얻고 치료관계를 굳건히 하는 과정이 된다.

① 모든 의사와 환자의 관계는 서로의 기대에 의하여 영향을 받는다.
② 의사가 환자에게 공정하지 않은 기대를 바라거나 요구하고, 공정하지 않은 결정으로 관계를 이끌어 간다면 의사와 환자간의 관계는 좋을 리가 없다.
③ 의사가 환자의 기대치를 충족시키지 못하면 환자는 의사의 행동(진단, 치료, 수술 등)을 불신하거나 거부할 수 있다.
④ 환자는 의사에게 질병에 대한 전문적인 지식을 모두 활용하여 전문적으로 처리하는 것이다.
⑤ 환자의 기대는 의학적 능력 이상의 무엇인가를 기대한다.

⑥ 진지함, 겸손함, 친절함, 환자에게의 관심 등이 있으며 깔끔한 옷차림, 표정으로 행동하고 언어적 및 비언어적 의사소통을 기대한다.

(3) 환자가 기대하는 의사

능력은 물론이고 깔끔한 용모, 환자를 평등하게 대하고 언어적 및 비언어적 소통으로 환자에 대한 관심을 표현하는 의사이다. 환자의 기대 수준이 충족되면 환자는 더 적극적으로 질병에 대한 표현과 수용을 하게 되고 존경과 신뢰가 생겨난다.

(4) 환자(보호자)의 기대에 부응하기 위한 3요소

① 신속하고 정확한 진단 : 환자는 자신의 건강상태나 질병이 정확하게 진단되는 것과 의료진이 질병에 대하여 적절한 표현과 충분한 설명으로 자신의 이해를 도울 것이라는 기대를 갖고 있다.

② 안전한 치료를 보장 : 환자는 기본적으로 치료에 매우 불안한 심리상태를 갖고 있다. 위험요소에 대한 충분한 인지와 위험 발생 가능성을 낮추는 데 관심이 높으며, 의료진의 충분한 임상경험과 의료기술로 안전한 치료가 이루어지길 기대한다.

③ 심리적 안정감 확보 : 환자는 병의 회복이 예정대로 잘 진행되고, 병원 관계자들이 회복을 위한 협조와 협력을 해주고, 보다 더 좋은 치료가 되도록 최선을 다해 줄 것으로 기대하며 치료 이후 완전한 회복과 재발이 없을 것을 기대한다(그림 3-3).

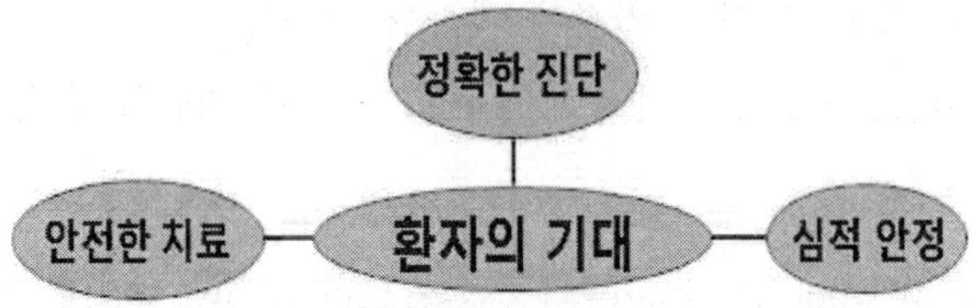

[그림 3-3] 환자의 기대에 부응하기 위한 3요소

3) 환자와의 인터뷰 과정

첫 만남부터 인터뷰가 끝날 때까지의 과정이다. 인터뷰 과정에는 의사가 의사소통의 과정을 통제하는 지시적인 인터뷰와 환자와 의사소통을 통하여 진행되는 환자중심의 인터뷰가 있다. 상담 초기에는 먼저 환자를 편안하게 만들어야 하고, 다음으로 환자로부터 필요한 정보를 잘 유도해야 한다.

상담의 진행 속도를 조절하고 대화의 내용을 정리하여 상황을 잘 관리하고, 마무리 단계에서는 환자가 더 궁금한 것이 있는지 물어보며, 차후 계획에 대하여 자세히 설명한다.

(1) 첫 만남

환자에게 인사·악수를 하고, 이야기 할 때는 항상 환자를 바라보고 눈을 맞추고 유대감을 형성하도록 한다.

① 인터뷰 전에 환자의 진료기록 등을 검토하고, 환자의 일반사항(이름, 나이 등)과 가벼운 일상 이야기(날씨 등)로 시작하도록 한다.

② 환자가 자신의 이야기를 할 수 있도록 긴장을 풀어주고, 시간적으로 충분한 여유를 주어야 한다.

③ 공감대를 형성하는 좋은 방법으로 인터뷰에 앞서 환자가 마음의 준비를 하고 경계심을 풀도록 환자와 관련된 이야기(직업, 가족, 취미) 등 환자의 일상에 관한 이야기를 먼저 하는 것이 좋다.

(2) 의료 인터뷰 실행법

인사와 일상적 이야기를 통하여 공감대가 형성되면 의사는 환자에 대한 질문과 치료방안을 전달하는 설명과정을 거친다.

① 개방형 질문의 : 환자에 대한 질문은 환자가 자신의 생각이나 느낌을 자유롭게 표현할 수 있도록 한다.

㉠ 의사 : 환자의 이야기를 경청하되 환자의 이야기가 본래의 요지에서 벗어난다면 적절한 행동과 말로 본래의 이야기로 돌아갈 수 있도록 유도한다.

② 폐쇄형 질문 : 의사가 필요한 질문을 하고 환자가 바로 대답하므로 시간이 절약된다.

㉠ 환자가 어떠한 결정을 내려야 하는 상황에서 효과적이다.

㉡ 환자의 생각이나 느낌을 통한 다양한 정보의 수집이 어렵고, 환자의 능동적인 참여를 저해한다.

③ 개방형 질문과 폐쇄형 질문을 혼합 : 의사는 환자와 인터뷰를 할 때 개방형 질문과 폐쇄형 질문을 적절히 혼합하여 제한된 시간 내에 환자에 대한 여러 정보를 수집하고, 환자와의 공감대 형성을 위하여 노력해야 한다.

㉠ 질문하거나 설명할 때 : 전문용어나 일반인이 생소한 단어의 사용을 자제한다.

㉡ 질문할 때 : 환자의 긴장이나 방어적 태도를 해소하기 위하여 표정이나 말투, 행동에 신경을 써야 한다.

㉢ 질문 : 가급적 대답하기 쉬운 것부터 하는 것이 좋으며, 시작부터 민감한 질문을 하면 환자가 대답을 회피하거나 돌려서 이야기하는 등의 문제가 생길 수 있다.

(3) 환자에게 반응하기

의사는 환자의 질문이나 이야기에 적절한 반응으로 환자의 걱정이나 관심사를 확인할 필요가 있다.

① 의사가 관심이 없어 보이는 행동(하품, 딴청, 다른곳 쳐다보기 등)을 하면 환자는 이야기를 멈추게 된다.
② 환자의 이야기에 무관심하거나, 관심이 있더라도 표현하지 않으면 환자는 자신의 이야기를 하지 않을 것이고 공감대 형성에 지장을 줄 수 있다.
③ 환자의 이야기에 공감, 격려, 칭찬 등의 반응으로 환자가 소통할 필요를 느끼게 한다.

(4) 환자와 협조하는 과정

환자로부터 정보를 수집하면 의사는 확진을 위하여 실시한 검사나 치료계획을 환자에게 설명해야 한다.

① 진행 순서에 맞추어 설명하고, 의사는 환자의 주관적인 정보와 객관적인 정보를 얻게 되는데 두 정보가 서로 일치하는지 확인 할 필요가 있다.
㉠ 주관적인 정보 : 환자가 느끼는 증상을 환자의 이야기로 의사가 수집하게 된다.
㉡ 객관적인 정보 : 환자의 주관적인 정보를 바탕으로 검사를 실시하여 나온 결과이다.
② 환자의 주관적인 증상은 존재하는데 검사결과에서 특이점이 없으면 의사소통에 문제가 있었을 가능성이 있다.
③ 환자에게 정보를 획득하는 과정에서 환자가 자신의 이야기를 솔직하고 자세히 이야기할 수 있도록 유도해야 한다.
④ 주관적인 정보가 수집되면 어떠한 검사가 실시될 것이고, 어떻게 이루어질지 설명하여 환자의 이해와 협조를 구해야 한다.
⑤ 설명을 하고 협조를 구함에 있어서 환자가 이해하기 쉽게 하며, 환자의 건강유지와 증진을 위해 꼭 필요한 과정임을 인식시킨다.

(5) 인터뷰 끝내기

인터뷰의 마무리 과정으로 어떠한 결론이 내려졌는지 확인하고 이해하며, 다음으로 어떤 단계가 진행될 것인지 설명하게 된다.

① 의사는 환자가 한 이야기를 바탕으로 내용을 요약하여 환자에게 재차 물어보고, 환자가 하고자 했던 이야기가 맞는지 확인하도록 한다.

② 환자에게 하는 모든 설명은 이해하기 쉽게 하도록 하며, 환자가 이해했는지 확인하는 과정이 필요하다.

③ 인터뷰를 끝낼 때도 시작할 때와 마찬가지로 인사와 악수를 건네도록 하며, 다음 예약 시간이 정해졌을 경우에는 '00월 00일 00시에 다시 뵙도록 하겠습니다.'와 같이 구체적인 시간을 재차 이야기하며 인사를 한다.

(6) 충분한 자료수집

상담하기에 앞서 환자의 건강상태, 진단 결과, 전문의의 소견, 환자의 병력, 치료의 방법 및 시기, 발생 가능한 리스크 등 전반적인 자료수집이 필요하다.

(7) 환자 심리분석

환자는 안정과 확신을 원한다.

① 익숙하지 않은 타국에서의 치료에 대해 환자가 불안한 상태를 인지하였다면 환자가 불안해하는 요소를 파악하여 국가간 이동중에 생길 수 있는 응급상황에 대한 대응방법 설명, 코디네이터의 동반, 도착에서 치료까지를 전담으로 담당할 코디네이터의 업무와 협조내용 등을 사전에 알려줄 필요가 있다.

② 서비스의 질은 고객과의 접촉의 순간을 어떻게 잘 관리하느냐에 달려 있다.

③ 접촉의 순간을 의미하는 것은 MOT(Moment of Truth)인데, Connellan과 Zemke는 접촉의 순간을 5가지 차원에서 이해한다.

㉠ 신뢰성(Relinbility) : 약속된 것을 정확하게 전달하는 능력

㉡ 반응성(Responsiveness) : 상대방의 요청에 빠르게 응답하려는 자세

㉢ 보증(Assurance) : 신뢰와 믿음을 불러일으키는 능력

㉣ 공감(Empathy) : 상대방의 입장에 관심을 보이는 자세

㉤ 유형자산(Tangibles) : 외모와 시설 등

(8) 정확한 정보전달

의료상담시에는 최대한 시각적인 자료를 활용하여 시술절차와 시술내용에 대하여 설명해 주며, 환자가 원하는 내용에 대하여 재차 질문으로 확인하여 정보를 전달해 주어야 한다.

닫힌 질문보다는 열린 질문을 통해 환자에게 필요한 정보를 최대한 많이 전달한다.

(9) 의료관광 상담 · 자료수집

의료관광 상담은 충분한 자료로 임상적 판단과 치료적 설계가 핵심이다. 입력오류나 판단

오류는 추후 진행되는 전체 진료 및 의료관광 프로세스에 영향을 미치므로 신속하고 정확하게 진료설계에 필요한 기초정보를 확보하며 현지의 임상자료를 의료진과 공유하여 빠른 진료설계를 도출한다.

(10) E-mail을 통한 상담시 주의사항

환자의 방문 전에 미리 질문할 사항을 E-mail로 보내고, E-mail로 환자가 질병 또는 의료상품이용과 관련하여 상담하며, E-mail로 환자가 검사결과 및 진단결과를 알 수 있으므로, 환자의 사후관리를 위해 E-mail을 활용한다.

4) 환자와의 커뮤니케이션의 중요성

의료진과 환자의 커뮤니케이션은 의료서비스의 질과 만족면에서 매우 중요한 영향을 미치고, 환자가 자신의 증상에 대하여 의사에게 정확하게 이야기하지 않으면 진료의 첫 단계인 진단부터 문제가 생길 수 있다.

의료진은 환자의 문제에 관심을 가지고 더 많은 이야기를 할 수 있도록 유도하며 공감해야 하고, 관심과 공감을 통하여 환자는 의료진에게 신뢰를 갖게 된다.

(1) 환자와 의료진 주도권에 따른 커뮤니케이션

상담시 환자와 의료진 중 누가 이야기의 주도권을 갖고 있냐에 따라 4가지 커뮤니케이션 관계가 있다.

① 상호협력적 관계 : 환자와 의료진의 주도권이 서로 높은 상호협력적 관계는 진료 목표나 과정을 설계할 때 협의를 통하여 도출하고, 의료진과 환자의 적극적인 동참으로 질병이나 치료에 대한 정보나 환자의 상황에 대한 적극적인 커뮤니케이션이 이루어지므로 서로가 만족하는 결과를 도출하는데 도움이 된다.

② 지시적 관계 : 의료진이 커뮤니케이션의 주도권을 가진 지시적 관계는 가부장적인 특성을 지니고 있고, 의료진이 정보를 제공하거나 의료서비스를 제공함에 있어 목표를 정하고 주도하며 환자가 따르도록 하는 유형이다.

③ 환자중심적 관계 : 환자가 커뮤니케이션의 주도권을 가진 환자중심적 관계는 가부장적인 특성과는 반대로 환자가 목표를 정하고 결정하며 책임을 지고, 의료진은 환자의 요청에 따라 환자가 필요한 의료서비스나 기술적 자문을 제공한다.

④ 커뮤니케이션의 부재 : 환자와 의료진의 주도권이 모두 낮은 유형으로 커뮤니케이션에 있어서 가장 미흡한 유형이다. 이는 의료진과 환자가 서로 겉도는 진전이 없는 관계로 일반적으로 의사와 환자간의 사이가 나쁘거나 서로 불편하기 때문이다.

5) 환자의 관점에 따른 커뮤니케이션

환자의 질병에 대한 치료의 욕구는 모두 동일하고, 환자에 따라 질병에 대한 관점이 다르기 때문에 자신의 증상에 대한 설명도 관점에 따라 달라 질 수 있다. 관점의 종류는 사실, 과정, 비전, 관계, 가치가 있다.

① 비전 : 자신의 건강에 대한 미래에 중점을 두고, 관계는 인간적 및 사회적 관계와 같은 관계에 중점을 둔다.

② 가치 : 자신의 가치를 중점으로 질병을 바라보고, 환자는 자신의 질병을 자신의 관점에서 생각하고 치료하는 것도 자신의 관점에서 판단하기 때문에 의료진은 환자가 중시하는 것이 무엇인지 파악하여 그에 맞게 행동하고 환자의 관심에 따라 의사소통한다.

③ 커뮤니케이션 : 환자의 관점에 따른 커뮤니케이션은 〈표 3-9〉와 같다.

〈표 3-9〉 환자의 관점에 따른 커뮤니케이션

관점	주체	환자의 관점에 따른 이야기
사실중시	환자	"제 병의 원인은 무엇이고, 치료방법은 무엇입니까?"
	의료진	"환자분의 병의 원인은 0000, 0000이고, 치료방법은 0000이 있습니다.
과정중시	환자	"제가 일주일전 아침 9시에 출근 하려고 나오는데 갑자기 가슴에 통증이 5분간 일어나다가 괜찮아 지더니 어제 저녁 8시부터 다시 통증이 일어나 아픕니다"
	의료진	"환자분은 일주일전 아침 9시 가슴에 통증을 느끼시고 괜찮아 지셨다가 어제 저녁부터 다시 아프신 것으로 0000과 0000이 의심할 수 있습니다."
비전중시	환자	"제 병이 치료 완쾌될 수 있는 겁니까?"
	의료진	"약물을 꾸준히 복용하시면 완쾌하실 수 있습니다"
관계중시	환자	"직장에서 매일 야근에 주말에도 일하라고 하여 피곤하고 스트레스를 많이 받습니다."
	의료진	"네 저도 그런 경우가 많아서 환자의 마음 충분히 이해합니다."
가치중시	환자	"제가 직업이 모델인데 흉터가 남지 않는 방법이 없을 까요?"
	의료진	"흉터가 남지 않도록 최선을 다하고, 필요할 경우 흉터 성형에 대하여 상담 하겠습니다."

6) 환자와의 커뮤니케이션 방해요소

환자와 의료진의 커뮤니케이션을 방해하는 요소로는 역할 불확실, 책임소재 갈등, 의사와 환자의 권력 차이, 의사와 환자의 관점의 차이가 있다.

① 역할 불확실 : 의료기관에 익숙하지 않은 환자들은 의료 환경에서 새롭게 주어지는 환자라는 역할에 대하여 낯선 느낌을 갖게 된다. 환자와 접촉하는 의사, 간호사, 의료기사, 직원 등 다양한 대상들에 대하여 어떻게 행동해야 하는지 혼란을 경험하게 된다.

② 책임소재 갈등 : 의료서비스 특성상 환자와 의료진의 역할과 그 역할에 따른 책임은 명확하게 구분되어 있지 않다.
상황에 따라 책임소재가 달라질 수 있기 때문에 의료진과 환자의 대화나 조정, 갈등의 예측이 쉽지 않아 분쟁을 일으키거나 상호교류에 악영향을 미친다.
③ 의사와 환자의 권력 차이 : 의사와 환자는 의학적 지식과 경험에서 많은 차이를 보이며, 이러한 차이가 의사와 환자의 권력에 영향을 미친다.
④ 의사와 환자의 관점 차이 : 의학적 지식과 경험을 가진 의사와 전문지식이 없고 당장의 고통에 민감한 환자의 관점에서 오는 차이는 커뮤니케이션을 저해하는 요소 중 하나이다.
㉠ 의사의 입장에서는 환자가 앓고 있는 질병에 대하여 잘 알고 진료 하면서 큰 질병이 아니면 별거 아닌 듯 행동할 수 있지만, 환자는 해당 질병에 대한 경험과 정보의 부족으로 걱정과 불안이 있다.
㉡ 의사의 경우 전문용어를 사용함에 따라 일상적인 언어로 느낄지 모르나 환자의 경우 생소하기 때문에 환자가 이해하기 쉬운 용어를 사용하여 설명한다.

9. 환자의 기대에 따른 커뮤니케이션

1) 정확한 진단

환자가 기대하는 정확한 진단을 위하여 코디네이터는 진료하기 전에 환자의 충분한 건강상태 및 상황, 증상을 경청하고 기대하는 결과에 대하여 상호 상의한다.

① 환자의 의견을 수렴하고 존중하며 경청과 주요사항에 대한 메모를 한다.
② 진단과정과 절차에 환자의 요청이 반영될 수 있도록 의료진과 상의한다.
③ 최신 의료기술에 대한 설명과 진단결과 사례를 환자에게 진단의 안전성 및 정확성에 대하여 사전에 인지하도록 한다.
④ 적극적으로 진단과정에 참여 하도록 하며, 의료기관의 신뢰성을 높인다.

2) 안전한 치료

치료 중 발생할 수 있는 사고 및 부작용에 대하여도 발생시 대응책을 함께 제공한다.

① 환자로 하여금 신뢰와 안정을 주는 것이 중요하다.
② 치료과정에 많은 전문 관계자가 함께 노력하고 있음을 보여준다.

3) 심적 안정

환자에게 절대로 어려운 상황이 발생하지 않을 것임을 인식시켜 주는 것이 필요하다.

① 코디네이터는 환자와의 유대를 강화한다.
② 언제나 병원의 입장이 아닌 환자의 입장에서 일을 진행하고 있다는 사실을 인지한다.
③ 환자의 불만 또는 요청사항에 언제나 귀를 기울이고, 진단 및 치료에 대하여도 늘 피드백을 요청하여 항상 개선되는 서비스를 제공한다.
④ 코디네이터의 교대 시간도 정확하게 지키며 확실한 인수·인계로 환자가 특정 코디네이터의 부재를 불편해하지 않도록 하는 것이 중요하다.

10. 보호자의 커뮤니케이션

1) 빠른 치료

보호자는 진단에 따른 치료방법 선택과 치료과정에 대한 우선적인 논의가 진행되기 때문에 치료기간에 대한 충분한 정보제공이 있어야 한다.

① 긴급 상태가 발생할 수 있는 부분까지도 미리 양해를 구하여 위험상황이 발생하게 되는 경우 대응할 수 있도록 계획을 세워야 한다.
② 환자와 보호자가 처해 있는 상황에 대하여도 충분히 논의를 하고, 얼마만큼의 시간과 여유가 있는지를 확인하여 그에 맞는 치료가 이루어지도록 노력해야 한다(㉩ 의료관광으로 머무를 수 있는 시간이 2주일밖에 남지 않았다면 최대한 검사 시기를 앞당기거나 대기시간을 줄여서 그에 맞는 편의를 제공).

2) 합리적 비용

보호자가 치료비용에 대한 부담을 느낄 때 병원의 치료비가 합리적이라는 자료를 제공하고, 치료과정을 모두 마친 뒤 비용이 책정되지만 중간시기에 수납 금액에 대한 대략의 정보를 제공하여 정확한 비용 책정이 이루어지고 있음을 고지한다.

3) 친절하고 신속한 서비스

치료과정에서 보호자로 하여금 빠른 결정이나 과중한 책임을 전가하는 대화는 하지 않는다.

① 보호자가 진료에 있어 숙고하여 결정할 수 있도록 하고, 코디네이터는 진료과정을 돕고 협조하며 신속히 환자의 의사를 존중할 것이라는 믿음을 보호자에게 주어야 한다.

② 이슬람교의 기도시간 존중, 자국 TV프로그램 및 신문 제공 등 환자 및 보호자의 문화를 이해하고 문화적 서비스를 제공하는 것은 해외 환자의 안정과 만족을 높이는 커뮤니케이션 기술의 중요한 부분이다(표 3-10, 11).

〈표 3-10〉 외국인 환자(보호자) 상담일지

담당	책임자	관리자

환자 성명		보호자 성명	
진료과/병동		연락처	
등록번호		에이전시	
국적/성별/나이	/□ 남 □ 여/	연락처	
상담자 성명/서명		담당 코디네이터	
연락처		연락처	

상담 일시/내용		결과 일시/내용
①		
②		
③		
④		
⑤		

〈표 3-11〉 외국인 장기요양 및 치료 환자(보호자) 진료비 상담일지

환자 성명		보호자 성명	
진료과/병동		연락처	
등록번호		에이전시	
보험 여부		결제방법	
초진(입원)일시		퇴원 일시	
지불보증인 성명/서명		보증인 연락처	
국적/성별/나이	/□ 남 □ 여/	보증인 이-e-mail	
상담자 성명/서명		담당 코디네이터	
연락처		연락처	

상담 일시/내용		결과 일시/내용
①		
②		
③		
④		
⑤		

11. 보호자의 기대

보호자는 환자의 빠른 치료를 통한 건강의 회복, 합리적인 비용, 친절하고 신속한 서비스 등 3가지의 기대 요소를 가진다.

1) 빠른 치료

보호자는 환자의 건강 악화로 인한 심리적인 불안감을 가진다.

① 환자의 건강회복을 우선적으로 생각한다.
② 빠른 치료로 환자가 건강을 회복하기를 기대하고, 진료가 신속히 이루어지기를 기대한다.

2) 합리적 비용

보호자는 환자의 치료 흐름을 지켜보며 치료비용에 대한 부담을 가진다.

① 병원의 치료비가 정확하고 합리적으로 계산하길 바란다.
② 불필요한 비용이 발생하거나 부당한 상황이 발생하면 매우 민감하다.

3) 친절하고 신속한 서비스

치료과정에 참여하는 의료진은 환자를 돕고 간호하며 환자에 대한 보호책임과 결정권을 지니고, 환자보다 더 많은 병원 관계자들과 상의를 하고, 요청 및 결정을 하는 보호자는 병원의 신속하고 친절한 서비스를 기대한다(그림 3-4).

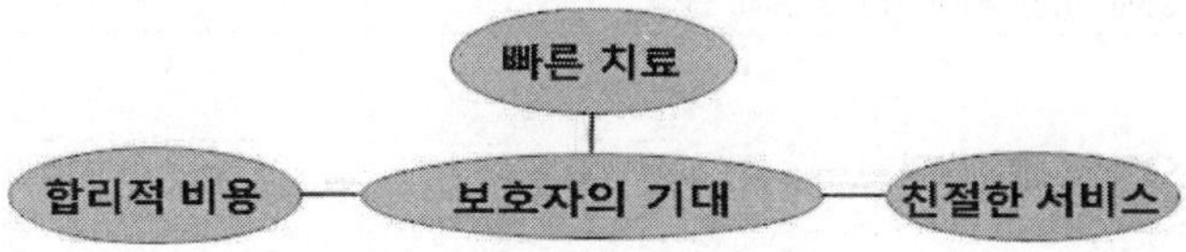

[그림 3-4] 보호자의 기대에 부응하기 위한 3요소

02 환자 및 보호자와의 커뮤니케이션

최근 많은 국가들이 의료서비스 및 건강증진 활동을 관광사업과 연계하여 고부가가치 산업으로 발전시키고 있고, 선진국과 비교하여 비용이 저렴하면서 선진국 수준의 의료서비스와 휴양시설을 갖춘 아시아 국가들이 의료관광 산업이 활발히 추진중이다.

한국은 외국인 환자 유치가 허용되어 메디컬비자 도입, 유치기관 등록제, 의료기관의 숙박업 및 부대사업 인정 등 의료관광 활성화를 위한 다양한 지원정책을 시행하고 있으며 아시아 주요 의료관광국가로 부상하고 있다.

1. 의료서비스의 과정

프로세스의 사전적인 의미는 "어떠한 일을 함에 있어 일과 상호관계를 순서에 따라 파악하여 효율적이고 합리적으로 할 수 있는 체계"이다.

의료관광 프로세스는 관광객 유치를 위한 홍보부터 시작하여 의료관광 서비스의 제공을 지나 추후 관리까지 모두 포함하는 순서나 흐름, 체계이다. 의료관광 제공자와 의료관광객 각각의 입장에서 처음부터 끝까지 일어나는 의료관광의 순서는 〈표 3-12〉와 같다.

〈표 3-12〉 의료관광 순서

순서	의료관광 제공자	의료관광객
정보수집 및 상담	광고, 정보제공, 상담 등	의료기관 및 관광에 대한 정보수집 및 예약 등
출국준비 및 출국	여권 및 비자상담, 항공권 및 숙소예약, 일정 안내 등	출국준비, 입국, 숙소이동, 관광 및 쇼핑 등
의료서비스	병원예약 및 상담, 통역 등	병원이동, 의료진 진료 및 시술, 입원 등
요양 및 관광	관광안내, 숙소예약, 교통편 제공 등	온천, 쇼핑, 시티투어, 체험투어 등 각종 요양 및 관광
귀국	항공권 예약 등	귀국
사후관리	사고나 의료분쟁에 대한 법률 지원, 건강에 대한 지속적인 관심과 관리	사후 건강관리, 추가진료

1) 의료관광 유치등록 과정

외국인을 대상으로 의료관광서비스를 제공하기 위해서는 우선 해당 의료기관의 외국인 환자 유치에 대한 등록을 해야 한다.

(1) 외국인 환자 유치사업 등록 요건

의료법 제27조 2에 의하면 외국인 환자를 유치하고자 하는 자는 보건복지부령으로 정하는 규모 이상의 자본금을 보유할 것, 보증보험에 가입하였을 것, 기타 외국인 환자 유치를 위하여 보건복지부령으로 정하는 사항의 요건을 지녀야 한다.

외국인 환자 유치사업 등록요건은 〈표 3-13〉과 같다.

〈표 3-13〉 외국인 환자 유치사업 등록 요건

외국인 환자 유치 의료기관의 등록요건(의료법 시행규칙 19조의3)	외국인 환자를 유치하려는 의료기관은 외국인 환자를 유치하려는 진료과목별로 전문의 1명 이상을 두어야 한다. 다만, 진료과목이 「전문의의 수련 및 자격 인정 등에 관한 규정」 제3조에 따른 전문과목이 아닌 경우에는 그러하지 아니하다.
외국인 환자 유치업자의 등록요건(의료법 시행규칙 19조의3)	① 의료법 제27조의2 제2항 제1호에서 "보건복지부령으로 정하는 보증보험에 가입하였을 것"이란 다음 각 호를 모두 충족하는 보증보험에 가입한 경우이다. 다만, 그 보증보험에 가입한 후 외국인 환자에게 입힌 손해를 배상하여 보험계약이 해지된 경우에는 1개월 이내에 다시 가입하여야 한다. ㉠ 외국인 환자를 유치하는 과정에서 고의 또는 과실로 외국인 환자에게 입힌 손해에 대한 배상책임을 보장하는 보증보험일 것 ㉡ 해당 보험회사가 「보험업법」 제4조 제1항 제2호 라목의 보증보험에 대하여 금융위원회의 허가를 받은 보험회사일 것 ㉢ 보험금액이 1억원 이상이고, 보험기간을 1년 이상으로 하는 보증보험일 것 ② 법 제27조의2 제2항 제2호에서 "보건복지부령으로 정하는 규모"란 1억원(다만, 「관광진흥법」 제4조 및 같은 법 시행령 제2조 제1항 제1호 가목에 따라 일반여행업 등록을 한 경우에는 0원)을 이다. ③ 법 제27조의2 제2항 제3호에서 "보건복지부령으로 정하는 사항"이란 국내에 설치한 사무소이다

(2) 외국인 환자 유치사업 등록대상 및 접수

의료법 제27조 2에 따르면 외국인 환자 유치사업 등록대상은 외국인을 유치하고자 하는 의료기관으로 일정한 요건을 갖추어 보건복지부장관에게 등록하여야 한다.

① 외국인 환자 유치사업 등록업무와 사업실적 보고 : 한국보건산업진흥원이 위탁받아 수행한다.

② 외국인 환자 유치사업 등록접수 : 접수일로부터 20일 이내에 등록적합 여부를 검토하여 적합하면 등록증을 교부한다.

(3) 외국인 환자 유치사업의 변경, 휴업 및 폐업, 취소

외국인 환자 유치사업을 등록한 의료기관 및 유치업자가 휴업 또는 폐업을 하면 다음과 같이 서류를 한국보건산업진흥원에 신청해야 한다.

① 외국인 환자 유치사업 변경 및 등록증 재발급 : 외국인 환자 유치사업을 변경하기 위해서는 변경신청서를 한국보건산업진흥원에 제출 및 등록증을 재발급 받아야한다.

㉠ 외국인 환자 유치사업 변경 : 의료기관명, 소재지, 대표자 등이 변경된 경우 변경 내용을 작성하여 한국보건산업진흥원에 제출해야 한다.

㉡ 등록증 재발급 : 의료법 시행규칙 제19조의 7에 의하면 외국인 환자 유치 의료기관이나 업자는 발급받은 등록증을 잃어버렸거나 헐어서 못쓰게 된 경우에 등록증 재

교부신청서와 등록증(헐어서 못쓰게 된 경우만 해당)을 첨부하여 한국보건산업진흥원에 제출하여야 한다.

㉢ 한국보건산업진흥원 : 신청내용을 보건복지부장관에 알려야 한다.

② 외국인 환자 유치사업의 휴업 및 폐업 : 외국인 환자 유치사업에 등록한 의료기관 및 유치업자 중 휴업이나 폐업, 영업을 재개하려는 자는 해당 서류를 구비하여 한국보건산업진흥원에 신청한다.

㉠ 휴업, 폐업, 영업재개 신청시 필요한 서류는 〈표 3-14〉와 같다.

㉡ 외국인 환자 유치사업을 등록 후에 영업을 시작하지 아니하는 경우도 휴업으로 본다.

㉢ 외국인 환자 유치기관이나 업자가 폐업, 휴업을 할 경우 현재 계약체결자 등 유치 또는 소개 중에 있는 환자가 없으면 본인 확인서를 제출하도록 한다.

〈표 3-14〉 휴업, 폐업, 영업재개 신청시에 필요한 서류

휴업	폐업	영업재개
① 휴업신고서 ② 등록증	① 폐업신고서 ② 등록증	① 재개업 신고서

㉣ 외국인 환자 유치사업의 변경, 휴업, 폐업을 대리인이 수행하는 경우에는 대표자의 위임장 및 신분증 사본을 같이 제출해야 한다.

③ 외국인 환자 유치사업 취소 : 의료기관 또는 외국인 환자 유치업자가 등록요건을 갖추지 아니한 경우, 외국인 환자 유치 허용대상 외의 자를 유치하는 행위를 한 경우, 의료법 제63조에 따른 시정명령을 이행하지 아니한 경우, 상급종합병원이 병상수의 100분의 5를 초과하여 외국인 환자를 유치한 경우에 보건복지부장관은 등록을 취소할 수 있다.

(4) 외국인 환자 유치사업 실적보고

의료법 제27조 2에 의하면 외국인 환자 유치업자 및 의료기관은 보건복지부령으로 정하는 바에 따라 매년 3월 말까지 전년도 사업실적을 보건복지부장관에게 보고하여야 한다.

외국인 환자 유치사업 실적보고 내용은 〈표 3-15〉와 같다.

〈표 3-15〉 외국인 환자 유치사업 실적보고 내용(의료법 시행규칙 제19조의9)

구분	내용
외국인 환자 유치 의료기관의 경우	① 외국인 환자의 국적, 성별 및 출생년도 ② 외국인 환자의 방문 의료기관, 진료과목, 입원기간 및 외래 방문일수
외국인 환자 유치 사업자의 경우	① 외국인 환자의 국적, 성별 및 출생년도 ② 외국인 환자의 방문 의료기관, 진료과목, 입원기간 및 외래 방문일수 ③ 외국인 환자의 입국일 및 출국일

2. 입국단계

의료관광객은 해당 국가의 의료서비스를 받기위해 입국절차를 밟게 된다.

비자의 종류, 발급, 입국목적 사실 확인서, 신원보증서, 체류기간 연장시절차 등 편리를 도모하도록 자세히 이해하고 안내한다.

〈표 3-16〉 외국인 진료예약확인서

외국인 진료예약확인서

예약번호 : Reservation Number		환자성명 : Patient's Name	
국적 : Nationality		생년월일 :Year, Month and Date of Birth	
여권번호 : Passport Number		여권 만료일 : Passport Expiration Date	
보호자 성명 : Name of the Accompanying Person		환자와의 관계 : Relation to the Patient	
여권번호 : Passport Number		여권 만료일 : Passport Expiration Date	
주소 : Home Address			
전화번호 : Home Telephone Number		핸드폰 번호 : Mobile Phone Number	
진료과목 : 1 Medical Department 1		진료과목 2 : Medical Department 2	
선택의사 : 1 Physician in Charge 1		선택의사 2 : Physician in Charge 2	
진단명 : Diagnosis			

* 성명은 여권에 나오는 대로 영문으로 작성하여야 한다.
* Names should be written with Latin letters according to the spelling given in passport.

위와 같이 대한민국 000학교 000병원에 진료예약이 완료되었음을 확인함.

* 진료예약확인서는 대한민국에서 의료관광활성화를 위해 치료목적의 환자와 동반 배우자, 자녀 또는 직계가족에게 방문편의를 제공하고자 발급되는 확인서이다.
This document confirms that 000 UNIVERSITY 000 HOSPITAL has received a reservation for treatment details of which are described above.

* In accordance with Korean medical tourism development program this confirmation is issued to facilitate the entry in the Republic of Korea of the patient and accompanying person.

20 년 월 일

000대학교 000병원 병원장

000 UNIVERSITY 000 HOSPITAL

※ 참고사항
1. 환자 또는 보호자는 사전에 제출한 진단내용과 틀리거나 추가 진료가 필요하다는 담당 의사의 소견이 있을 경우 진료과목의 변경이나 추가 비용이 발생할 수도 있다.
2. 환자 또는 보호자가 요청 시 진료과목과 의사는 변경할 수 있다.
3. 만일 진료과실에 의한 의료사고 발생시 엄정한 한국의료법에 준하여 보상 처리한다.

※ Additional Information
1. If in the process of medical treatment physicians in charge find an incorrectness in the preliminary diagnosis provided to the hospital by the patient, or come to a conclusion about the necessity of additional treatment, the program of treatment may be altered. This in turn may lead to additional expenses on the part of the patient.
2. Patient and his/her guardian have a right to request an alteration the treatment program and/or change of the physician in charge.
3. According to the Law on Medicine of the Republic of Korea, in cases when a mistake on the part of medical personnel of the hospital proves to be harmful to the patient's health, the hospital provides a patient with damage compensation.

1) 비자발급

의료관광 비자발급을 위해서는 현지의사의 진단서, 지불능력 확인서, 의료관광을 제공할 의료기관의 진료예약확인서가 있다.

외국인 진료예약확인서는 〈표 3-16〉과 같다.

2) 입국비자 종류

의료관광을 위하여 받을 수 있는 입국비자로는 B-1(사증면제), B-2(관광통과), C-3(단기종합), G-1(기타 장기체류 비자), 메디컬비자가 있다.

입국비자의 종류와 특징은 〈표 3-17〉과 같다.

〈표 3-17〉 입국비자 종류와 특징

<table>
<tr><th colspan="2" rowspan="2">구분</th><th colspan="4">단기체류</th><th rowspan="2">장기체류</th></tr>
<tr><th colspan="2">사증이 필요하지 아니하는 국가</th><th colspan="2">사증이 필요한 국가</th></tr>
<tr><td colspan="2">체류자격</td><td>B-1</td><td>B-2</td><td>C-3</td><td>C-3-M</td><td>G-3-M</td></tr>
<tr><td colspan="2">주된목적</td><td>의료, 관광</td><td>의료, 관광</td><td>관광 〉 의료</td><td>관광 〈 의료</td><td>치료</td></tr>
<tr><td colspan="2">체류기간</td><td>90일</td><td>30일, 90일</td><td>30일, 90일</td><td>30일, 90일</td><td>6개월, 1년</td></tr>
<tr><td colspan="2">발급기관</td><td>입국심사관</td><td>입국심사관</td><td>재외공관</td><td>출입국사무소,
재외공관</td><td>출입국사무소,
재외공관</td></tr>
<tr><td colspan="2">심사기준</td><td>일반관광객과
동일</td><td>일반관광객과
동일</td><td>일반관광객과
동일</td><td>의료목적
중점심사</td><td>의료목적
중점심사</td></tr>
<tr><td colspan="2">심사기간</td><td>-</td><td>-</td><td>없음</td><td>7일 내</td><td>7일 이내</td></tr>
<tr><td colspan="2">신청자</td><td>외국인</td><td>외국인</td><td>외국인</td><td>지정업체, 외국인</td><td>지정업체, 외국인</td></tr>
<tr><td colspan="2">사증발급 수수료</td><td>무</td><td>무</td><td>유</td><td>유</td><td>유</td></tr>
<tr><td colspan="2">외국인등록</td><td>불요</td><td>불요</td><td>불요</td><td>불요</td><td>필요</td></tr>
<tr><td colspan="2">건강보험</td><td>불가</td><td>불가</td><td>불가</td><td>불가</td><td>불가</td></tr>
<tr><td colspan="2">간병인 동반</td><td>-</td><td>-</td><td>불가</td><td>제한적 가능</td><td>가능</td></tr>
<tr><td rowspan="2">기간 연장</td><td>단기</td><td>가능</td><td>가능</td><td>가능</td><td>가능</td><td>-</td></tr>
<tr><td>장기</td><td>G-3-M으로 변경</td><td>G-3-M으로 변경</td><td>G-3-M으로 변경</td><td>G-3-M으로 변경</td><td>체류기간 연장</td></tr>
<tr><td colspan="2">신청 등 대리</td><td>불가</td><td>불가</td><td>불가</td><td>출입국 민원대리인</td><td>출입국 민원대리인</td></tr>
<tr><td colspan="2">유치업자 알선</td><td>가능</td><td>가능</td><td>가능</td><td>가능</td><td>가능</td></tr>
</table>

(1) C-3(비영리 단기종합 비자)

관광, 통과, 요양, 친지방문, 친선경기, 각종 행사나 회의참가 또는 참관, 문화예술, 일반연수, 강습, 종교의식 참석, 학술자료 수집, 기타 이와 유사한 비영리적 목적으로 단기간 체류하는 자에게 발급되며, 체류기간은 30일에서 90일까지로 영사의 판단에 의한다.

(2) G-1(기타 장기체류 비자)

치료, 소송을 목적으로 하는 자, 제주특별법에 따라 휴양시설을 소유하고 조건을 갖춘 외국인, 외국인 환자 유치 의료기관 혹은 유치업자로 등록된 자의 초청에 의하여 국내 의료기관에서 진료 또는 요양을 할 목적으로 입국하고자 하는 자에게 발급된다.

체류기간은 91일 이상이고, 치료 및 여행기간이 90일 이하인 경우에는 C-3(단기종합) 사증발급인정서가 발급된다.

(3) C-3-M, G-3-M(메디컬 비자)

2009년 5월부터 메디컬비자를 발급하기 시작하였다. 기존의 C-3(단기종합) 와 G-1(기타 장기 체류)에 치료 목적으로 M(Medical)을 표기하고, 기존보다 좀 더 완화된 심사로 발급 받을 수 있다. 발급 대상은 외국인 환자 유치기관의 초청에 의해 국내 의료기관에서 진료 또는 요양할 목적으로 입국하는 외국인 환자는 물론이고, 외국인 환자의 간병 등을 위해 동반 입국이 필요한 배우자 및 동반가족도 발급 받을 수 있다.

3) 입국목적 사실확인서

비자발급 후 입국목적 사실확인서를 고객에게 보내도록 한다. 입국목적 사실확인서는 국내 입국시에 의료관광목적의 입국임을 증명하여 입국심사 때 원활한 통과를 위해서 제출하는 확인서는 〈표 3-18〉과 같다.

〈표 3-18〉 입국목적 사실확인서

국적 Nationality		환자성명 Name in Full	
여권번호 Passport No.		생년월일 Date of Birth	
보호자/ 동행인 Name of Guardian			

상기인은 한국의 우수한 의료관광을 목적으로 방문한 분으로 신체적, 정신적으로 또는 언어소통에 어려움이 있는 분이다. 따라서 원활한 입국심사 및 통과절차를 위해 세심한 배려와 협조를 당부 드리며 입국목적에 대해 다음과 같이 확인한다.

\- 다음 -

가. 입국예정일(Expected Date of Entry) :
나. 예약병원 : 홍길동 병원 (서울특별시 동대구 회기동)
다. 담당자 연락처 : 02) 000-0000, 03-000-0000 (홍길동)

* 위 확인서는 환자 및 보호자의 입국심사 편의를 위한 것으로, 비자취득과는 무관하다.
* This certificate is only to help for entry, so this is not concerned with visa

병원명 (직인)

4) 신원보증서

신원보증서는 신원보증을 해준 외국인이 국내에 입국하여 발생하는 모든 법적인 책임을 보증함을 증명하는 서류다.

〈표 3-19〉 신원보증서 양식

신 원 보 증 서

1. 피보증 외국인

성(last name)		漢子 :		성별	남
이름(first name)					여
생년월일		국적		여권번호	
대한민국 내 주소				전화번호	
체류목적					

2. 신원보증인

가. 인적사항

성명		漢子		성별	남
					여
여권번호 또는 주민등록번호		국적			
		전화번호			
주소					
근무처		직위			
피보증인과의 관계		비고			

나. 보증기간

2023년 03월 28일부터 2028년 03월 28일 까지

※ 보증기간의 최장기간은 4년으로 한다.

다. 보증내용

체류중 제반법규를 준수하도록 한다.

(1) 체류 중 제반법규를 준수하도로 한다.

(2) 출국여비 및 이와 관련된 비용에 대한 지불책임을 부담한다.

(3) 체류 뜌는 보호 중 발생되는 비용에 대한 지불책임을 부담한다.

위 신원보증인은 피보증 외국인이 대한민국에 체류함에 있어서 그 신원에 이상이 없음을 확인하고 위 사항을 보증한다.

20 년 월 일

신원보증인 ____________ (서명 또는 인)

① 해당 외국인이 책임을 회피할시 모든 책임은 보증인에게 묻게 된다.

② 신원보증서 양식은 〈표 3-19〉와 같다.

5) 체류기간 연장시 행정절차

의료관광을 목적으로 체류중인 외국인 환자가 치료의 목적으로 체류기간을 연장하고자 할 때 체류기간 연장허가를 받아야 한다.

① 단기체류자 체류기간 연장허가 : B-1(사증면제), B-2(관광통과), C-3(단기종합) 등의 비자를 발급받아 90일 미만의 체류기간을 부여받고, 90일 이내에서 체류기간을 연장하고자하는 외국인에 해당한다.

단기체류자 체류기간 연장허가는 〈표 3-20〉과 같다.

〈표 3-20〉 단기체류자 체류기간 연장허가

구비서류	방문처리시 : 여권
수수료	3만원(정상적으로 접수 처리된 민원의 수수료는 반환되지 않음)
처리과정	* 전자민원 : ① 신청 → ② 수수료결재 → ③ 접수 → ④ 처리 * 방문예약 : ① 방문예약 → ② 예약 일에 관할 출입국관리사무소 또는 출장소 방문 → ③ 신청 → ④ 접수 → ⑤ 처리 ※ 단, 당일 처리되지 않은 민원처리결과는 민원신청현황에서 확인 가능
접수시간	* 접수시간 : 전자 민원 : 평일 07 : 00부터 18 : 00(토, 일, 공휴일제외) 방문예약 : 연중무휴 * 처리시간 : 전자민원 : 3일 이내(72시간) 방문처리시 : 즉시
처리기관	관할 출입국관리사무소 또는 출장소
소관부처	법무부 출입국 외국인정책본부 체류정책팀
관련법/제도	* 출입국관리법 제25조 * 출입국관리법시행령 제31조
전화번호	03-2650-6399
기타	전자민원은 토, 일, 공휴일을 포함하지 않은 체류기간 만료 3일 이전 까지 신청 가능하며, 방문예약은 체류기간 만료일 1일전까지 신청가능

② G-1(기타 장기체류) 체류기간 연장허가 : 외국인 환자 유치 의료기관 또는 유치업자로 등록한 자의 초청에 의해 국내 의료기관에서 진료 또는 요양을 할 목적으로 입국한 자로 G-1(기타 장기체류)비자를 발급 받아 외국인등록이 되어 있는 환자에 해당한다. 체류기간 연장을 위해서는 여권, 외국인등록증, 체류기간 연장허가신청서, 의료기관의

소견서, 진단서, 여행일정표 등 장기체류의 필요성을 입증할 수 있는 서류, 장기체류를 위한 비용을 조달할 수 있는 능력을 입증하는 서류, 수수료를 제출해야 한다.

6) 공항픽업

공항에 도착한 외국인 환자를 마중 나가는 편의서비스로 보통 고객이 원하는 경우나 VIP 고객에 한하여 제공된다.

공항에서 환자를 마중함에 있어서 여러 고려사항과, 돌발사항, 대처방법 등을 숙지하여 환자가 불편함을 겪지 않도록 해야 할 것이다.

(1) 공항마중시 고려사항

① 약속시간보다 일찍 : 공항까지 가는 길의 교통체증이나 환자의 항공기가 예정시간보다 일찍 도착하는 경우가 있기 때문에 약속시간 보다 일찍 가서 기다려야 한다. 첫 만남부터 환자를 기다리게 하면 환자는 불편하다.

② 미팅 포인트 지정 : 마중 나간 사람은 환자의 입국장 앞 도착 안내 대형 전광판을 통해 항공기의 도착시각 및 지정출구를 확인하도록 한다. 환자가 지정 출구가 아닌 다른 출구를 통하여 1층 환영홀로 입장하면 마중나간 사람과 바로 만나지 못하기 때문에 사전에 만날 곳을 지정해야 한다.

③ 환자를 위하여 세심하게 배려 : 환자는 고국을 떠나 타국의 낯선 환경에 오면 불안을 느낄 수 있다. 해당 언어에 능통한 사람이 마중하는 것은 물론이고 밝은 표정, 목소리, 진심으로 환영하는 자세로 환자를 맞이한다.

④ 손 팻말(Placard)을 준비 : 환자가 바로 확인하여 만남에 지장이 없도록 하는 것이다. Placard에 환자의 이름, 의료기관명 혹은 초청자명을 기재해야 하고 가능한 환자가 사용하는 언어를 쓴다.

(2) 돌발상황시 대처법

공항 마중시 돌발 상황이 발생하였을 때에는 당황하지 말고 침착하게 대처한다.

① 환자가 출국장에 나오지 않을 경우 : 환자가 미팅 포인트에 나타나지 않는다면 항공기에 탑승하지 않았거나 입국심사에서 문제가 발생했을 수 있다.

㉠ 입국심사에 문제가 있는 경우 : 항공기 도착시간 이후로 1~2시간이 지나도 환자가 보이지 않을 경우 입국심사에서 문제가 발생했을 수 있으며, 김포공항, 인천공항 출입국관리사무소는 〈표 3-21〉과 같다.

〈표 3-21〉 김포공항, 인천공항 출입국관리사무소

<table>
<tr><th>기관명</th><th>관할구역</th><th>주소</th><th colspan="2">전화/팩스</th></tr>
<tr><td rowspan="2">인천공항
출입국관리사무소</td><td rowspan="2">• 인천국제공항
• 출입국심사전담</td><td rowspan="2">인천광역시 중구 공항로 272</td><td>전화</td><td>033-740-7015~7,9</td></tr>
<tr><td>팩스</td><td>033-740-7010</td></tr>
<tr><td rowspan="2">김포공항
출입국관리사무소</td><td rowspan="2">• 김포공항출입국
• 출입국심사전담</td><td rowspan="2">서울시 강서구
하늘길 38</td><td>전화</td><td>03-2663-6202</td></tr>
<tr><td>팩스</td><td>03-2663-0533</td></tr>
<tr><td rowspan="2">인천공항
출입국관리사무소
도심공항출장소</td><td rowspan="2">• 출입국심사전담</td><td rowspan="2">서울 강남구
아셈길 53</td><td>전화</td><td>03-553-8432</td></tr>
<tr><td>팩스</td><td>03-553-6934</td></tr>
</table>

㉡ 항공기에 탑승하지 않았을 경우 : 환자가 항공기에 탑승하였는지에 대한 여부는 사실상 알기 어렵고, 항공사마다 약간의 차이는 있으나 개인정보 누출을 방지하거나 시스템 상에서 확인할 수 없는 이유로 알려 주지 않는다.

② 마중이 늦었을 경우 : 마중을 나감에 있어서 항상 약속시간보다 일찍 가서 있어야 하고, 입국목적 사실확인서, 초청장, 진료예약 확인서 등에 담당자의 연락처를 기재하도록 한다.

3. 초기 접촉과정

초기 접촉단계는 고객이 의료서비스를 받고자 여러 가지 정보를 수집하고, 의료기관에서는 필요한 정보를 제공하는 단계이다.

1) 최초연락

최초연락은 최초연락을 위한 준비와 최초연락시 대응으로 나눌 수 있다.

최초연락 과정의 정보수집과 제공은 〈표 3-22〉와 같다.

〈표 3-22〉 최초연락 과정의 정보수집과 제공

	정보수집	정보제공
고객	의료관광에 대한 정보수집	본인의 개인정보, 건강상태, 진료기록, 진료비 지불방식 등
의료관광 제공자	고객의 개인정보, 건강상태, 진료기록, 진료비 지불방식 등	의료관광에 대한 정보제공

(1) 최초연락을 위한 준비

고객의 수요를 이끌어 내기 위해서는 의료체계, 보험 등의 환경을 고려하여 경쟁력 있는 의료관광 상품을 개발해야 한다.

① 온라인 및 오프라인 광고 등을 통하여 의료관광을 고려하고 있거나 추후에 의료관광을 이용하는 모든 잠재고객에게 정보를 제공해야 한다.
② 최초연락에 있어서 문의자 : 환자, 보호자, 의사, 보험사, 여행사, 의료관광 에이전시 등 매우 다양하다.
③ 최초연락을 위한 준비 : 정보의 제공, 수집 그리고 해당 국가나 의료기관이 고객의 수요를 촉진하기 위한 인프라의 구축이 중요하다.

(2) 최초연락시 대응

고객이 해당 의료기관을 처음으로 접하여 첫 인상을 갖게 되는 단계이다.

① 최초연락 방법 : 전화, 팩스, E-mail 등이 있으며, 웹사이트를 언어별로 구축하고 언어별 코디네이터를 배치한다.
② 문의 접수 : 바로 문의가 정상접수 되었다는 사항을 알리고, 예상 소요시간이나 진행상황을 알려야 한다.
③ 고객의 연락처를 파악하고 문의자와 환자의 관계를 파악한다.
④ 신속하고 정확한 커뮤니케이션을 위하여 팩스, 전화(유선, 무선), E-mail 등 문의자가 쉽게 확인할 수 있는 방법을 이용한다.
⑤ 의료관광에 관한 정보 : 인터넷을 통하여 얻는 비중이 가장 높다.
⑥ 인터넷을 통하여 정보제공을 위한 웹사이트 구축이 필요하다.
⑦ 각 국가별 언어로 제작된 웹사이트를 의료기관에서 직접 구축하거나 의료기관에 대하여 잘 알고 있는 사람이 구축한다.
⑧ 어려운 의학용어가 아닌 쉽게 이해 가능한 용어를 사용하여 병원의 시설이나 장비 등에 대한 현황, 의료인에 대한 상세한 프로필, 병원에 대한 소식, 관련기사, 보도자료 등을 기재한다.
⑨ 인터넷 상담을 운영하고, 전화문의를 위한 연락처를 기재하고, 이전 환자의 체험수기를 포함한다. 또한 병원의 사회적 활동, 성과에 대한 내용, 병원의 위치, 주변환경에 대한 정보를 기재한다.

2) 병원접수

해외에서 환자가 국내 의료기관에 접근하는 경로는 E-mail, 홈페이지, 전화 등이 있다. 본인이나 가족이 직접 하거나 중개업체, 개인 혹은 단체 등 복잡해질 수 있기 때문에 항목별로 정리하고 체크하여 체계적으로 관리해야 한다.

접수시 항목별 체크리스트는 〈표 3-23〉과 같다.

〈표 3-23〉 접수시 항목별 체크리스트

항목내용		상	중	하	비고
인터넷 예약	고객의 데이터가 잘 관리되고 있는가?				정확하고 알아 듣기 쉬운 번역
	접수된 예약내용을 확인하고 해당 부서에 지체하지 아니하고 전달하였는가?				
	전화통화를 위하여 정보를 요청하였는가?				
	고객이 필요로 하는 정보가 충분히 전달되었는가?				
전화 예약	친절하고 알아듣기 쉽게 대화하였는가?				자동녹음기 작동 확인
	전화내용이 녹취되고 있다는 것을 알렸는가?				
	고객의 예약사항을 재확인 하였는가?				
	기본적인 예약정보와 예약현황을 제공하였는가?				
	고객이 필요로 하는 정보를 모두 전달하였는가?				
팩스 예약	발신 후 수신여부를 확인하였는가?				발신 및 수신 서류관리
	예약확인서, 감사인사, 정보를 전달하였는가?				
	고객이 선택한 상품에 대한 설계가 되어있는가?				
	해당 담당자와 수신여부를 확인 하였는가?				
단체 예약	전체적인 예약사항을 재확인 하였는가?				대표자의 인적 사항 확인
	친절하고 신뢰를 줄 수 있는 태도로 응대하는가?				
	단체 접수된 예약내용을 확인하고, 해당 부서에 지체하지 아니하고 전달하였는가?				
	예약현황을 확인하였는가?				
예약 변경	기존의 예약사항을 확인하였는가?				변경내용을 상호 확인함
	변경할 내용을 확인하고 해당하는 정보를 제공하였는가?				
	변경된 내용을 해당부서에 지체없이 전달하였는가?				
	변경사항과 병실이용 가능여부를 고객에게 알리는가?				
병실 현황 관리	현재 예약률이 적정한가?				병실현황 항시확인
	병실관리 인원과 항상 연락이 가능한가?				
	병실현황을 항시 확인하고 있는가?				
	예약변경이나 취소사항을 해당 부서에 전달하는가?				
예약 취소	예약정보를 확인하는가?				취소내용 확인 및 사후관리
	예약취소하는 이유를 파악하였는가?				
	예약취소 여부를 재확인 및 통보하였는가?				
	예약파일 삭제, 예약현황 등의 조치를 취하였는가?				

3) 상담 및 견적서 작성

고객유치 초기단계에서는 진료비 및 치료계획과 코디네이터의 능력이 고객유치 성과에 큰 영향을 미친다. 진료에 필요한 환자의 정보를 파악하고 치료계획을 수립하며 예상비용을 산출하여 환자에게 제공한다.

(1) 정보수집

환자의 정보를 정확히 파악하여 정보를 치료계획을 세우는데 활용한다. 수집하는 정보의 종류로는 〈표 3-24〉와 같이 환자의 개인정보, 환자의 상태, 진료기록, 진료비 지불방식 등이다.

〈표 3-24〉 수집하는 정보의 종류

환자의 개인정보	이름, 성별, 생년월일, 국적, 사용언어, 경제적 정보, 문화적 정보 등
환자의 건강상태	증상 또는 진단명, 해외여행 가능 여부, 여행시 필요 기기나 약품 등
진료기록	과거 질병내력, 타 병원의 기록, 검사결과, 의사소견서 등
진료비 지불방식	진료비 청수 대상자 및 지불 주체, 보험소지 여부

(2) 정보수집 혹은 제공하는 방법

정보수집 혹은 제공하는 방법으로는 온라인과 오프라인으로 나눌 수 있다.

① 온라인 방법 : 병원 홈페이지, E-mail, 메신저, 웹하드 또는 병원자체에서 시스템을 구축하는 방법 등이 있다.
   ㉠ 온라인을 이용하면 신속하고, 장소에 크게 구애받지 않는다.
   ㉡ 온라인 데이터 전달은 각 언어의 통역 및 번역에 능통한 코디네이터가 배정되어 있어야 한다.

② 오프라인 방법 : 빠른우편, 일반우편 등이 있는데 온라인 방법보다 많이 사용된다.
   ㉠ 국가마다 인터넷 환경이 다르고 데이터의 호환성 문제, 고령층 혹은 저개발국가의 낮은 인터넷 보급과 이해도 때문이다.
   ㉡ 오프라인으로 데이터 전달을 위해서는 주소를 정확하게 전달하고, 해당 언어나 업무에 능통한 코디네이터를 배정한다.

③ 고객의 자료를 수집 : 치료법이나 비용을 상담하는 순서는 환자 또는 에이전시에서 문의처에 문의하면 환자에 대한 자료를 수집하고, 수집된 자료를 확인 및 입력을 하여 담당부서로 전달하게 된다.
   ㉠ 담당부서 : 진단과 치료방법 및 치료비용을 파악하여 환자 문의처에 전달하고, 환자 문의처에서는 환자 혹은 에이전시에 해당 내용을 알려준다.

(3) 치료계획 수립

환자로부터 수집한 정보는 진료를 담당할 진료과 및 진료의사를 정하고 의료진에게 치료 가능 여부, 치료계획, 진료일정, 사전 준비사항 등의 자문을 구하고, 의료진과의 토의로 치료 계획이 확정되면 예상 진료비, 체류일정 및 재원일수, 제공 가능한 서비스 등의 진료 프로세스를 설계하여 견적서를 작성하고 송부한다.

① 내원일정 수립 : 환자가 병원에 내원하여 치료를 받을 시기를 정하고 일정을 준비하는 단계로 최대한 환자의 입장을 고려하여 시기와 일정을 정하도록 한다.

㉠ 사전 준비사항 : 외국인 환자의 내원에 앞서 준비할 사항은 외국인 환자에 대한 부서간의 네트워크 구축, 원무시스템 구축, 다국적 보험회사들과의 네트워크 구축, 청구업무에 대한 이해 등이 있다.

㉡ 부서간 네트워크 구축 : 외국인 환자에 대한 부서간의 네트워크 구축은 외국인 환자의 문화에 대한 이해 및 원활한 내원일정의 수립과 시행을 위하여 의료진과 관련부서 모두 협조하고 지원하도록 네트워크를 구축한다.

㉢ 원무시스템 구축 : 내원예정인 환자의 불편함을 최소화하고 신속한 업무처리가 가능하도록 원무시스템을 구축하는 것으로 예약, 변경, 취소, 수납, 각종 문서발급 등이 포함된다.

㉣ 다국적 보험회사들과의 네트워크 구축과 청구업무에 대한 이해 : 고객에게 보다 나은 의료서비스를 제공하며, 대가를 받기 위하여 다국적 보험회사들과 청구대행서비스 업무와 관련된 계약을 맺고 네트워크를 구축하는 것이다.

② 진단 및 치료법 상담 : 환자로 부터 전달받은 자료를 바탕으로 의료진이 진단과 치료법을 결정하는 단계이다. 환자의 증상 혹은 질환명, 문의해온 치료법 등을 고려하여 해당 의료진에게 문의하고, 환자가 보내온 자료를 다른 자료와 혼동되지 않도록 ID를 부여하여 저장한다.

㉠ 생성된 ID와 자료 : 해당 의료진에게 전달하고, 해당 의료진은 가능한 한 빠른 시간에 답변한다. 고객의 인적사항을 원내 전산시스템에 입력하고, 환자가 보내온 자료는 영상의학과에 전달하고, 영상의학과에서는 의료진이 검토할 수 있도록 준비하여 의료진에게 전달한다.

㉡ 담당 의료진을 선정 : 우선적으로 임상경험이 가장 풍부하거나 유능한 의료진에게 1차적으로 문의를 하고, 진단이 어렵거나 타부서의 의학적 소견이 필요하면 다른 의료진과 토의하여 진행한다.

㉢ 최초 진단결과와 치료방법이 나오면 : 담당 코디네이터에게 전달하고, 담당 코디네이터는 최초 진단결과와 치료방법을 환자가 이해할 수 있는 언어로 번역하여 각종 설명자료나 예상 비용 등의 정보를 환자에게 제공하고, 담당 의료진에 대한 이력서를 동봉하여 보내줌으로써 최초 진단결과와 의료진에 대한 신뢰를 확보하도록 한다.

③ 예상 진료비용 산출 : 예상 치료비용에 대한 상세한 설명과 추가 서비스에 대한 조율을 하는 단계이다.

㉠ 의료비용의 청구 대상자와 지불 주체를 재확인하며, 지불 주체가 어떠한 방법으로 지불할지 확인한다.

㉡ 진료비용은 진료수준과 더불어 환자가 의료관광을 선택하는데 가장 큰 영향을 미친다.

㉢ 정확하고 합리적인 예상 진료비용을 산출하여 의료분쟁을 미연에 방지하고 환자유치에 기여하도록 한다.

㉣ 차등적인 서비스 비용의 청구양식은 〈표 3-25〉와 같다.

㉤ 최소에서 최대까지의 예상 진료비용을 사전에 통보하여 고객이 진료비용을 준비하게 한다.

㉥ 주요 타겟 국가와 경쟁 국가의 진료비를 조사하여 경쟁력 있는 가격을 제시한다.

㉦ 진료비용을 항목별로 작성하여 진료비용이 합리적이라는 인상을 주며, 식사나 병실비 등의 서비스에 대한 비용에 정확한 정보를 제공한다.

㉧ 병원의 서비스 옵션 리스트를 송부하여 환자가 서비스 비용에 대한 산출을 이해할 수 있게 한다.

㉨ 동급 병원끼리도 가격차이가 날 수 있으므로 사전조사로 적절한 진료비용을 산출한다.

㉩ 치료비용은 환자의 질환 상태의 변화와 의사의 소견에 따라서 변화가 있음을 사전에 알린다.

㉪ 보험과 원무과 등 긴밀한 업무 협조로 누락되거나 추가해야 할 항목을 미리 점검한다.

〈표 3-25〉 차등적인 서비스 비용

패키지	의료비용					서비스 비용									
						식사비		병실료			기타				
	진찰비용	검사비용	수술비용	약품비용	재료비용	고급식	일반식	특실	일반실	다인실	간병인	통역비	수수료	공항교통비	기타비용
1	○	○	○	○	○	○		○			○	○	○	○	○
2	○	○	○	○	○		○		○			○		○	○
3	○	○	○	○	○		○			○					○

4) 초기 접촉단계에서 고려할 사항

환자를 처음 만나는 단계는 무엇보다 중요하고, 환자의 의료관광서비스에 대한 궁금증 및 관심분야에 대해서 사전에 충분히 자료를 준비하여 환자에게 알려줌으로써 신뢰를 얻어야하는데, 이를 위해 초기 접촉단계에서 고려할 사항은 6가지 정도이다.

(1) 환자의 질문, 정보요구시 신속

환자가 질문, 정보 요구, 의뢰 등을 하면 정확하고 신속하게 답변하도록 한다.

(2) 담당 의료진에 대한 정보

의료진의 사진, 자격, 전문분야, 업적 등의 의료진에 대한 정보를 제공하여 환자에게 높은 수준의 의료진에게 진료 및 치료를 받을 수 있는 것을 알리고 신뢰를 얻는다.

(3) 의료기관에 대한 정보

의료진, 의료시설 및 설비, 서비스 내용, 주변환경, 병원 내 편의시설 등의 기본적인 의료기관에 대한 정보와 외국인 환자의 만족을 위하여 어떠한 시설과 일들에 대한 정보를 제공한다.

(4) 고객의 신뢰를 얻기 위한 노력

외국인 환자를 대할 때 환자의 입장에서 생각하여 해당 문화에 맞는 친절한 태도와 행동을 하며, 각종 정보제공과 신속하고 정확하게 대응한다.

(5) 환자가 구비해야할 서류

외국인 환자가 국내에서 의료관광서비스를 받기 위해서 필요한 서류를 알려주고, 필요한 이유나 발급방법에 대하여 정보를 제공하도록 한다.

① 여권 및 의료관광 비자, 환자의 본국 담당 주치의사의 소견서, 진료의뢰서
② 보호자, 친족 등의 동반여부 확인(수술시에는 보호자가 동반)
③ 신용카드, 한국 돈 등 한국체류시에 필요한 경비에 대한 지불수단
④ 진료관련 기록 : 각종 검사기록 및 영상자료, 수술기록, 처방전 등 환자에 대한 진료기록(이전의 기록이나 검사는 최초의 참고자료 일뿐이고 다시 검사를 해야 함을 사전에 알린다)

(6) 환자가 의료관광을 계획

대부분의 환자가 의료관광에 대한 정보를 인터넷에서 얻는 만큼 의료관광에 대한 믿을 수 있는 자세한 정보나 계획방법이 부족할 수 있다.

4. 확인과정

환자가 해당 의료기관에서 진료 혹은 치료를 받기로 결정하면 코디네이터는 상담자료를 참고하여 예약, 등록, 진료일정 등을 확인하고 환자와 조정, 재확인하여 확정짓게 된다.

환자가 E-mail을 통하여 문의하고 답변 받고자 하는 경우 E-mail은 실시간으로 바로 확인하여 대답하기 어려우므로 정보를 빠른 시간 내에 구체화하여 답하고, 다시 질의 하는 일이 없도록 한다.

현지에서 받은 진단서나 검사기록이 있으면 첨부하여 보내게 하고, 환자에게 답변할 때는 가능한 빠른 시간에 답변하도록 하며, 시간이 좀 걸릴 것이라고 예상되면 답변 예상시간을 알린다.

1) 예약일시 확정

외국인 환자가 원하는 일시를 가능한 지키며 일시를 정하도록 하고, 환자의 내원목적에 맞는 진료부서와 담당 의사를 정하고 담당주치의사와 의논하여 예약일시를 확정하도록 한다.

2) 환자등록

환자가 내원을 결정하면 수집한 환자의 정보를 이용하여 환자를 등록한다.

① 환자의 개인정보를 의료기관 시스템에 입력하고, ID 및 등록번호를 부여한다.
② 재진환자의 경우에는 환자의 개인정보 중 변경사항이 있는지 확인한다.

3) 예약사항 안내

예약일시, 진료 및 치료에 대한 예약내용과 사전에 준비해야 될 사항에 대하여 안내하고 환자가 이해했는지 확인한다. 예약변경과 취소는 환자와 해당부서의 요청에 의하여 가능하며, 해당부서의 요청에 의하여 변경 또는 취소가 될 경우 환자에게 변경 또는 취소 사유에 대한 설명과 예약일자의 재조정 등이 필요하다.

4) 예약증 작성

환자의 해당 의료기관에 방문사실 및 서비스 이용에 대한 상세내역으로 의료기관을 이용하기 위해서 필요한 서류 중 하나이다.

5) 초청장 작성

초청장은 예약증과 마찬가지로 해당 의료기관에서 의료서비스를 받는다는 사실을 입증하는 서류로 환자가 입국비자를 발급받기 위해서 초청장 또는 예약증을 요구하게 되는데 본래 목적과 다르게 사용할수 있어 철저하게 확인하며 발급에 신중을 기한다.

6) 진료비 지불방식에 따른 안내

환자가 의료기관에 방문하여 진료 및 치료를 받고자 하면 환자의 보험소지 여부를 확인하도록 하고, 개인이 부담하는 금액과 보험사에서 보증하는 지불범위를 확인하며, 진료비 청구에 필요한 서류를 확인하고 환자에게 설명한다.

7) 의료비용 견적서 확인

치료에 대한 구체적인 설계가 완료되면, 서비스 옵션에 선택에 따른 구체적인 비용이 산출되어야 한다.

① 서비스의 수준에 따라 비용이 차이가 나기 때문에 고객이 원하는 서비스를 골라 제공받게 한다.

② 서비스에는 병실, 식사, 편의 서비스, 관광 등이 있다.

③ 체크리스트를 만들 때 고려할 사항은 〈표 3-26〉과 같다. 체크리스트를 환자가 이해할 수 있는 언어로 번역하여 제공하거나 환자가 옵션 선택시에 옆에서 번역과 설명을 한다.

〈표 3-26〉 서비스 옵션 체크리스트

<table>
<tr><th colspan="2">항 목</th><th colspan="3">고객 체크란</th><th>사진</th><th>위치</th><th>금액</th><th>비 고</th></tr>
<tr><td rowspan="8">입
원
실</td><td>특 실</td><td colspan="3"></td><td>·</td><td rowspan="5">병원 내</td><td>·</td><td>보호자 침실 제공</td></tr>
<tr><td>1인실</td><td colspan="3"></td><td>·</td><td>·</td><td>보호자 침실 제공</td></tr>
<tr><td>2인실</td><td colspan="3"></td><td>·</td><td>·</td><td></td></tr>
<tr><td>4인실</td><td colspan="3"></td><td>·</td><td>·</td><td></td></tr>
<tr><td>6인실 이상</td><td colspan="3"></td><td>·</td><td>·</td><td></td></tr>
<tr><td>K 호텔</td><td colspan="3"></td><td>·</td><td>서울</td><td>·</td><td>1룸 2인실</td></tr>
<tr><td>P 빌리지</td><td colspan="3"></td><td>·</td><td>강릉</td><td>·</td><td>1룸 2인실</td></tr>
<tr><td>H 리조트</td><td colspan="3"></td><td>·</td><td>가평</td><td>·</td><td>2룸 4인실</td></tr>
<tr><td rowspan="7">식
사</td><td></td><td>조</td><td>중</td><td>석</td><td>·</td><td rowspan="7">병원 내</td><td>·</td><td></td></tr>
<tr><td>한식 특별식</td><td></td><td></td><td></td><td>·</td><td>·</td><td></td></tr>
<tr><td>한식 일반식</td><td></td><td></td><td></td><td>·</td><td>·</td><td></td></tr>
<tr><td>환자식</td><td></td><td></td><td></td><td>·</td><td>·</td><td></td></tr>
<tr><td>서양식</td><td></td><td></td><td></td><td>·</td><td>·</td><td></td></tr>
<tr><td>중국식</td><td></td><td></td><td></td><td>·</td><td>·</td><td></td></tr>
<tr><td>기타 국가별 맞춤 특식</td><td></td><td></td><td></td><td>·</td><td>·</td><td>상담 후비용 결정</td></tr>
</table>

항 목		고객 체크란	사진	위치	금액	비 고
기타서비스	입원시 필요 물품 세트 (비누, 샴푸, 칫솔, 치약, 실내화)		·		·	원내 매점에서 따로 구매 가능
	항공권 예약 서비스		·	인천 국제 공항	·	대한항공
	픽업서비스		·	공항과 병원	·	편도
	1. 병원차량	1	·		·	4인승
	2. 병원승합차	2	·		·	11인승
	3. 리무진	3	·		·	4인승
	4. 시보레익스프레스	4	·		·	9인승
	간병 서비스		·	병원 내	·	간병 시간 협의
	마사지 서비스		·	병원 근처	·	전신 1시간
	통역 서비스		·	병원 내	·	
	인터넷 서비스		·		·	특실 무료제공
	환전 서비스		·		·	소정의 수수료
	노트북 렌탈		·		·	특실 무료제공
	우편, 팩스 서비스		·		·	국가별 가격 적용
	한강 유람선		·	서울	·	
	코엑스 아쿠아리움		·	서울	·	
	전통체험 서비스		·	북촌 한옥 마을	·	전통한옥 숙박시 추가비용
	쇼핑안내 서비스			명동		쇼핑비용은 개인부담
	그밖에 원하는 서비스가 있다면 적는다(서비스 제공 여부는 상담 후 합의한다). ㉔ 나는 채식주의자이다. 육류, 생선, 해물은 먹지 않으며 달걀과 유제품은 먹는다. 나의 식단을 고려해 주기 바람.					

5. 서비스 단계

환자가 병원에 도착하여 실제적으로 의료서비스를 제공받는 단계로, 장시간 여행으로 인하여 지쳐있을 수 있는 환자를 고려하여 접수에서 치료까지 불편함이 없도록 서비스를 제공한다.

1) 도착 및 대기

환자가 의료기관에 도착하면 장시간 비행으로 인한 여독, 시차적응, 낯선 환경 등으로 불안감이나 피곤함을 느낄 수 있고, 환자를 최대한 배려하며 편의를 제공할 수 있어야 한다.

(1) 인사법

환자의 문화권을 이해하고 해당 문화의 인사로 맞이하면 환자는 친근감을 느끼고 자신이 대우 받고 있다는 것을 느끼게 한다.

① 키스, 포옹, 코비비기, 침 뱉기 등이 있으며 같은 행위라도 국가마다 다른 행동이 있기 때문에 문화에 대한 이해가 필요하다.

② 한국 인사법인 허리와 고개를 숙여 인사하는 것도 괜찮다.

③ 환자에게 허리와 고개를 숙이는 것이 한국의 전통 인사법이며, 상대를 최대한으로 존중하는 자세라는 것을 알려야 한다.

④ 국가별 인사는 〈표 3-27〉과 같다.

〈표 3-27〉 국가별 인사법

<table>
<tr><th colspan="2">인사말(안녕하세요?)</th><th colspan="2">자세, 바디랭귀지</th></tr>
<tr><td>영어</td><td>헬로우</td><td rowspan="7">악수</td><td rowspan="7">악수는 오른손으로 하며 상대와 시선을 마주치고 미소를 짓는다.
미국 : 손을 힘있게 잡고 3번 정도 흔든다.
독일 : 짧고 강하게 흔든다.
프랑스 : 손에 힘을 많이 주지 않는다.</td></tr>
<tr><td>일본어</td><td>곤니찌와</td></tr>
<tr><td>중국어</td><td>닌 하오</td></tr>
<tr><td>프랑스어</td><td>봉주흐</td></tr>
<tr><td>스페인어</td><td>올라!</td></tr>
<tr><td>독일어</td><td>구-텐-탁</td></tr>
<tr><td>베트남어</td><td>씬 짜오</td></tr>
<tr><td>러시아어</td><td>즈드랏스부이쪠</td><td rowspan="3">고개 숙여 인사</td><td rowspan="3">아시아의 유교 영향권 나라에서 주로 한다.</td></tr>
<tr><td>이탈리아어</td><td>부온 죠르노</td></tr>
<tr><td>태국어</td><td>싸왓디 - 크랍</td></tr>
<tr><td>인도네시아어</td><td>아버지 까바르?</td><td rowspan="3">합장</td><td rowspan="3">두 손을 손바닥이 닿도록 모으는 것으로 인도, 태국, 스리랑카, 미얀마 등 불교 국가에서 많이 한다.</td></tr>
<tr><td>아랍어</td><td>마르하반</td></tr>
<tr><td>몽골어</td><td>새-응 배-노</td></tr>
</table>

(2) 대기 장소

환자를 영접 혹은 대기하는 장소는 환자가 편안함을 느낄 수 있도록 배려한다.

① 환자가 사용하는 언어로 된 환영메시지를 벽이나 입구에 걸어두며 해당 국가의 신문, 컴퓨터와 인터넷, 관광자료, 의료기관 홍보자료 등을 배치한다.

② 홍차, 커피 등의 환자 문화권의 음료와 한과, 전통음료 등을 구비해 놓도록 한다.

2) 병원 접수

환자가 입원실로 이동하기 전, 접수와 수납(선납)을 하게 되는데 반드시 예약확인서, 현지

의사진단서의 확인이 필요하며 환자 패스포트를 확인해야 한다.

(1) 병원 접수담당자

환자가 예약했던 환자가 맞는지 진료예약서, 초청장, 여권 등으로 입국 날짜, 비자종류, 보험가입 여부, 체류기간 등을 확인하고 진료일정 안내 및 일정표를 제공한다.

(2) 환자 혹은 보호자에 제공되는 정보

환자 혹은 보호자가 이해할 수 있는 언어와 방법으로 제공하도록 한다.

① 통역사나 유치업체 직원이 함께 동행 할 경우 차후 개인정보 보호관련 문제가 생기는 것을 방지하기 위하여 의료정보공개 동의서를 받는다.
② 병원이용에 관한 설명과 각종 서약서를 받는다.
③ 환자의 지불방식을 확인하고, 선불 혹은 보증금납부 및 영수증을 발급한다.

3) 진 료

외국인 환자의 진료, 검사, 입원 등 일반적인 내국인 환자와의 병원 동선과 같은 프로세스로 진행되지만 기본 절차에서는 차이를 보인다. 외국인 환자의 경우에는 우선 기본검사를 받고 검사결과를 토대로 진료를 하고, 입원결정 및 정밀검사를 한 후에 치료하게 된다.

(1) 고려사항

진료에 있어 사전검사도 충분히 필요하지만, 검사 이전에도 병력에 관한 사전조사가 이루어져 최고의 의료서비스를 제공할 수 있는지 확인이 필요하다.

① 환자에 대한 정보확인과 진료일정 : 최상의 서비스를 위해 의료진과 환자의 병력을 확인한다.
   ㉠ 환자에 대한 정보확인 : 본인 확인절차를 걸쳐 환자 본인임을 확인한다. 환자의 과거 병력, 환자의 주거지의 주요 질환, 인종에 따른 발병 질환 등을 고려하고 특정 식품이나 약품, 수술도구에 대한 알레르기가 있는지 확인하며 이전의 진단서 등을 참고하여 진단 및 치료계획을 세운다.
   ㉡ 진료일정 확인 및 통보 : 환자의 기본정보와 질환 상태를 확인하고, 적절한 담당주치의나 부서에 배치되었는지 확인한다. 또한 담당주치의가 진료일정을 확인 하였는지 진료를 받기까지 어느 정도의 시간이 걸리는지 파악한다.
② 사생활 보호 : 환자의 개인정보가 유출되거나 침해되면 차후 문제가 발생하여 의료기관에 악영향을 미칠 수 있고, 환자의 만족도는 떨어지고 불만이 높아지며, 환자의 사생활

을 보호하기 위한 조치와 환자의 문화를 이해하고 배려하는 태도를 가진다.

㉠ 개인정보 보호 : 진료실이나 진료대기실 등에 환자의 이름, 진단명 같은 개인정보를 게시하지 않고 환자를 호출할 때 크게 이름을 부르거나 환자의 진단명, 처치명 등을 다른 사람이 있는 곳에서 이야기하는 행위를 삼가한다.

㉡ 신체노출 : 진료에 있어 신체노출은 최소화한다. 아랍권의 환자들은 문화상 노출을 금하고 있어서 사전에 진료를 위해서 필요하다는 설명과 환자와 보호자의 동의를 얻는다.

③ 각종 정보제공과 환자의 동의 : 진료일정, 치료계획 등에 대한 정보를 제공함에 있어서 해당 언어도 번역 혹은 통역하여 제공하고, 진료나 치료를 위해 필요한 동의서 등도 해당 언어로 번역하거나 통역하여 설명한다.

㉠ 정보제공 : 진료, 검사, 수술 및 병원생활에 대한 정보를 제공하고, 환자가 이해할 수 있는 언어로 번역 · 통역한다. 또한 안전사고에 대한 주의사항, 치료 행위시에 일어날 수 있는 부작용에 대한 설명을 한다.

㉡ 환자의 동의 : 사전에 예고되지 않은 고가의 비용이 발생할 경우 환자에게 설명하여 동의를 받고 검사 · 수술 및 시술에 대한 주의사항이나 부작용 가능성을 설명하며, 검사 · 수술 및 시술동의서를 받도록 한다.

(2) 응급실 진료의뢰

진료 중 의사가 환자의 상태가 위급하여 응급실 진료가 필요하다고 판단하면 안전하고 신속하게 응급실로 이송한다. 의사는 환자와 보호자에게 응급실 진료가 필요한 이유에 대하여 설명하며, 가능한 질문사항에 대하여 답하면서 동의를 구한다.

(3) 재진 예약

재진이 필요할 경우 추후 진료일정에 따라 예약하고 안내하며, 환자의 귀국일정을 고려하며 체류기간 연장을 위한 서류의 필요성 여부를 확인 하고, 본국에 갔다가 다시 재입국해야 하는 경우에는 비자발급을 위한 서류의 필요성 여부를 확인한다.

(4) 진료내역 확인 및 설명

진료가 끝나면 담당자는 환자와 보호자에게 진료결과에 대하여 알려주고 진료를 통하여 수립된 치료계획에 따라 추후 진료일정과 투약 · 검사 · 수술 등을 안내하고, 일정이 차질 없이 진행되도록 예약한다.

〈표 3-28〉 입원약정서

등록번호	
성 명	

공정거래위원회
표준약관 제10004호
(2014.9.19. 개정)

입 원 약 정 서

환 자 성 명 : (남, 여)
주민등록상의 생년월일 : 집전화 :
주 소 : 핸드폰 :

1. 귀 의료기관에서 제시한 제반 규칙을 준수함은 물론, 치료와 퇴원 등 의사 및 간호사(또는 직원)의 정당한 지시에 따르겠습니다.
2. 환자가 의료기관의 정당한 진료지침이나 교육에 반하는 무단 외출 · 외박으로 인하여 발생하는 환자의 손해에 대한 책임은 원칙적으로 환자에게 있습니다.
3. 입원료 기타 입원기간 동안 발생하는 진료비는 귀 의료기관에서 정하는 납부기한 내에 납부(연대보증인이 있는 경우에는 환자와 연대보증인이 연대하여 납부)하겠으며, 정당한 이유 없이 체납될 때에는 채권확보를 위한 법적조치에 이의가 없으며, 만일 본건 의료분쟁 등으로 인하여 소송을 제기할 경우 관할법원은 민사소송법에 따릅니다.
4. 입원기간 중에 환자 및 보호자가 귀 의료기관의 비품 또는 기물을 고의 또는 과실로 망실, 훼손한 때에는 이를 변상합니다.
5. 입원기간 중 환자 또는 보호자 등이 소지 중인 현금 기타 귀중품은 귀 의료기관이 지정한 보관 장소가 있는 경우에는 보관 장소에 보관하고, 보관 장소가 따로 없는 경우에는 귀 의료기관이 지정한 직원에게 보관을 의뢰합니다. 이를 이행치 아니하여 현금 기타 귀중품 등이 분실 및 훼손되어 발생한 손해에 대하여는 의료기관은 책임이 없습니다.
6. 입원기간 중 이루어진 진단, 검사, 치료 등 의료행위와 관련하여 분쟁이 생겼을 때에는 「의료사고 피해구제 및 의료분쟁 조정 등에 관한 법률」에 따라 한국의료분쟁조정중재원에 조정 · 중재를 신청하거나 「소비자기본법」에 따라 한국소비자원에 피해구제 등을 신청할 수 있습니다.

20 년 월 일

위 약정인 : (서명 또는 기명날인)

등록번호	
성　명	

대리인(환자의 　　): (서명 또는 기명날인)
주민등록상의 생년월일 : 집전화 :
주 소 : 핸드폰 :

연대보증인(환자의) : (서명 또는 기명날인)
주민등록상의 생년월일 : 집전화 :
주 소 : 핸드폰 :
보증채무 최고액 : 원 보증기간 : 년

※ 환자, 대리인, 연대보증인(연대 보증인이 있는 경우에 한한다.)이 각자 제출(첨부)하여야 할 서류(다음 중 하나에 의함)

1. 주민등록증 사본
2. 운전면허증 사본
3. 여권 사본
4. 외국인등록증 사본
5. 환자와 가족관계에 있는 경우, 가족관계증명서 등 가족관계에 있음을 증명할 수 있는 서류(원본 또는 사본)
6. 기타 대리인이 본인임을 증명할 수 있는 증서 또는 문서(원본 또는 사본)

※ (유의사항) 환자 등은 위 서류를 첨부함에 있어 주민등록번호 중 뒷자리 숫자 7개가 인식될 수 없도록 제출하여야 함(주민등록번호 전체가 표시되어서는 안 됨). 만약, 제출되는 서류에 주민등록번호 전체가 표시되어 있는 경우, 병원은 뒷자리 숫자 7개가 인식될 수 없도록 조치하여야 함.

____________________병원(의원)장 귀하

(5) 입 원

병실에 입원시 필요한 행동요령 및 주의사항 등을 안내한다.

① 입원 준비 : 진료로 입원이 필요하다고 판단되면 입원결정서를 발급하고, 입원 희망일을 확인하며 입원절차 등에 대한 정보를 제공한다.
  ㉠ 당일 입원할 필요가 있으면 병실의 현황을 확인하고 병실을 배정한다.
  ㉡ 환자에게 입원약정서를 받도록 하며, 〈표 3-28〉과 같다.
② 병실제공 : 사전예약한 입원환자의 경우 환자가 선택한 병실이나 옵션이 모두 준비되어 있는지 병실에서 환자와 보호자에게 확인시킨다.
  ㉠ 당일 입원시 환자가 원하는 병실이 없을 경우 우선 환자가 원하는 병실과 가장 가까운 형태의 병실을 제공하고, 환자가 원하던 병실이 생기면 바로 이동한다.
  ㉡ VIP고객의 경우 특별한 병실을 준비한다.
  ㉢ 다양한 사이즈의 환자복, 고급 침구와 세면도구 등을 준비한다.
  ㉣ 환자 본국의 시간과 한국 시간을 같이 나타내는 시계를 준비하도록 한다.

(6) 외국의 환자를 위한 배려사항

외국인 환자의 문화를 이해하고 최대한 배려한다.

① 문화적 차이에는 종교, 생활습관, 사회적 관념 등이 있다.
② 이슬람교의 경우 하루에 5번의 기도를 의무로 하고 있기 때문에 기도시간에는 병실 출입을 삼가고 기도에 방해되는 행위, 행동을 하지 않도록 한다.
③ 스페인, 이탈리아, 그리스 등 지중해 연안의 국가에서 온 외국인 환자의 경우 시에스타(낮잠시간)가 있는데 병실출입을 삼가고 낮잠에 방해되는 행위를 자제한다.

4) 검 사

외국인 환자가 본국에서 한 검사결과는 초기 진료계획을 세우기 위한 참고사항이고, 병원에서 다시 검사를 받아야 한다. 검사는 기본검사와 정밀검사로 나누며 외국인 환자의 경우 기본검사는 진료 이전에 받는 것이 보통이고, 기본검사를 토대로 진료를 하며 필요할 경우 정밀검사를 하게 된다.

(1) 기본검사

환자가 내원하기 전인 초기 접촉과정에서 제공되었던 진단명, 치료법, 비용에 대한 정보는 확정된 것이 아니고 내원하여 받은 검사의 결과로 인하여 달라질 수 있고, 비용이나 치료계획이 달라질 수 있음을 환자와 보호자에게 설명하도록 한다.

① MRI, CT, X-ray 등이 포함될 수 있는데 MRI같이 대기시간이 몇 주 또는 몇 달이 걸리기 때문에 사전에 예약하여 대기시간을 줄이도록 한다.

② 검사과정은 환자와 의사소통을 원활하게 하기 위하여 환자와 접촉하게 되는 직원들이 해당 언어를 구사할 수 있는지, 해당 문화에 대하여 이해하고 있는지 확인하도록 한다.

③ 의료진이 해당 언어를 구사하지 못하는 경우 해당 언어가 가능한 코디네이터 혹은 직원이 통역하도록 한다.

(2) 정밀검사

진단 후 자세히 병변을 관찰하기 위하여 실시하며 정밀검사의 필요성에 대하여 환자와 보호자에게 설명한다.

① 외국인 환자의 경우 문화의 차이와 같은 낯선 환경과 외로움 등으로 인하여 불안을 느낄 요소가 항상 존재하며, 불안과 질환에 대한 불안까지 더해져 심리적으로 큰 문제를 일으킬 수 있어 환자의 질환에도 악영향을 미칠 수 있다.

② 코디네이터 및 담당자는 정밀검사의 필요성에 대하여 상세히 설명하고 심각하게 이야기하면 안된다.

(3) 검사를 위한 준비

검사를 위한 대기시간을 줄이고 지장이 생기지 않도록 사전에 예약확인서, 현지 의사의 진단서, 패스포드, 입국날짜, 비자종류, 체류기간 등을 꼼꼼하게 확인한다.

① 보험의 가입여부와 종류를 확인하고, 병원이용에 대한 서약서를 준비하여 서약을 받도록 한다.

② 통역가능한 코디네이터가 곁에 있어도 검사를 실시하는 것은 결국 의료진 및 직원이기 때문에 검사를 실시하는 사람도 환자의 신뢰를 얻어야 할 것이다.

③ 의료진이나 직원은 자신의 이야기를 환자가 직접 알아듣지 못하여도 환자를 바라보며 이야기 하고, 경우에 따라 밝은 표정 및 미소, 진지한 표정을 짓도록 한다.

5) 치 료

치료의 과정에는 생각지 못한 일 등으로 문제가 발생할 수 있으며, 수술이나 시술 등 부담이 큰 의료서비스의 경우 반드시 의료서비스에 대한 사전안내와 동의서를 얻는 것이 중요하다.

(1) 수술동의서

환자의 신체에 위해를 유발할 수 있는 모든 처치에 대하여 사전에 동의서를 받아야 한다.

① 환자의 신체에 위해를 유발할 수 있는 처치 : 수술, 시술, 검사, 마취, 의식하진정, 조영제 투여, 항암제 투여, 임상연구, 혈액제제 사용 등이 있다.
② 의료진 : 수술법과 주의사항, 유발 가능한 부작용을 상세히 설명하고 동의서를 받아야 한다.
③ 동의서 작성법 : 동의서는 동의가 필요한 의료행위 시마다 행위 전에 받는 것을 원칙으로 한다.
④ 동의서의 작성 : 환자가 사용하는 언어로 의사소통이 가능한 직원에 의하여 수행된다.
⑤ 동의서의 서명 : 환자 본인이 하는 것을 원칙으로 하나 환자가 의사결정을 내리기 어려운 상태, 미성년자인 경우에는 법정대리인이 동의하여 서명한다.
⑥ 법정대리인이 서명하게 되는 경우 : 사유를 동의서에 표시해야 한다.
⑦ 수술(시술, 검사, 마취 의식하 진정)동의서 표준약관은 〈표 3-29〉와 같다.

(2) 약 처방과 조제

원내 혹은 원외에서 처방한 약물은 의사 또는 간호사가 환자와 보호자에게 약물의 효능, 부작용, 복용시간과 방법, 반납불가에 대한 사항을 이야기 한다.

① 의사 또는 간호사가 환자와 언어소통이 불가능할 경우 환자와 언어소통이 가능한 코디네이터, 직원이 통역하도록 한다.
② 의사 또는 간호사가 코디네이터나 직원에게 설명하고 정확히 이해했는지 확인하도록 한다.

(3) 사망처리

외국인 환자가 사망한 경우 국가별 행정처리 절차에 따른다.

① 외국인 환자 : 체류기간 동안에 사망하면 사망장소와 사망원인을 확인하고 유족과 경찰에 알린다.
   ㉠ 유족이 타국에 있을 때는 유족이 입국하거나 유족이 위임하는 경우가 있다.
   ㉡ 유족이 입국하고자 할 경우 비자발급에 필요한 서류를 제공한다.
   ㉢ 사망진단서 등의 서류를 구비하여 제출한다.
   ㉣ 시신은 유족이 원하는 방법(화장, 방부제 처리, 본국 이송, 국내 안치)을 존중하도록 한다.

〈표 3-29〉 수술(시술, 검사, 마취, 의식화 진정)동의서 표준약관

등록번호	
성 명	

□ 수술
□ 시술
□ 검사
□ 마취
□ 의식하진정

동의서

공정거래위원회
표준약관 제10003호
(2016. 6. 22. 개정)

1. 환자의 현재 상태(검사결과 및 환자의 고지에 따라 유/무/미상으로 나누어 기재)

진단명			
수술, 시술, 검사명			
참여 의료진 / 주치의 (집도의 1)	(이름:)	□전문의(전문과목:), □일반의(진료과목:)	
참여 의료진 / 주치의 (집도의 2)	(이름:)	□전문의(전문과목:), □일반의(진료과목:)	
시행예정일			
과거병력 (질병·상해 전력)		알레르기	
특이체질		당뇨병	
고 · 저혈압		마약사고	
복용약물		기도이상 유무	
흡연여부		출혈소인	
심장질환 (심근경색증 등)		호흡기질환 (기침·가래 등)	
신장질환 (부종 등)		기타	

* 수술참여 집도의가 다수인 경우 모두 기재해 주시기 바랍니다.
주치의(집도의1,2) 기재란 기재요령: 주치의(집도의 1) 항목에는 환자의 주치의(집도의) 정보를 기재, 주치의(집도의 2) 항목에는 당해 수술·시술 등에 있어 주치의(집도의 1) 이외에 추가적으로 주치의의 역할(주된 수술역할 등)을 담당하는 의사가 있는 경우에 한하여 작성

2. 설명사항

* **각 항목의 구체적인 내용은 수술 · 시술 · 검사의 특성에 따라 개별적으로 기재할 수 있습니다.**

* **개별적 기재 내용 중 중요한 사항에 대하여는 굵은 글씨로 표시하거나 밑줄을 강조하는 것이 바람직합니다.**

등록번호	
성 명	

가. 수술(시술 · 검사)의 경우 설명사항

① 수술(시술 · 검사)의 목적 및 효과

② 수술과정 및 방법, 수술(시술 · 검사)부위 및 추정 소요시간

③ 발현 가능한 합병증(후유증)의 내용, 정도 및 대처방법

④ 수술(시술 · 검사)관련 주의 사항(수술 후 건강관리에 필요한 사항)

⑤ 수술(시술 · 검사)방법의 변경 또는 수술 범위의 추가 가능성

수술(시술·검사) 과정에서 환자의 상태에 따라 부득이하게 수술(시술)·검사) 방법이 변경되거나 수술범위가 추가될 수 있습니다. 이 경우, 환자 또는 대리인에게 추가로 설명하여야 하는 사항이 있는 경우에는 수술(시술·검사)의 시행 전에 이에 대하여 설명하고 동의를 얻도록 합니다.

다만, 수술의 시행 도중에 환자의 상태에 따라 미리 설명하고 동의를 얻을 수 없을 정도로 긴급한 수술방법의 변경 또는 수술 범위의 추가가 요구되는 경우에는 이에 따른 수술의 시행 후에 지체 없이 그 변경 또는 추가의 사유 및 수술의 시행결과를 환자 또는 대리인에게 설명하도록 합니다.

⑥ 주치의(집도의)의 변경 가능성

수술(시술·검사) 과정에서 환자의 상태 또는 의료기관의 사정(응급환자의 진료, 주치의(집도의)의 질병·출산 등 일신상 사유, 기타 변경사유:)에 따라 부득이하게 주치의(집도의)가 변경될 수 있습니다. 이 경우 수술(시술·검사)의 시행 전에 환자 또는 대리인에게 구체적인 변경사유를 설명하고 서면동의를 얻도록 합니다.

다만, 수술의 시행 도중에 환자의 상태에 따라 미리 설명하고 동의를 얻을 수 없을 정도로 긴급한 집도의의 변경이 요구되는 경우에는 이에 따른 수술의 시행 후에 지체 없이 구체적인 집도의의 변경 사유 및 수술의 시행결과를 환자 또는 대리인에게 설명하도록 합니다.

⑦ 기타사항

등록번호	
성 명	

나. 의식하진정의 경우 설명사항

① 의식하진정의 목적 및 효과

진정제를 투여하여 환자를 어느 정도 진정상태에 도달하게 한 후 검사(시술)를 함으로써 검사(시술)에 따르는 불편함을 경감시켜주는 효과가 있습니다. 그러나 환자를 마취한 상태로 하는 검사(시술)는 아니며 환자의 협조가 가능한 진정 상태에서 검사(시술)를 합니다.

② 발현가능한 합병증(후유증)의 내용, 정도 및 대처방법

환자의 상태에 따라서는 적정량의 약제를 사용하였음에도 불구하고 수면이나 적정한 정도의 진정상태에 도달하지 못하거나 오히려 환자의 협조도가 낮아져 검사(시술) 자체가 어려워지는 수도 있습니다.
부작용은 호흡곤란 및 저산소증과 같은 호흡기계 합병증, 맥박이 빨라지는 등의 심혈관계 합병증, 낙상 등이 발생할 수 있으나 대개는 특별한 조치 없이 좋아집니다. 그러나 드물지만 호흡과 심장이 정지되어 생명이 위협받는 경우가 발생하기도 하며 과민 반응에 의한 응급조치가 필요한 경우도 있습니다. 따라서 호흡기 질환으로 폐기능에 장애가 있거나, 신장이나 심장질환이 있는 경우에는 주의를 요합니다.

③ 의식하진정시 주의 사항

의식하진정 후에는 완전한 회복을 위하여 안정이 필요하며 검사 당일에는 운전을 하지 말아야 하고 중요한 약속이나 업무는 피해야 합니다.

다. 마취의 경우 설명사항

① 현 환자상태에 적합한 마취방법

☐ 전신마취 ☐ 척추마취 ☐ 국소마취(마취부위 : ________) ☐ 기타

② 발현가능한 부작용(후유증)의 내용, 정도 및 대처방법

등록번호	
성 명	

③ 마취 방법의 변경 가능성

수술 준비 중 환자의 상태에 따라 부득이하게 마취방법이 변경될 수 있습니다. 다만, 이에 따라 환자 또는 대리인에게 추가로 설명하여야 하는 사항이 있는 경우 수술을 시행하기 전에 이에 대하여 설명하고 동의를 얻기로 합니다.

④ 기타 사항(예시: 환자가 특별히 원하는 마취방법의 위험성)

설 명 의 사 : ______________(서명 또는 날인)
설 명 의 사 : ______________(서명 또는 날인)

* 마취통증의학과 의사가 마취에 관한 사항을 별도로 설명하는 등 설명의사가 여럿일 경우 설명한 부분을 특정하여 각자 서명 또는 기명 · 날인할 수 있습니다.

나는 다유의 사항을 확인하고 동의합니다.

① 나(또는 환자)에 대한 수술(시술, 검사, 마취, 의식하진정)의 목적·효과·과정·예상되는 합병증·후유증 등에 대한 설명(필요시 별지 포함)을 의사로부터 들었음을 확인합니다.

② 이 수술(시술, 검사, 마취, 의식하진정)로서 불가항력적으로 야기될 수 있는 합병증 또는 환자의 특이체질로 예상치 못한 사고가 생길 수 있다는 점을 위 ①의 설명으로 이해했음을 확인합니다.

③ 이 수술(시술, 검사, 마취, 의식하진정)에 협력하고, 이 동의서 제1조의 환자의 현재 상태에 대해 성실하게 고지할 것을 서약하며, 이에 따른 의학적 처리를 주치의의 판단에 위임하여 이 수술(시술, 검사, 마취, 의식하진정)을 하는 데에 동의합니다.

④ 수술(시술·검사) 방법의 변경 또는 수술범위의 추가 가능성에 대한 설명을 이 수술(시술·검사·마취·의식하진정)의 시행 전에 의사로부터 들었음을 확인합니다.

⑤ 주치의(집도의)의 변경 가능성과 사유에 대한 설명을 이 수술(시술, 검사, 마취, 의식하진정)의 시행 전에 의사로부터 들었음을 확인합니다.

등록번호	
성 명	

20 년 월 일 시 분

환 자 명 : (서명 또는 날인)
주민등록상의 생년월일: 집전화:
주소: 휴대전화:

대리인(환자의): (서명 또는 날인)
주민등록상의 생년월일: 집전화:
주소: 휴대전화:

* 대리인이 서명하게 된 사유

□ 환자의 신체적·정신적 장애로 인하여 약정 내용에 대하여 이해하지 못함
□ 미성년자로서 약정 내용에 대하여 이해하지 못함
□ 설명하는 것이 환자의 심신에 중대한 나쁜 영향을 미칠 것이 명백함
□ 환자 본인이 승낙에 관한 권한을 특정인에게 위임함
(이 경우 별도의 위임계약서를 본 동의서에 첨부하여야 합니다)
□ 기타

* 의사의 상세한 설명은 이면지 또는 별지를 사용할 수 있습니다.(이 동의서에 첨부함)

* 환자(또는 대리인)는 이 동의서 또는 별지 사본에 대한 교부를 요청할 수 있으며, 이 요청이 있을 경우 지체 없이 교부하도록 합니다. 단, 동의서 또는 별지 사본 교부 시 소요되는 비용을 청구할 수 있습니다.

* 수술(검사, 시술) 후 보다 정확한 진단을 위하여 추가로 특수 검사를 시행할 수 있으며, 이 경우 추가비용을 청구할 수 있습니다.

※ 환자, 대리인, 연대보증인(연대보증인이 있는 경우에 한한다.)이 각자 제출(첨부) 하여야 할 서류(다음 중 하나에 의함)
1. 주민등록증 사본
2. 운전면허증 사본
3. 여권 사본
4. 외국인등록증 사본
5. 환자와 가족관계에 있는 경우, 가족관계증명서 등 가족관계에 있음을 증명할 수 있는 서류(원본 또는 사본)
6. 기타 대리인이 본`인임을 증명할 수 있는 증서 또는 문서(원본 또는 사본)

※ (유의사항) 환자 등은 위 서류를 첨부함에 있어 주민등록번호 중 뒷자리 숫자 7개가 인식될 수 없도록 제출하여야 함(주민등록번호 전체가 표시되어서는 안 됨). 만약, 제출되는 서류에 주민등록번호 전체가 표시되어 있는 경우, 병원은 뒷자리 숫자 7개가 인식될 수 없도록 조치하여 함

________병원(의원)장 귀하

ⓜ 환자가 사망하게 되면 유족, 대사관, 화장시설, 국제방부처리 업체, 외무부 등에 연락하게 되고 각종 서류를 구비해야 한다.

② 일본 환자의 경우 : 사망진단서를 진료 담당주치의가 작성하게 된다.

㉠ 사망한 환자의 보호자나 유족의 결정에 따라 화장 또는 방부제 처리하게 되는데 보통 화장을 하는 경우가 많다.

㉡ 화장을 할 경우 일본대사관에 유족과 같이 화장동의서 발급신청서를 작성한다.

㉢ 사망진단서, 사망한 환자의 여권, 유족본인의 여권을 지참한다.

㉣ 화장동의서를 받으면 담당자가 장례식업자에게 연락을 하고, 화장할 날짜를 잡는다.

㉤ 화장의 경우 사망후 24시간이 지난 후에 가능하다.

㉥ 방부제 처리를 할 경우 국제 장례사에게 연락을 하고, 국제 장례사가 필요한 서류, 검사, 공항수송 처리를 돕도록 한다.

㉦ 일본대사관에서 방부처리증명서를 발급받고 24시간이 지난 후에 서울 적십자병원으로 이송하여 유체를 검사하고 공항까지 수송한다.

③ 러시아 환자의 경우 : 러시아 대사관에 환자의 사망을 신고하고, 사망진단서를 진료 주치의가 작성 · 번역 · 공증한다.

㉠ 외무부에 아포스티유(협약에 따라 관인이나 서명을 대조하여 확인하고 발급하는 것)를 신청하여 발급받으며 러시아 대사관에 제출한다.

㉡ 사망한 환자의 유족은 시신을 화장할 것인지 방부제 처리를 할 것인지 결정한다.

㉢ 유족이 화장을 원한다면 러시아 대사관에서 화장동의서 발급신청서를 작성하게 한다.

㉣ 러시아 영사의 심사가 끝나면 감염여부확인서와 시신확인서 서류를 발급받게 되고 러시아로 이송된다.

6) 수술 후

수술이 끝나면 수술이 성공리에 끝났는지 발병했던 질환은 제거 혹은 완화 되었는지 검진하는 과정을 거치는데 환자의 상태나 질환에 따라 기간은 상이하고, 수술이 끝나면 환자의 회복과정에서는 환자의 심신이 매우 예민하므로 각별한 주의가 필요하다.

완쾌하면 퇴원하는데 필요한 서류와 고객이 원하는 서류 및 자료 등을 파악하여 제공 하고, 퇴원하면 관광을 즐기거나 귀국하게 되어도 지속적인 사후관리를 통하여 고객과의 관계를 유지한다.

(1) 회복단계

환자가 수술을 받고 안정을 취하는 단계로, 코디네이터는 담당주치의로부터 수술결과와 주의사항을 정확하게 확인하여 환자와 보호자에게 환자의 상태를 상세히 이야기한다.

① 환자의 회복상태에 따라 사후관리에 변동이 생길 가능성이 있음을 설명하고, 수술결과나 주의사항이 일관되지 않는다면 환자는 혼란스러워 하기 때문에 담당주치의의 의견을 중심으로 하여 이야기한다.

② 담당주치의의 소견이 환자와 접촉하는 모든 부서에 통일감 있게 전달할 수 있는 채널을 구축한다.

③ 수술 후 통증을 느끼거나 움직이는데 불편 하거나 음식 등을 가려먹어야 하는 등의 이유로 환자는 수술 후에 매우 예민할 수 있으므로 각별한 관리가 필요하여 야간 및 주말 당직근무자가 지원을 해야 할 필요가 있다.

(2) 수술 후 부작용이나 긴급사항 대비

부작용이나 긴급사항을 대비하여 간호병동에서 환자와 의사소통이 가능한 당직 근무자를 지정하여 배치한다.

① 고객의 빠른 쾌유와 안전을 위해 병동생활을 권장하지만 수술 후 각별한 주의를 요하지 않고 환자가 회복을 겸한 휴양을 원하면 휴양시설과 연계하여 리조트, 재활원, 장기요양시설, 호텔 등과 네트워크를 구축한다.

② 환자에게 발생할 수 있는 문제점이나 주의사항을 휴양시설에 알려 협조를 요청하며, 수시로 환자와 보호자에게 연락 혹은 만남으로 주의사항을 잘 지키고 있는지 환자의 상태를 파악한다.

7) 각종 서류, 자료 준비 또는 발급

수술이 끝나고 회복 시점에는 병원에서 제공한 의료서비스 행위에 대한 증빙자료를 환자에게 제공하며, 진료비 및 약제비 수납안내를 미리 하여 퇴원 일정을 미리 준비할 수 있도록 한다.

(1) 의무기록 사본, 영상자료 제공

환자가 귀가하기 전에 의무기록 사본과 영상자료 복사 신청여부를 확인하도록 한다.

① 의무기록 사본발급은 의무기록 종류에 따라 절차가 다르며, 상세한 내용은 해당 병원의 의무기록 사본발급 지침을 따르고 구비서류를 준비하도록 한다.

② 의무기록 사본발급을 위한 구비서류는 〈표 3-30〉과 같다.

〈표 3-30〉 의무기록 사본발급을 위한 구비서류

신청자	구비서류
환자 본인	환자의 신분증
친족(배우자, 직계존속 등의 친족관계)	신청자의 신분증, 환자의 신분증 사본, 환자의 자필동의서, 가족관계증명서 혹은 증명가능한 서류
대리인(친족 이외의 지정대리인)	신청자의 신분증, 환자의 신분증 사본, 환자의 자필동의서, 환자의 자필위임장

(2) 증명서 발급

증명서에는 입·퇴원 확인서, 상해진단서, 사망진단서, 사체검안서, 정신감정서, 장애진단서, 의사소견서, 향후치료비추정서 등이 있으며 발급시 각각 수수료를 납부한다.

수수료는 의료기관마다 차이가 있고, 증명서 발급은 환자의 사용용도에 맞게 증명서 발급 절차에 따라 발급한다.

(3) 진료비청구 서류 준비

환자와 보험사에 진료비를 청구하기 위한 서류를 준비한다. 진료비 계산서, 진료비 지급보증서 등의 필요 서류를 구비하고, 진료비 및 약제비 청구서를 준비한다.

① 환자의 진료등록번호와 성명, 진료, 치료기간, 의료기관의 이름과 주소, 연락처를 기재한다.

② 진료비 청구서의 청구날짜와 기한, 진료형태별 비용과 청구건수, 총 진료비와 청구액, 환자부담 비용을 기재한다.

③ 입원이나 외래 등 진료형태별, 청구인, 작성자, 대표자, 담당자의 성명과 연락처를 기재한다.

④ 사용약제, 소모품 등을 항목별로 비용과 건수, 납부계좌나 방식, 기타 주의사항에 대하여 기재한다.

⑤ 납부시 필요한 서류, 진료비 청구서의 내용은 환자와 보호자가 이해할 수 있는 언어, 용어를 사용한다.

8) 퇴 원

환자가 모든 치료를 받고 충분한 안정을 취한 뒤에 퇴원을 준비하는 단계이다.

(1) 퇴원시에 준비할 사항

입원진단서, 의무기록, 각종 검사자료, 예약확인서 등이 있다. 약은 환자의 상황에 따른 담당 주치의의 판단에 따라 필요량을 제공하고, 퇴원 후 환자가 바로 귀국 할 예정이라면 의료진은 환자가 이용할 항공기의 소요시간을 고려하여 퇴원 시기를 정하도록 한다.

(2) 퇴원관리

퇴원시 의료진과 코디네이터는 환자의 몸 상태를 파악 하고 있어야 하고, 환자가 퇴원할 시 필요한 교육과 정보, 주의사항에 대하여 알려주며 환자가 필요로 하는 서류를 제공한다.

① 퇴원교육 : 퇴원 하는 환자와 보호자에게 사전에 개별적인 퇴원교육과 관련 정보를 제공하고, 사전에 교육과 정보를 제공하여 퇴원시에 혼란이 생기지 않도록 한다.

② 퇴원 후 주의사항 : 퇴원 후 부작용, 약물과 관련된 정보, 약 복용시 같이 복용하면 안되는 약이나 음식에 대한 정보, 응급상황시 대처법, 담당 주치의에게 보고할 증상과 연락처, 운동법, 식이요법, 운전이나 목욕 등과 같은 일상생활에 대한 정보 등 각종 주의사항과 추후관리에 대한 정보를 환자와 보호자에게 제공하고 이해 여부를 확인한다.

③ 귀국시 필요한 서류 제공 : 귀국시 필요한 서류는 매우 다양할 수 있으며, 환자의 요구에 따라 추가될 수 있다. 의사진단서는 환자가 귀국 후에 보험처리 등과 관련하여 도움이 될 수 있도록 하기 때문에 무료로 제공한다.

(3) 퇴원절차

퇴원일자 전에 준비하고 사전에 환자와 보호자에게 알려 퇴원이 원활하게 이루어질 수 있도록 한다.

① 담당 주치의가 퇴원을 결정하면, 환자와 보호자에게 퇴원일과 퇴실예정시간을 알리고 퇴원가능 여부를 확인하며, 환자와 보호자가 원할 경우 시간을 조정한다.

② 의료진과 코디네이터는 퇴원계획서를 같이 작성하여 환자에게 제공한다.

③ 간호사실에서는 환자의 의무기록 및 퇴원결정서를 관련 부서로 보낸다.

④ 환자와 보호자에게 퇴원금액을 통보하고 수납하도록 안내하고, 약을 제공하거나 처방한다.

⑤ 환자가 귀국하여 본국에서 구매가 가능한 약인지 확인하도록 한다.

⑥ 약의 효능, 복용법, 주의사항에 대한 설명과 해당 언어로 번역하여 서면으로 제공하도록 한다.

⑦ 원무과에서는 퇴원병원비 계산이 완료되면 환자의 병실로 연락을 하고, 환자는 본인이 직접 혹은 대행으로 코디네이터가 원무팀에 방문하여 퇴원수속을 하고나면 환자의 소지품을 챙기는 것을 돕고 교통수단을 확인한다.

(4) 수 납

모든 진료와 검사일정 전·후로 지불방식을 확인하고 수납하도록 돕는다.

① 외국인 환자의 경우 진료비 수납의 편의를 위하여 다양한 지불방식(여행자수표, 자기앞수표, 신용카드, 현금 등)을 허용한다.

② 병원과 사전에 지불보증이 약속된 환자의 경우, 진료비 보증한도에 따라 환자가 부담해야 될 금액이 달라지므로 수납이전에 보험담당자와 확인하도록 한다.

(5) 배 웅

환자와 보호자를 배웅할 때는 담당했던 의료진이나 코디네이터가 동행하도록 하고, 배웅하면서 E-mail, 연락처, 주소 등을 물어보고 연락하겠다고 이야기하는 등의 행위를 통하여 업무상 사후관리는 물론이고 개인적으로도 지속적인 관계를 유지할 것임을 환자와 보호자에게 알린다.

9) 관 광

병원에서 치료를 마치고 남은 체류기간에 환자와 보호자 등이 관광을 하는 단계이다.

① 환자가 관광을 원하는 경우 여행 및 관광정보를 제공하고, 환자와 보호자의 요청시 관련 업체와 연결해 준다.

② 의료기관에서 치료를 받고 각별한 주의사항이 있거나 수술 후 바로 귀국하는 환자는 관광에 제약이 따르지만 의료관광은 단순한 진료나 작은 수술, 미용환자, 성형수술, 치과환자 등 간단한 시술이 포함되는 경우가 많기 때문에 관광업체와 네트워크 구축을 한다.

10) 추후관리

환자가 의료기관을 떠난 후 지속적인 연락을 통하여 문제가 없는지 확인하거나, 주의사항을 잘 지키고 있는지 확인하는 단계로 전화, E-mail, 소식지, 자료 등을 제공한다.

추후관리는 치료계획에 따라 정해지고 환자와 보호자에게 목적 및 필요성을 설명하고, 정보나 교육을 제공하는 것은 물론이고 환자가 궁금한 것이 있을 경우 연락할 방법(E-mail, 주소, 팩스, 전화 등)을 제공한다.

6. 매뉴얼 작성법 및 실례

의료관광에서 매뉴얼의 필요성을 이해하고 실제 매뉴얼을 사용하는 곳은 어떻게 활용되고 있는지 살펴본다.

1) 매뉴얼의 개념

매뉴얼은 2인 이상이 동일한 목표를 달성하기 위하여 활동기준이나 업무수속들을 명확하고 표준화 한 업무수행 지침서이다. 즉 시작부터 끝까지 모든 과정을 최적화 하고 표준화하여 일관된 서비스의 질을 제공하기 위한 것이다.

2) 매뉴얼 작성의 중요성 및 효과

종합적인 의료관광 매뉴얼은 환자에게 의료서비스 만족도를 향상시키는 방법으로 다양한 환경에서 오는 시행착오를 통해 수정 · 보완하고, 더 좋은 효과를 내도록 모든 부서들이 유기적으로 움직일 수 있어야 한다.

(1) 매뉴얼 작성의 중요성

항공산업의 발달, 국가별 의료수준의 차이 등의 이유로 의료관광이 대두되고 있으며 의료관광을 위하여 원활한 의사소통과 환자중심의 시스템이 필요하게 되었다.

① 병원 중 일부의 병원에서 국제진료센터 등을 운영하고 있고, 운영 주체 또한 외국인 의사를 통하여 이루어지고 있다.

② 매뉴얼은 일회성 교육이나 방침이 아닌 지속적인 교육과 정보의 공유를 위한 것으로 의료관광을 위하여 의료진과 모든 부서 직원의 교육과 협조가 요망된다.

(2) 매뉴얼 작성의 효과

적절한 매뉴얼을 작성하고 직원을 교육시키고 활용하면 정보의 사용과 공유의 극대화로 인하여 업무의 질이 향상되고 보다 큰 가치창출이 가능하다. 매뉴얼을 한번 작성 하고나면 계속 유지하는 것이 아니고 상황에 따라 지속적으로 수정 · 보완하기 때문에 체계화된 매뉴얼의 활용은 의료분쟁을 예방하는 역할도 한다.

3) 매뉴얼 작성방법

매뉴얼을 쉽게 이해할 수 있으며 실무에 도움이 되도록 짜임새 있게 구성하고, 업무적인 흐름이나 문제가 발생하였을 때 빠르게 업무에 도움이 될 수 있어야 한다.

매뉴얼의 구성조건을 이해하고 의료기간의 업무절차를 반영해야 한다.

(1) 매뉴얼 구성조건

업무의 흐름, 업무의 목적, 설명, 문제점 해결방안, 예외사항 등이 있다.

① 업무의 흐름 : 업무의 흐름이 원활하지 않을 때 혼란을 방지한다.
② 업무의 목적 : 매뉴얼에 따라 업무를 수행하면 직원의 동기부여와 협조를 돕는 역할을 한다.
③ 매뉴얼 : 간결하고 필요한 사항이 누락되면 안 된다. 업무수행시 생길 수 있는 문제점과 해결한 방안 등을 제시함으로써 문제발생시 혼란을 최소화한다.

(2) 매뉴얼 작성절차

매뉴얼은 해당 의료기관의 상황에 맞는 실질적으로 실현가능한 내용으로 한다.

① 의료기관의 상황을 잘 알고 있으면서 해당 업무를 수행하는 각 담당자들이 매뉴얼을 만든다.
② 진료 매뉴얼, 서비스 매뉴얼 등 어떠한 것을 만들지 결정하고 이후의 작성이 가능해진다.
③ 무엇을 만들지 결정되면 현재 의료기관의 업무를 각각 나누어보고 다시 구체적인 업무를 나열한다.
④ 외국인 환자의 진료과정이나 특이사항 등을 파악하여 의료기관에서 실시하고 있는 업무체계에 적용하여 문제점이 있는지 파악하도록 한다.
⑤ 개발된 매뉴얼은 바로 적용하기 보다는 시범적으로 실시해보고 그 결과가 나쁘지 않으면 전체에 적용하도록 하고, 실시결과를 파악하여 수정 및 보완을 한다.

(3) 매뉴얼의 7가지 항목 및 특징

매뉴얼은 7가지 항목으로 한다(표 3-31).

〈표 3-31〉 잘 만든 매뉴얼의 특징

명확성	매뉴얼은 명확하고 자세히 작성한다.
적합성	사용목적과 사용자의 관점에 초점을 맞추도록 한다.
평이성	전문지식이 없는 사람도 쉽게 이해할 수 있어야 한다.
접근성	쉽게 접근하며 원하는 내용을 어디서나 쉽게 찾아볼 수 있어야 한다.
일관성	형식이나 내용을 일관된 흐름에 따라 작성한다.
해결성	실제 수행과정에서 생길 수 있는 문제에 대한 해결방안을 제시한다.
간결성	내용이 지나치게 길거나 복잡해서는 안된다.

4) 의료관광 매뉴얼의 실례

의료관광 매뉴얼인 부산, 강남, 대구 매뉴얼은 〈표 3-32〉, 〈표 3-33〉, 〈표 3-34〉와 같다.

(1) 부산 의료관광 매뉴얼

부산 의료관광의 각 항목별 내용은 〈표 3-32〉와 같다.

〈표 3-32〉 부산 의료관광 항목별 내용

항 목		내 용
부산 의료 관광 소개	부산 의료관광 소개	부산 의료관광에 대한 개략적인 소개
	원스톱서비스	한 장소에서 관련한 업무를 일괄처리 하는 방식이며, 의료관광의 처음부터 끝까지 관리
	의료관광 지역정보	의료정보, 관광정보, 에이전시를 소개하고 있으며 관련기관/회사명, 주소, 대표전화, 홈페이지를 제공
	국제진료센터	각 병원의 국제진료센터에 대한 소개
	통역/외국인 콜센터	콜센터와 통역서비스를 소개(전화번호, 지원가능한 언어, 이용시간, 지원사항, 홈페이지 등)
	부산의료관광안내센터	부산의료관광센터를 소개(위치, 업무, 지원언어, 연락처, 운영시간 등)
	부산의료관광정보센터	부산의료관광 정보센터를 소개(일반현황, 업무, 주소, 연락처, 홈페이지, 시설)
	관광안내소	12곳의 관광안내소 소개(위치, 운영시간, 공휴일, 운영기관, 연락처, 지원언어)
의료 정보	종합검진	종합검진기관을 병원 분류별로 소개(기관/회사명, 주소, 대표전화, 홈페이지)
	치과	치과에 대한 소개(기관/회사명, 주소, 대표전화, 홈페이지)
	성형	성형외과에 대한 소개(기관/회사명, 주소, 대표전화, 홈페이지)
	피부미용	피부과에 대한 소개(기관/회사명, 주소, 대표전화, 홈페이지)
	산부인과	산부인과에 대한 소개(기관/회사명, 주소, 대표전화, 홈페이지)
	한방의료	한방에 대한 소개(기관/회사명, 주소, 대표전화, 홈페이지)
	정형외과	정형외과에 대한 소개(기관/회사명, 주소, 대표전화, 홈페이지)
	기타	안과, 흉부외과, 남성전문, 신장내과, 건강검진, 대장전문, 정형외과, 비만클리닉에 대한 소개(기관/회사명, 주소, 대표전화, 홈페이지)

항 목			내 용
관광정보	부산소개		부산의 위치, 역사, 기후, 현황에 대한 소개
	휴양투어		해수욕장과 주변 휴양시설에 대한 소개
	체험투어		한국 고유 문화체험 시설에 대한 소개
	시티투어		시티투어 운행코스, 시간, 비용, 승차권 매표소, 승차안내에 대한 소개
	크루즈투어		각 크루즈투어의 코스, 대표전화, 시간, 요금, 주소, 홈페이지에 대한 소개
	메디컬투어		Anti-Aging Package, Oriental Package, Business Package, Wellness Package, Relaxation Package로 나누어 제공하는 서비스와 시설의 소개(기관/회사명, 주소, 대표전화, 홈페이지)
	엔터테인먼트		아쿠아리움에 대한 소개(대표전화, 시간, 요금, 주소, 홈페이지)
	부산 시청 사이트 연결	맛집	각종 맛 집에 대한 소개(주소, 연락처, 교통정보, 주변정보, 평가/후기, 음식사진)
		부산의 별미	돼지국밥, 복어요리, 생선회 등 부산의 별미와 업소에 대한 소개(구군, 업소명, 메뉴, 주소, 연락처)
		숙박	숙박시설을 특급호텔, 관광호텔, 콘도/유스호스텔, 중저가숙박, 비즈니스호텔, 중저가모범 숙박, 청정 숙박업소, 녹색등급 숙박업소, 굿 스테이로 나누어 소개(위치, 연락처, 교통정보, 주변정보, 평가/후기, 동영상, 사진)
		쇼핑안내	테마 쇼핑거리, 재래시장, 백화점, 대형쇼핑몰, 대형서점, 기념품점, 사후면세점, 부산관광 기념품으로 나누어 소개(위치, 연락처, 교통정보, 주변정보, 평가/후기, 동영상, 사진)
		축제, 공연, 전시	부산에서 열리는 축제, 공연, 전시회에 대한 소개
생활정보	출입국		사증의 종류와 발급절차, 의료관광사증에 대하여 설명
	의료		병원예약방법, 의료비부담 등 의료체계에 대한 설명
	종교시설		종교시설에 대한 소개(종교, 단체명, 주소, 연락처, 홈페이지, 예배/미사 언어와 시간)
	통신		초고속 인터넷 업체와 인터넷 카페에 대한 소개(홈페이지, 연락처)
	은행		계좌개설, 현금카드, 인터넷뱅킹에 대하여 설명(구비서류, 업무시간, 세금과 이자, 예금의 종류)
	교통		김해국제공항에 대한 소개와 자가용, 대중교통, 도시철도, 철도에 대하여 안내
	운전		운전면허의 종류에 대한 설명과 국제운전면허증, 외국면허증 국내면허갱신에 대하여 안내
	상점, 식당		아시아마트, 외국음식전문점에 대한 안내(주소, 상점명, 연락처)
	쓰레기		일반쓰레기, 음식쓰레기, 재활용쓰레기, 대형생활폐기물을 구분과 처리방법에 대하여 안내
	주요기관 및 단체		각 국가의 대사관에 대한 안내(소재지, 전화번호, 팩스번호)
	여행사		여행사에 대한 안내(기관/회사명, 주소, 대표전화, 홈페이지)
커뮤니티	고객의 소리		부산 의료관광에 대하여 궁금한 점, 불편사항, 개선사항에 대한 글
	의료관광 체험기		의료관광을 체험한 외국인 환자가 글을 올릴 수 있는 곳

항 목		내 용
	자주 묻는 질문들	부산 의료관광에 대하여 자주 묻는 질문들에 대한 답변
	설문조사	부산 의료관광에 대한 설문조사를 실시
의료 관광 소식	공지사항	부산 의료관광에 대한 공지사항
	언론/보도자료	언론/보도자료 와 행사에 대한 정보
	의료관광 소식지	의료관광에 대한 소식지를 제공
	의료관광 홍보영상	의료관광에 대한 홍보영상을 제공

(2) 강남 메디컬 투어

강남지역의 성형외과와 피부과는 서울특별시 전체의 70[%] 이상을 차지하고, 의료관광 활성화를 위하여 강남지역 의료관광협의회가 발족되어 '강남 메디컬 투어'사이트가 만들어졌다(표 3-33).

〈표 3-33〉 강남 메디컬 투어 항목별 내용

항 목			내 용
의료		강남구 협력 의료기관	강남지역 지도와 협력 의료기관의 위치에 대한 안내, 병원을 종류별로 나누어 원하는 병원을 쉽게 찾을 수 있게 구성(위치 및 주소, 진료분야, 연락처, 홈페이지, 지원언어)
		의료관광 전자지도	강남구 협력 의료기관 항목과 동일
관광		강남의 명소	강남지역의 명소에 대한 테마거리 및 공원, 공연, 전시로 나누어 안내(유형, 연락처, 위치 및 주소, 홈페이지)
		숙박정보	강남지역의 숙박시설을 특급호텔, 일반호텔, 레지던스로 나누어 안내(숙박시설 등급, 연락처, 위치 및 주소, 홈페이지)
		강남의 맛집	강남지역의 맛집을 한국, 이탈리아, 프랑스, 타이, 인도 등으로 나누어 안내(유형, 연락처, 위치 및 주소, 홈페이지)
		미용 및 쇼핑	미용, 쇼핑, 스튜디오로 나누어 안내(유형, 연락처, 위치 및 주소, 홈페이지)
		투어코스	메디컬 투어와 씨티 투어로 나누어 안내. 의료기관과 숙박시설, 관광지 선택에 따라 구분하여 안내(이동거리, 코스, 비용, 이동시간, 여행사)
		한국의 관광지	주변국과의 항공기로 이동시간, 설악산, 판문점, 롯데월드, 제주도, 명동, 인사동에 대한 소개(연락처, 홈페이지, 위치 및 주소, 관광지에 대한 설명)
	관광 가이드	입국정보	메디컬 비자에 대한 설명(시행일, 대상, 신청장소, 구비서류, 대행업무, 메디컬 비자 유형별 설명)
		Korea Tour Guide	한국관광공사 홈페이지로 이동
		서울글로벌센터	서울글로벌센터 홈페이지로 이동
고객 센터		진료예약	진료예약신청 서비스를 제공, 개인정보와 진단명이나 증상, 희망 예약일, 사진 등을 입력하고 의료기관을 선택

항 목			내 용
	질의응답		의료관광에 대한 궁금한 사항을 물어보고 답하는 공간
	공지사항		의료관광에 관한 공지사항
	보도자료		강남지역 보도 자료와 소식
	의료사고 대처요령		의료분쟁을 예방하는 방법과 의료분쟁 해결 순서도 안내
	관련사이트		의학, 여행, 교통, 정부기관, 대사관의 사이트 안내
강남구 의료관광사업	인사말		강남구 의료관광에 대한 소개와 인사말
	사업소개	Why Gangnam-gu	강남구의 유명병원 및 첨단의료장비, 성형 및 피부전문병원, 관광, 교통, 휴양시설의 장점에 대하여 소개
		추진현황	사업목적, 사업개요, 추진성과, 제도, 향후계획 등 안내
		의료관광 관련행사	의료관광 관련행사의 일시, 장소, 참석자, 행사내용, 사진을 소개
	협회소개	협회는	강남구 의료관광 협회에 대한 소개와 연혁
		비전 및 미션	협회의 비전과 미션에 대한 소개
		조직도	협회의 조직구성과 임원진에 대한 소개
		글로벌 헬스케어 코디네이터	글로벌 헬스케어 코디네이터 프로그램에 대한 소개와 현황에 대한 소개
	BI 소개		브랜드 아이덴티티(brand identity), 심벌마크의 의미에 대하여 소개

(3) 대구 의료관광 매뉴얼

대구는 한국에서 유치한 외국인 환자 수에서 서울과 수도권 다음으로 3위를 차지했다. 특히 피부, 성형 특히 모발분야에서 세계적으로 기술력을 인정받고 있으며, 수도권에 비하여 진료비가 저렴한 장점을 지니고 있다.

대구 의료관광 정보시스템은 〈표 3-34〉와 같다.

〈표 3-34〉 대구 의료관광 정보시스템 항목별 내용

항 목			내 용
대구 의료관광 소개	대구의 의료경쟁력		대구의 의료수준, 낮은 진료비, 특화분야와 의료기관을 소개
	주요사업		년도별 추진사업에 대하여 소개
	대구의료관광발전협의회		대구의료관광발전협의회의 설립목적, 연혁, 이사회회원에 대하여 소개
의료	선도 의료기관		대구시가 정책적으로 지원하기 위하여 지정한 의료기관을 소개
	종합검진	특징	첨단장비와 저렴한 비용, 외국어가 능통한 의료진 등 장점을 소개
		종합검진 종류	기본종합검진, 심장정밀검사, 우울증정밀검사, 뇌 정밀검사, 성별 정밀검사, 기억력치매검사, 선택검사로 나누어 설명
		의료기관 안내	종합검진을 실시하는 의료기관을 소개(위치 및 주소, 연락처, 홈페이지, 온라인 상담 및 예약 지원)

항 목			내 용
		종합검진 후기	외국인 환자가 종합검진을 받고나서 후기를 올림
		온라인 상담 및 예약	온라인 상담 및 예약을 지원
		자주하는 질문	종합검진을 받고자 하는 환자가 자주하는 질문에 대한 답변
	모발이식	특징	경북대학교병원을 중심으로 세계적인 수준의 모발이식기술과 낮은 비용을 소개
		모발이식 종류	모발이식, 남성모발, 여성모발, 기타모발시술(흉터, 속눈썹, 눈썹, 무모증)에 대한 설명과 수술과정에 대하여 안내
		의료기관 안내	모발이식을 실시하는 의료기관을 소개(위치 및 주소, 연락처, 홈페이지, 온라인 상담 및 예약 지원)
		모발이식 후기	대구에서 모발이식을 한 외국인 환자가 후기를 올림
		온라인 상담 및 예약	온라인 상담 및 예약을 지원
		자주하는 질문	모발이식을 받고자 하는 환자가 자주하는 질문에 대한 답변
대구 의료관광 소개	치과	특징	높은 수준의 의료서비스를 소개하고 있으며, 특히 마이크로 임플란트의 장점을 소개
		치과종류	임플란트, 치아미백, 치아교정, 통증경감, 턱관절, 세렉, 보철치료, 치주치료, 사랑니발치에 대한 설명과 치료방법에 대한 안내
		의료기관 안내	대구내의 치과를 소개(위치 및 주소, 연락처, 홈페이지, 온라인 상담 및 예약 지원)
		치과후기	대구에서 치과진료를 받은 외국인 환자가 후기를 올림
		온라인 상담 및 예약	온라인 상담 및 예약을 지원
		자주하는 질문	치과진료를 받고자 하는 환자가 자주하는 질문에 대한 답변
	성형	특징	세계적 수준의 우수한 시술력과 20~30[%] 저렴한 비용을 소개
		성형종류	안면윤곽, 지방이식, 지방흡입, 쁘띠시술, 눈, 가슴수술, 코, 고주파+보톡스의 설명과 성형방법에 대하여 안내
		의료기관 안내	대구내의 성형외과를 소개(위치 및 주소, 연락처, 홈페이지, 온라인 상담 및 예약 지원)
		성형후기	대구에서 성형시술을 받은 외국인 환자가 후기를 올림
		온라인 상담 및 예약	온라인 상담 및 예약을 지원
		자주하는 질문	성형시술을 받고자 하는 환자가 자주하는 질문에 대한 답변
	피부미용	특징	쾌적한 환경, 우수한 의료진, 저렴한 비용에 대하여 소개
		피부미용 종류	여드름, 모공, 홍조, 체모, 색소, 흉터, 액취증, 다한증, 다크써클, 피어싱, 백반증의 증상과 치료법에 대하여 안내
		의료기관 안내	대구내의 피부과를 소개(위치 및 주소, 연락처, 홈페이지, 온라인 상담 및 예약 지원)
		피부미용 후기	대구에서 피부미용 시술을 받은 외국인 환자가 후기를 올림
		온라인 상담 및 예약	온라인 상담 및 예약을 지원
		자주하는 질문	피부미용 시술을 받고자 하는 환자가 자주하는 질문에 대한 답변
	산부인과	특징	외국어가 가능한 전문코디네이터와 의료진이 24시간 대기하고 우수한 시설을 갖추고 있다고 소개

항 목			내 용
		산부인과 종류	폐경기, 분만, 불임시술, 골다공증, 심혈관질환, 호르몬 대체요법에 대한 증상과 치료법에 대하여 안내
		의료기관 안내	대구내의 산부인과를 소개(위치 및 주소, 연락처, 홈페이지, 온라인 상담 및 예약 지원)
		산부인과 후기	대구에서 산부인과 진료를 받은 외국인 환자가 후기를 올림
		온라인 상담 및 예약	온라인 상담 및 예약을 지원
		자주하는 질문	산부인과 진료를 받고자 하는 환자가 자주하는 질문에 대한 답변
	한방의료	특징	서양의학과 한방 통합진료가 가능하고, 각종 질환에 대한 치료와 예방이 가능하다고 소개
		한방의료 종료	성장, 다이어트, 한방내과, 한방소아과, 한방부인과, 침과 뜸, 신경정신과, 한방이비인후과에서 진료하는 질환의 증상과 치료법에 대하여 소개
		의료기관 안내	대구내의 한방병원을 소개(위치 및 주소, 연락처, 홈페이지, 온라인 상담 및 예약 지원)
		한방의료 후기	대구에서 한방의료 진료를 받은 외국인 환자가 후기를 올림
		온라인 상담 및 예약	온라인 상담 및 예약을 지원
		자주하는 질문	한방의학 진료를 받고자 하는 환자가 자주하는 질문에 대한 답변
	기타	특징	암, 관절, 소화기 질환 등 분야별 특화된 의료기술을 보유하고 있다고 소개
		종류	암, 척추, 관절, 위 및 대장 등 소화기질환, 안과에서 실시하는 시술에 대하여 안내
		온라인 상담 및 예약	온라인 상담 및 예약을 지원
		자주하는 질문	환자가 자주하는 질문에 대한 답변
관광	패키지 투어	2박 3일	성형부문, 피부진료, 산부인과, 모발이식 각각 5개의 장소 중에 3가지를 선택할 수 있으며 특별 선택 가능 코스로 포항, 경주, 청도, 합천, 안동, 영천이 있음을 소개
	체험 관광	전통	김치담그기, 한방다이어트, 사찰체험, 병영훈련체험(체험기간, 연락처, 진행기관, 참여인원, 코스, 옵션상품, 체험내용 등)
		학습	한방체험, 섬유산업사찰, 스키투어, 전통한방체험(체험기간, 연락처, 진행기관, 참여인원, 코스, 옵션상품, 체험내용 등)
		이색	패션모델체험, 미용기술연수, 팜스테이(체험기간, 연락처, 진행기관, 참여인원, 코스, 옵션상품, 체험내용 등)
	테마 관광	쇼핑/패션	백화점, 패션센터, 섬유개발연구원, 디자이너클럽 소개
		환경/생태	수목원, 가로수길, 측백수림, 정수장이 소개
		건강/한방	김치, 한방요리, 한방사우나, 온천을 소개
		전통/문화	대구약령시, 동화사, 대구향교, 도동서원, 녹동서원, 인흥 마을, 옻골 마을, 육신사가 소개

항 목			내 용
	시티투어		대구 시티투어는 기본 14개의 코스(요금, 승차권구매방법, 통역안내서비스, 운영주체, 운영주기 등정보 제공)
	축제/공연		축제와 공연에 대한 정보
	사이버 투어	대구사계	봄, 여름, 가을, 겨울 별로 나누어 각 계절마다 멋진 절경과 명소를 소개(사진과 동영상 제공)
		명소체험	도심권, 팔공산권, 앞산권, 비슬산권으로 나누어 주변에 유명한 명소를 소개
		영상여행	대구에서 열린 국제적인 축제, 박람회를 소개하는 영상
의료관광 종합안내센터	소개		교통, 음식, 숙박, 관광, 통역, 여행사, 코디네이터에 대하여 소개 및 정보를 제공
	코디네이터		코디네이터에 대한 정보를 제공
	통역사		의료관광 통역사에 대한 소개와 신청방법, 활동과정을 안내
	교통 정보	항공	대구공항의 시설현황과 위치, 타공항과의 연계에 대하여 안내
		기차	대구역과 동대구역에 대한 설명과 운행정보를 안내
		택시	대구택시에 대한 안내와 업소명에 대한 소개
		지하철	지하철1호선과 2호선에 대한 정보(배차간격, 운행거리 및 시간 등)
		시내버스	시내버스와 지하철요금안내, 어린이/청소년 교통 카드안내, 기타 요금안내에 대한 정보
	숙박 정보	호텔	특1급 호텔, 특2급 호텔, 1급 호텔, 2급 호텔, 등으로 나누어 호텔을 안내(위치 및 주소, 연락처, 홈페이지, 소개, 사진, 부대시설)
		휴양림	비슬산 자연휴양림을 소개(위치 및 주소, 연락처, E-mail, 홈페이지, 사진, 소개)
	음식 정보	음식의 거리	음식으로 유명한 거리를 각각 소개
		향토음식	전통 및 향토 음식점에 대한 소개
		한/중/일 양식	한식, 중식, 일식, 양식으로 구분하여 안내(음식점명, 위치 및 주소, 연락처, 주요메뉴, 사진, 수용인원)
	관광안내소		관광안내소에 대한 정보를 제공(위치 및 주소, 연락처, 운영시간, 홈페이지, 주변 교통정보)
	여행사		여행사와 투어기관으로 나누어 안내(여행사명, 홈페이지, 연락처)
커뮤니티	의료관광		의료관광에 대한 정의
	사이트맵		사이트맵이 안내
	개인정보 처리방침		대구의료관광정보시스템의 개인정보처리방침에 대한 안내
	RSS(Rich Site Summary)		Really Simple Syndication의 약자로 최신정보를 쉽게 제공하는 서비스
	뷰어다운로드		국가마다 사용하는 프로그램의 차이가 있을 수 있어 국내에서 사용하는 프로그램의 뷰어를 제공
	배너모음		대구시 관련사이트, 행사, 행정기관, 관련기관 및 단체의 사이트를 제공

항 목		내 용
	공지사항	대구의 의료관광에 대한 공지사항
	자유게시판	자유롭게 글을 올릴 수 있는 공간
	언론/보도자료	대구의 의료관광에 대한 언론/보도자료
	멀티미디어존	각종 홍보와 협약체결의 사진과 영상
	뉴스레터	대구의료관광 뉴스레터
	전자책	대구의료관광이나 의료기관 가이드북이 전자책

제4장

마케팅 기법

소비자들의 비이성적인 선택들, 완벽하지 못한 모습들, 이런 비이성적인 행동들을 예측할 수 있게 된다면 좀 더 나은 마케팅 홍보를 할 수 있다. 소비자의 행동을 예측하고 분석하기 위해 여러 마케팅 기법들이 나오고 있으며, 최근에는 복고와 최신의 결합이나 명품 마케팅과 같은 새로운 마케팅 기법들이 다양하게 개발되고 있다.

01 마케팅 모델과 유형

오늘날 매체의 폭발적인 증가로 많은 기업이 중간상의 도움없이 자사의 제품과 서비스를 고객들에게 직접 판매할 수 있다. 기존의 매체들, 인쇄물, 광고판, 카탈로그, 직접우편 등으로 인해 보충이 되고 있다. 기업들은 점차 기존고객들에게 직접 상품을 공급하고 또한 새로운 잠재고객을 확인 · 규명하기 위해서 모든 매체를 이용하고 있으며, 직접 마케팅으로 기업들은 자사의 상품을 집중하며, 보다 정확하게 결과를 측정할 수 있다.

1. 내부 마케팅

조직에서 내부 마케팅을 실행하기 위해서는 무엇보다도 직원들을 고객으로 인식하여야 한다. 직원을 고객으로 인식할 때, 고객으로서의 직원의 중요성을 다시 인식하게 된다.

① 직원의 중요성이 인식될 때, 조직은 그들에게 효과적인 교육훈련과 동기부여를 제공하며, 모든 지원 서비스를 제공하게 된다.
② 서비스 기업의 경우 고객만족을 위해서는 직원의 역할이 매우 중요하다.
③ 직원들이 고객지향적 사고를 이해하고 실천에 옮길 때, 양질의 의료서비스를 일관되게 제공할 수 있다.

2. 구전(입소문) 마케팅

의료서비스의 특성상 의료관광을 선택하는 고객은 친구들과 가족의 추천을 가장 신뢰한다. 인터넷과 스마트폰 사용이 증가함에 따라 온라인을 통한 고객의 의견과 평가가 중요시되면서 구전 마케팅(Word of Mouth Marketing)이 가장 효과적인 방법으로 인식되고 있다.

① 구전 마케팅 : 의료관광상품과 서비스에 대해 소비자와 소비자 상호 간의 커뮤니케이션

을 활용하므로 상품에 대해 부정적인 영향을 감안해서 효과적으로 활용해야 한다.

② 상품의 다양화 : 기업에서는 입소문 마케팅 기법으로 "소비자의 구매 결정권이 여자에게 있다"는 점에 착안하여 능력을 겸비한 주부층의 우수인력을 활용하는 방법으로 '주부평가단의 무상제품평가'를 통한 마케팅 전략을 수립하기도 한다.

③ 의료분야 : 집안의 대소사를 책임지는 주부의 역할이 커짐에 따라 의료기관의 선택결정권이 여성에게 있음을 감안하여 여성고객을 타깃으로 한 건강강좌 또는 세미나로 병원의 브랜드를 알리는 방법을 채택하고 있다.

3. 직접 마케팅

장소에 상관없이 측정 가능한 반응이나 구매에 영향을 미칠 수 있는 1개 이상 광고매체를 사용하는 쌍방향 마케팅이다.

① 국내 의료법상 의료기관 : 고객 유인을 목적으로 한 마케팅 활동은 제한되어 있다. 이러한 제약조건 때문에 의료기관에서는 홈페이지에 가입한 환자 또는 고객에 한해서 이메일 등을 통해 유용한 건강정보(병원보, 소식지 등)를 전달하는 방법을 활용한다.

② 이메일을 통한 마케팅 : 우편에 비해 적은 비용이 드는 반면에 스팸 이메일로 여겨져 자칫 고객의 사생활 침해 문제를 일으킬 수 있는 문제점이 있으나, 국적별 담당자와 직접적으로 질의 응답할 수 있는 시스템이 구축되어야 한다.

③ 이메일 : 의료기관 홈페이지를 통해 고객이 직접 궁금한 사항을 질의하고 응답하여 모든 기록이 저장·관리되어야 한다.

④ 마케팅 담당자 : 변경되더라도 고객이 의료기관을 기억하고 올 수 있도록 홈페이지를 통해 직접적으로 병원직원과 상담 및 예약을 할 수 있는 인프라를 구축하여 의료기관이 직접 고객과 커뮤니케이션하는 시스템을 갖추는 것이다(예 싱가포르와 태국의 병원들은 이미 홈페이지를 통해 국외 고객이 의료관광에 관한 사항을 질의하고 직원이 응답할 수 있는 시스템이 마련되어 있다).

4. 귀족 마케팅

상위 1[%]의 고객을 타깃으로 희소성의 가치가 있는 귀족 마케팅은 경제적 상황이 어려울 때(예 IMF 구제금융 시기) 오히려 효과적인 마케팅 방법으로 활용되고 있다.

① 산업혁명 이후 소수 신(新) 귀족층이 형성되면서 20[%]의 구매자가 물량의 80[%]를

소비한다는 20 : 80법칙(볼륨세그멘테이션 법칙)[3]에 근거한 전략적인 방법이다.

② 마케팅을 활용하는 것은 사회계층별 특성을 고려할 때 부유층은 소비패턴에서 서비스 및 상품의 명성과 품질 등에 특별한 가치를 두기 때문이다. 이들은 가격에 별다른 영향을 받지 않으며, 가격변동에 의한 고객 이탈률도 낮아 가격을 중시하는 일반 소비계층의 소비 형태와 차이가 있고 경기변화에 영향을 적게 받기 때문이다(㉮ 귀족마케팅 : 하나은행의 프라이빗뱅킹, 롯데백화점의 애비뉴엘관, 아시아나항공의 오즈 쿼트라스마티움[4] 등이 있으며, 의료기관은 호텔 숙박 또는 CEO 대상 프리미엄 건강검진 패키지 프로그램 등이 있다).

5. 공익 마케팅

의료기관(또는 기업)의 브랜드를 자선 및 공익활동과 연계하여 상호이익을 추구하는 전략적 포지셔닝 도구이다. 의료기관은 공익 마케팅을 통해 브랜드 인지도 증대, 고객충성도 향상, 매출 증대, 언론의 관심 집중 등 여러 마리의 토끼를 동시에 잡을 수 있다.

① 의료관광시장 내 경쟁이 심화됨에 따라 소비자들이 의료기관의 브랜드와 이미지를 보여주는 것에 만족하지 않으며, 의료관광상품이 가지고 있는 고차원적 가치에 의미를 부여하기 때문이다.

② 의료기관은 상품이나 브랜드를 사회적인 이슈와 전략적으로 연계하여 마케팅 효과뿐만 아니라 공공성을 부여한 사회적 책임기업으로서의 이미지로 인식할 수 있도록 공동 관심분야를 정해 자선단체와 전략적으로 제휴하거나, 의료기관 단독으로 직접적인 공익 마케팅을 진행한다.

③ 전략적 제휴나 단독 공공 마케팅은 결국 의료기관에 사회적 신뢰와 명성을 가져다줌으로써 브랜드 인식이 좋아지고 고객의 구매의사가 늘어나게 된다(㉮ 기업과 의료기관은 E-mart 유기농 농장 운영, 함소아한의원의 아천사 프로젝트(저소득층 아토피 어린이 무료 진료서비스), 보건복지부 및 한국청소년 활동지원센터와 함께 국내외 안면기형 청소년의 무료 수술을 지원하는 사업, JK성형외과 JK안면기형 지원센터의 새 얼굴 찾아주기 무료의료 지원사업(NEW FACE NEW DREAM) 등이 있다.

④ 대표적인 기업광고로 유한킴벌리의 '우리 강산 푸르게 푸르게' 공익광고 캠페인이 있으

3) 볼륨세그멘테이션(Volume Segmentation) 법칙(20 : 80법칙) : 1명의 대량구매자를 얻는 것이 16명의 소량구매자를 얻는 것보다 이익이 되며, 이 경우 마케터는 대량구매자들이 판매에 기여 하는 수준에 상응하는 서비스를 제공할 수 있다.

4) 오즈 쿼트라 스마티움 : 비즈니스 클래스 오즈 쿼트라 스마티움(OZ Quadra Smartium)

며, 최근 들어 많은 기업에서 공익을 표방하는 캠페인 광고를 전략적 마케팅 기법으로 활용하고 있다.

6. 감성 마케팅

마케팅 커뮤니케이션에 있어 감성은 브랜드를 차별화하여 고객충성도를 이끄는 핵심 요소로써 브랜드가치를 의료기관상품의 특성이나 가격과 같은 객관적이고 이성적 요소 이외의 감성적 욕구에 호소할 수 있어야 한다.

① 감성 마케팅 : 소비자의 감성을 최대한 자극하여 관심을 이끌어 내고, 고객의 경험과 체험을 제공하여 감동을 주는 마케팅 기법이다. 눈에 보이지 않는 인간의 감각과 감성을 자극하는 소비자의 감성을 통해 의료관광상품에 대한 긍정적인 반응을 얻고, 구매까지 연결하도록 하는 것이다.

② 감성을 활용한 마케팅 기법 : 의료기관의 브랜드 이미지를 차별화하여 로열티(Royalty)를 강화할 수 있는 핵심적인 방법이며, 경쟁이 치열한 의료관광시장에서 지속적인 충성고객을 유지하기 위해 상품, 가격, 질보다 경험, 체험, 감동과 같은 감성적 가치를 통해 고객의 마음을 훔치는 것과 같이 고객과의 유대 관계를 강화하는 마케팅 기법이다(㉮ 기업광고는 경동보일러, 초코파이의 정(情)을 들 수 있다. 의료기관의 환자 이름 기억하고 알아주기 서비스나 해피콜 등이 고객에게 관심을 주어 감성을 자극하는 감성 마케팅의 일환이라 할 수 있다).

7. 컨버전스 마케팅

인터넷이 발달함에 따라 소비자의 구매패턴과 요구도 변화했다. 생성된 새로운 개념의 컨버전스 마케팅 기법은 기존 소비자 성향과 사이버적 소비자 성향을 반영한 기법이다.

① 복합형 성향의 소비자를 유치하기 위해 의료기관(또는 유치기관)은 온 · 오프라인으로 마케팅 전략수립이 필요하게 되었다.

② 온라인을 통해 정보를 수집하고 결정하는 고객, 우연한 기회에 의료관광을 경험하고 정보를 수집한 뒤 온라인을 통해 재방문을 예약하는 고객, 오프라인에서 브로슈어(Brochure) 등으로 정보를 수집하고 온라인 홈페이지를 통해 예약하는 고객, 온라인에서 정보를 수집하고 전화로 예약 및 상담을 의뢰하는 고객 등 다양한 경로를 통해 고객을 유치하는 것이 이에 해당된다.

8. 브랜드 마케팅

의료관광상품을 결정할 때 소비자의 선택기준은 상품의 질에서 브랜드이미지와 서비스까지 포함한다. 소비자는 의료관광상품에 국한되는 것이 아니라 브랜드도 포함한다(예 명품브랜드는 고객의 입장에서 상품 그 이상의 자산으로 축적되고 인식되어 고객에게 지속적인 상품의 부가가치를 부여한다).

① 브랜드 마케팅 : 고객에게 상품 이상의 브랜드가치를 창출하고 부여하는 것을 중요시하는 마케팅 기법이다. 다양하고 새로운 마케팅 기법이 경쟁하고 있는 의료관광시장에서 의료기관의 목적 달성을 위한 구체적인 전략과 전술은 곧 의료기관의 높은 브랜드이미지와 의료기술과 서비스의 명성을 대변하는 브랜드의 인지도 확보와 국내 의료기술의 세계화에 달려 있다(예 건강증진센터 프로그램에서 종합병원급과 건강검진 전문기관의 검진항목에는 큰 차이가 없다. 다만 서비스 질과 정도관리, 전문인력, 고가장비 보유, 진료연계서비스 등의 차이가 있다).

② 종합병원급과 건강증진 전문센터의 가장 큰 차별화는 검진결과 질병발견시 전문 진료과목 진료연계서비스 제공과 응급상황 발생시 응급처치 및 수술 가능 여부에 달려 있다.

③ 종합병원급 건강증진센터의 건강검진 상품은 해당 의료기관의 브랜드 인지도에 따라 건강검진 가격에 상관없이 소비자에게 의료관광상품 가치가 다르게 부여된다. 일부 진료 예약이 어려운 의료기관은 진료연계서비스를 강점으로 내세워 마케팅 활동을 하기도 한다.

9. 로열티 마케팅

의료기관에서 새로운 고객(신환자)을 창출하는 것보다는 기존고객(재진 환자)을 유지하는 전략이 효과적인 마케팅 전략이고, 이는 기업에서도 마찬가지이다. 경쟁이 심화되면서 기업에서는 기존고객 충성도를 평가하고, 고객관계구축 및 유지전략으로 다양한 로열티 관리 프로그램을 개발하여 마케팅 활동을 하고 있다.

① 소비자가 다양한 욕구와 니즈를 가지고 있기 때문에 고객이 원하는 니즈를 파악하고 분석하여 제공하는 의료관광상품과 서비스를 개발하고 판매하기 때문이다. 마케팅 활동이 가능한 기업에서는 다양한 고객 로열티 관리를 위해 포인트제(마일리지)를 개발하고 있다(예 OK캐시백 서비스, 항공사의 항공마일리지, T멤버십 서비스 등이 대표적

인 포인트를 활용한 로열티 마케팅에 해당한다).

② 의료관광국 태국은 의료기관과 주변 관광지가 협력하여 병원을 이용한 고객이 관광지를 이용할 때 할인 서비스를 제공하고 있다. 국내에서도 중국 의료관광객을 대상으로 한국관광공사, 호텔, 의료기관, 유치기관 등이 협력하여 일정금액 이상의 수술 및 시술을 하였을 경우 공연을 무료로 관람할 수 있게 하거나 면세점 이용시 할인혜택을 부여하는 로열티 마케팅을 하고 있다. 성형 · 미용분야 의료관광객을 대상으로 재방문 시 방문회수에 따라 비용을 차등 적용하거나 감면해준다.

10. 체험 마케팅

고객의 경험과 감성에 초점을 두어 고객에게 직접 상품을 접할 수 있는 기회를 제공하여 고객의 감동을 이끌어내는 마케팅 기법이다.

① 의료기관 : 의료서비스를 제공할 뿐만 아니라 고객의 다양한 소비행동 변화와 니즈에 맞는 21세기형 마케팅 전략을 수립해야 한다. 기존의 마케팅 기법이 분석적이고 계략적인 반면, 의료관광상품이 다양하고 풍부해지면서 사전에 의료관광상품이나 서비스를 보고, 느끼고, 경험하는 체험 마케팅이 중요해지고 있다.

② 의료관광 체험 마케팅 상품 : 치과의 스케일링, 피부과의 마사지 등이 대표적이다. 의료기관은 이러한 체험 마케팅 사례를 홍보에 적극 활용하며, 고객의 체험수기 또는 경험 정보공유를 통해 홍보효과를 얻을 수 있게 된다. 제조업에서는 제조과정 견학과 체험을 통해 고객이 기업과 제품에 대한 신뢰를 형성할 수 있도록 하고 있으며, 최근 한의원에서는 고객에게 약초 재배지를 견학하게 하여 약초의 효능을 고객이 직접 체험할 수 있는 프로그램을 운영하고 있다.

11. 스타 마케팅

한류열풍에 힘입어 의료관광시장에서 국내 성형 · 미용분야 의료기술에 대해 높은 신뢰도를 얻고 있다. 영화배우, 가수, 탤런트, 개그맨 등 인기 있는 스타가 가지는 영향력, 즉 홍보효과로 얻은 경제적 가치는 무궁무진하다. 이는 스타가 사회, 경제적인 가치를 가지고 있는 문화상품이기 때문이다.

① 스타 : 막대한 파생상품을 만들어내기 때문에 스타 한 명이 국가 이미지를 개선할 수도 혹은 먹칠할 수도 있다.

② 스타 마케팅 : 대중 스타를 만들고 그들의 힘을 키워 체계적으로 관리하는 방법이다(㉠ 김연아 선수의 스포츠 스타 마케팅, 싸이의 인기가수 스타 마케팅 등이 이에 해당한다).

③ 의료관광시장의 경우 : 주요 타깃 국가의 유명한 원로 연예인을 초청해서 건강검진과 마사지를 체험할 수 있게 하는 방법이 있다.

④ 스타 마케팅을 활용한 다양한 방법 : 스타의 공항패션 따라 하기와 스포츠스타의 수술 및 시술 등을 활용하고 있다(㉠ 피겨스케이팅의 김연아, 축구의 박지성, 역도의 장미란, 선수 등이 부상시에 치료했던 병원은 선수들의 치료결과를 활용한 마케팅 활동을 하고 있다).

12. 디지털 마케팅

IT 정보기술이 발전하면서 디지털과 온라인 기술을 이용해 효과적인 마케팅 프로그램을 개발하기 위해 인터넷에 국한하지 않으며, 인터넷의 매체적 성향만을 강조하지도 않는 쌍방향 커뮤니케이션 기법이다.

① 의료관광시장 특성상 지역적 접근성을 감안하여 국내 의료기관은 인터넷을 기반으로 한 u-Healthcare 시스템으로 더 많은 잠재고객의 정보를 수집하고, 고객이 원하는 곳에서 언제, 어디든지 상담 서비스 제공을 통해 개별적 마케팅으로 쌍방향 커뮤니케이션을 제공할 수 있는 강점을 가지고 있다.

② 보건산업진흥원과 한국관광공사는 국외 현지병원과 국내병원 간 커뮤니케이션을 위한 '글로벌 u-Health 확산사업'의 일환으로 미국, 러시아, 몽골, 필리핀, 레바논, 중국, 베트남, 우즈베키스탄, 카자흐스탄, 카타르, 아랍에미레이트, 오만 등의 타깃 국가에 u-Healthcare 시스템 구축사업을 추진하고 있다.

③ 정보통신의 발달로 인해 온라인을 이용한 마케팅 기법이 있다(그림 4-1).

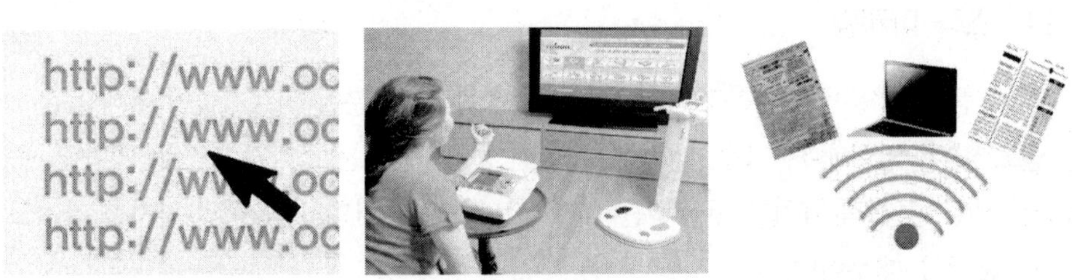

(a) 웹사이트를 통한 마케팅 (b) u-Healthcare 시스템 (c) 정보수집의 간편함

[그림 4-1] 온라인을 이용한 마케팅 활동

02 웹사이트 구축

인터넷에서 사용자들이 정보가 필요할 때 언제든지 그것을 제공할 수 있도록 웹서버에 정보를 저장해 놓은 집합체이다. 인터넷에 들어가는 관문으로 간략히 사이트(Site)라고도 하며, 홈페이지 주소로 되어 있다.

주제별로 원하는 사이트 목록들을 나열한 사이트들이 많은데 이를 인터넷 포털사이트(Portal Site)라고 한다. 포털사이트들은 정보검색 서비스나 커뮤니티와 같이 사용자가 정기적으로 이용할 수 있는 서비스를 제공함으로써 고정 방문객을 확보하여 인터넷 비즈니스로 연결된다.

1. 웹사이트 개설

웹사이트를 개설한다고 해서 방문자를 모을 수 있는 것은 아니다. 웹사이트를 구축하고 나면 이를 알리고 방문자들이 찾아올 수 있도록 해야 한다. 아무리 좋은 제품이라고 하더라도 고객이 사이트를 찾지 못한다면 제품을 구입할 수 없다.

① 한 사이트의 성공을 가늠하는 기준은 방문자가 얼마나 자주 사이트를 찾느냐 하는 것이다.
② 인터넷에는 이미 무수히 많은 사이트가 있고 매일 새로운 사이트가 쏟아지고 있으나, 많은 사이트 중에서 자신의 사이트를 어떻게 알릴까 고민하고 분석해야 하는 것이 의료관광 마케터의 큰 고민거리이다.
③ 의료관광 마케터는 사이트 구축 후에 가장 먼저 사이트가 많이 알려지고 활성화 되도록 해야 하는 상황에 직면한다.
④ 웹사이트에 많은 이용자들이 찾아오고 매출과 수익에 도움이 되도록 하는 모든 활동이 '웹사이트 마케팅'이다.
⑤ 사이트의 인지도를 높이고 브랜드를 강화하며 고객을 확보해 나가는 과정이다.
⑥ 매출을 위해서는 방문자가 많아야 하고, 홍보와 마케팅은 중요한 역할을 한다.
⑦ 세계적인 경영자들은 인터넷 비즈니스에서 기술보다는 경영과 마케팅 전략의 중요성을 강조하였다.

2. 전자상거래

직접 마케팅에 대한 가장 최근의 경로는 전자식 경로이다. 전자상거래는 전자식 자료 상호

교환, 거래를 하기 위해 팩스 및 전자우편을 사용하여 자금을 용이하게 한다. 또한 디지털식으로 현금을 받기 위해 스마트카드를 이용하고 인터넷과 온라인을 이용함으로써 공급업자에게 구매주문을 보내는 것과 같이 여러 다양한 전자식 플랫폼을 이용한다. 전자식 사업은 디지털화와 상호 통신능력에 바탕을 이루고 있다.

① 웹사이트는 다양한 의견을 가진 고객을 대상으로 복합적인 메시지를 전달할 수 있고, 동일한 웹사이트에서도 언어, 세대, 연령, 성별에 따라 차별화된 페이지를 구성하여 다양한 마케팅 활동을 할 수 있다. 전체 환자의 50[%]가 의료관광을 목적으로 방문하는 태국의 범룽랏병원의 경우 13개 국가별 웹사이트를 개발하여 마케팅 활동을 하고 있다.

② 인쇄광고물(브로슈어[5], 리플릿[6] 등)에 비해 정보 변경과 업데이트에 비교적 적은 비용이 소요되고, 인쇄물의 경우 가격 변경이나 정보오류가 있을 때 폐기처분하고 새로 제작할 수밖에 없지만 웹사이트는 정보를 수정 · 보완하여 관리할 수 있다.

③ 잠재고객 및 기존고객과 웹사이트, E-mail 등의 의사소통을 통해 재방문을 유도할 수 있고, 정기적인 뉴스레터 발간 및 발송으로 전문적으로 유용한 건강정보를 정기적으로 전달할 수 있다.

④ 의료기관은 웹사이트를 통해 홍보하며 PR을 위한 수단으로 활용하기도 한다.

⑤ 의료기관은 잠재고객이 원하는 정보를 제공함으로써 고객의 신뢰를 얻고 고객을 유치한다.

⑥ 의료기관의 브랜드 인지도에 따라 웹사이트 구축효과와 영향력은 달라진다.

⑦ 웹사이트 구축으로 의료기관은 웹사이트를 홍보수단으로 활용할 수 있지만 웹사이트 하나만으로 프로모션을 할 수는 없다. 마케팅 전략을 실행하기 위해서는 광고, PR 등의 요소를 의료관광상품과 마케팅 전략에 맞게 적절하게 믹스하여 활용하는 방안을 모색해야 한다.

3. 웹 홍보사이트 디자인

웹을 활용한 홍보사이트의 디자인은 의료기관의 특징과 의료관광상품의 특징을 잘 홍보하고, 고객에게 유용한 정보를 제공할 수 있도록 설계되어야 한다.

인터넷이 발달하면서 소비자들은 웹사이트를 통해 다양한 정보를 쉽게 접할 수 있다.

---

5) 브로슈어(Brochure) : 업체 선전을 위하여 만든 얇은 책자이다.
6) 리플릿(Leaflet) : 설명이나 광고, 선전의 내용을 담은 종이쪽이나 얇은 책자, 팸플릿보다 더 간략한 것이다.

웹을 활용한 홍보를 위해 웹사이트는 접근하기 쉽고, 의사소통이 가능하며, 고객의 정보를 저장할 수 있어야 한다.

1) 접근성(Addressabillity)

인터넷과 IT기술이 발달하고 정보검색이 용이해 짐에 따라 소비자들은 의료관광 결정 전에 웹사이트를 통해 정보를 수집하게 되었다.

① 의료관광에 관심이 있는 고객 : 의료관광 결정을 위해 의료기관 관련 정보를 웹사이트에서 얻을 수 있는데, 웹사이트로의 접근 가능성과 웹사이트의 정보제공 능력이 있으면 접근성이 용이하다.
② 의료기관 : 웹사이트를 통해 잠재고객에게 유용한 정보를 제공함과 동시에 사이트 가입 유도를 통해 고객데이터를 수집할 수 있다.
③ 의료기관 : 수집된 고객정보를 추출하고 분석하여 고객과 커뮤니케이션이 가능하도록 특정 고객 대상 마케팅 전략을 수립하고 프로모션을 하는 데 활용한다.
④ 의료기관의 웹사이트가 고객이 쉽게 접근할 수 있도록 개발되면 의료기관은 홍보효과와 더불어 웹을 통해 유용한 정보를 고객으로부터 제공받고 활용할 수 있다.

2) 상호 대화성(Interactivity)

고객과 의료기관이 원활하게 의사소통할 수 있는 능력이다.

① 의료기관 : 웹사이트에서 고객이 필요로 하는 정보에 응답하는 기능을 원활하게 수행해야 한다.
② 웹사이트 : 정보를 제공하는 역할수행과 동시에 체험후기나 사진 콘테스트(㉑ 신생아 사진 콘테스트) 같은 체험의 즐거움을 주는 재미요소를 제공할 수 있다.
③ 의료관광 고객의 체험수기 : 관심사가 동일한 고객에게 객관적이고 정확한 정보로 고객의 공감대를 유도할 수 있다.

3) 저장(기억 : Memory)능력

의료기관은 잠재고객이나 기존고객의 정보를 웹사이트에 보관하여 고객들의 주요 관심사와 질의를 바탕으로 미래의 잠재고객들에게 고객중심의 정보를 제공할 수 있다.

① 웹사이트 설계시에 저장된 정보를 분석하여 상담내역(관심질환, 일정 등), 후속 조치

(Follow-up) 안내, 감사 편지, 카드 등을 고객에게 보내 원활하게 피드백을 할 수 있도록 디자인되어야 한다.

② 타깃 국가에 따라 해당 국가의 언어와 문화, 관심 분야와 주요 질병 등을 고려하여 콘텐츠 구성 및 색상 등을 결정하여 디자인해야 한다. 이때 고객과의 원활한 의사소통을 위해 현지 인터넷 환경과 검색속도 등도 웹디자인 기획시 고려해야 한다.

③ 의료관광의 홍보를 위해 〈표 4-1〉과 같이 웹사이트를 이용할시 설계 및 접근 방법들에 관한 내용들을 나타낸 것이다.

④ 관심도와 상호작용 등을 고려해서 마케팅 전략을 수립해야 한다.

〈표 4-1〉 웹 홍보사이트 설계시 고려해야 할 사항

특 성	내 용	사 례
접근의 용이성	관심도가 높은 초기 의료시장에서 잠재고객을 유인할 수 있는 능력	웹사이트 방문고객에게 다양한 방법의 보상혜택 부여 (예 검진예약시 검진비용 감면)
상호작용	고객과 의료기관과의 직접적인 의사소통 가능	웹사이트를 통해 실시간으로 질의 응답할 수 있는 기능 부여(예 실시간 1 : 1 상담 코너)
저장능력	잠재고객 또는 기존고객의 정보를 획득하여 저장하는 능력	고객이 입력한 정보(이름, 연락처, 국정 등)를 저장하여 획득된 고객정보를 분석 및 관리(예 CRM 프로그램)

4. 웹사이트 디자인의 구성요소

의료기관의 웹사이트는 의료기관이 선정한 타깃 국가의 잠재고객에게 정보를 제공하여 의료관광을 결심하는 데 도움을 줄 수 있어야 한다. 의료기관은 현지에서 의료관광상품과 브랜드를 알릴 수 있도록 웹사이트를 설계해야 한다.

① 타깃 국가의 인터넷 환경과 문화를 고려하지 않고 국내 현실에 맞게 웹사이트를 개발할 경우 현지 사정에 따라 웹사이트 열람이 불가하거나 방문객이 저조하여 마케팅 활동이 저조할 수 있다(예 인터넷 환경에 따라 플래시 등을 포함한 경우 속도가 느려짐)

② 현지 시장에 맞춰 고객에게 제공하고자 하는 정보의 범위와 의사소통 채널, 의료기관의 이미지 등 웹사이트의 역할과 기능에 따라 구성요소를 설계할 수 있다.

③ 의료관광 홍보의 수단이 되는 웹사이트의 역할과 기능은 〈표 4-2〉와 같다.

④ 웹사이트의 디자인이 되는 구성요소들을 분석하고, 적절한 방안들을 모색해야 한다.

⑤ 의료관광 시장에서 웹사이트가 고객이 의료기관을 인식하고 만나는 첫 번째 홍보 매체임을 감안할 때, 타깃 국가의 문화를 반영한 디자인(색상, 폰트, 콘텐츠 등)과 정보제공 방법 등을 고려하여야 한다.

〈표 4-2〉 웹사이트 디자인의 구성요소

구성요소	역할 및 기능
Home	① 웹사이트를 처음 방문했을 때 첫 번째 접하는 페이지 ② 기본페이지, 정보를 손쉽게 찾아다닐 수 있음
About Us	① 의료기관을 소개하는 페이지 ② 고객에게 의료기관의 성과, 우수기술, 브랜드, 실적 등 공식적이고 객관적인 정보제공
Contact Information	① 의료기관을 방문하기 위해 문의하거나 연락할 수 있는 정보를 알려주는 페이지 ② 의료관광을 희망하는 고객과 유치기관(에이전시) 담당자가 의료기관에 직접 문의하거나 방문할 수 있도록 주소, 약도, E-mail, 연락처, 담당 진료통역 등을 제공 ③ 1대1 의사소통을 희망하는 고객을 위해 언어별 전담 상담서비스 안내 등의 정보제공
FAQ	① 고객이 자주하는 질문에 대한 답변 페이지 ② 고객이 자주하는 질문에 대한 질의응답을 사전에 정리해서 찾아볼 수 있도록 정보제공 (예 비자발급 지원, 진료예약증 발급, 픽업서비스, 통역지원 여부 등)
Contents Page	① 의료기관의 주요한 정보를 제공하는 페이지 ② 의료관광 특화상품, 우수 의료기술, 논문, 진료 절차 및 정보, 의료진, 병원시설, 인증(JCI 등), 의료기관 소식 등 다양한 정보제공 ③ 타깃 국가의 타깃 고객, 마케팅 전략에 따라 내용구성이 달라지며 정보제공 범위설정이 요구됨

⑥ 마케터는 타깃 국가의 웹페이지 분석을 통해 웹페이지를 개발하거나 현지 개발자에게 용역을 주는 것도 고려해야 할 것이다.

제5장
광고와 홍보

광고는 특정 광고주가 대가를 지불하고 제품, 서비스, 아이디어를 비(非) 인적 매체를 통하여 널리 알리고 구매를 설득하는 모든 형태의 촉진활동이다. 광고는 형태와 사용용도가 매우 다양하기 때문에 광고의 특성을 일반화하여 정의하기는 어려우나, 광고의 뚜렷하면서도 공통적인 특성은 다음과 같다.

① 광고제품은 표준적이고 합법적인 제품이라는 공공적인 특성이 있고, 소비자들이 제품 광고를 보면서 제품을 구매하는 것은 사회적으로 받아들여질 수 있는 행동이다.
② 광고의 반복성과 관련된 특성은 메시지를 반복적으로 사용할 수 있기 때문에 소비자들이 메시지 내용을 점차 깊이 알 수 있으며, 또한 여러 경쟁 기업들의 메시지들과 비교할 수 있다.
③ 광고는 다양한 표현이 가능한 촉진방법으로 기업들은 예술적인 색상, 음향, 배경 등을 사용해서 제품을 극적으로 표현할 수 있다.
④ 광고는 단기간 동안 가격할인 내용을 전달하는 등 단기적인 판매촉진 방법으로도 사용된다.
⑤ 광고의 단점은 많은 사람들에게 빨리 전달 가능 하더라도 비 인적 커뮤니케이션 방법이기 때문에 판매사원을 사용하는 방법처럼 설득적이지 않고, 일반적으로 꽤 많은 비용을 필요로 한다.
⑥ 광고는 소비자에게 기업체의 일방적인 의사전달 방법이기 때문에 소비자는 광고에 주의를 기울이지만 반응해야 하는 의무감은 없다.

01 의료광고의 규제와 허용

전문서비스의 광고에 대하여 찬성과 반대의 논란이 있으나 경쟁을 야기시켜 가격인하, 서비스 질의 향상 및 정보제공의 효과가 있다는 이유로 찬성을 하고 있다.

1. 전문서비스의 광고

비용증대에 따른 가격인상, 서비스 질의 저하, 현혹적 광고가 범람하게 된다는 이유로 반대를 하고 있다.

① 소비자가 서비스의 구매 전에 제대로 알고 구매하기 위해서는 서비스에 대한 정보제공이 필요하다.
② 광고의 부작용을 들어 전문서비스의 광고를 반대하는 주장도 팽팽하다.
③ 오늘날의 전문 서비스의 의료광고 규제와 허용에 대한 찬성과 반대의 입장은 〈표 5-1〉과 같다.
④ 비영리적인 특성을 지닌 의료기관의 특수성을 감안한 의견대립이 팽팽해지고 있다.
⑤ 찬성과 반대의 어느 쪽이 옳은가를 판단하는 것은 현실적으로 어렵다.
⑥ 소비자에게 정보제공을 위한 전문서비스의 광고는 이루어질 필요가 있으며, 그 어느 쪽도 실증적 검증절차도 없이 주장된 것이어서 체계적인 검증이 이루어져야 한다.
⑦ 특정 지역에 광고를 실시하여 결과를 보아가면서 전체지역으로 점차 광고를 허용하는 것이 바람직하다.

〈표 5-1〉 전문서비스 광고에 대한 견해

찬성론	반대론
광고는 정보를 저렴하게 제공한다.	광고비용이 고객이나 환자에 전가된다.
정보탐색 비용의 추가적 부담없이 전문인의 평가가 용이하다.	광고는 상품차별화를 가능하게 하고 자유경쟁을 해치는 산업장벽을 형성한다.
수요의 환기 및 증대를 기대할 수 있다.	광고에서의 규모의 경제가 형성되고, 이는 진입장벽을 구축한다.
생산성 향상 및 비용절감을 위한 전문화를 추진할 수 있다.	가격담합이 발생한다.
기민한 가격설정이 불가능해지고 질적 저하가 방지된다.	현혹적이며 기만적인 광고가 범람한다.
수요 대중화에 따른 공급증대는 전문서비스의 대중화에 기여한다.	경쟁의 격화는 전문인 윤리의 위반을 가져온다.

2. 의료광고의 실정

현행 의료법은 “특정 의료기관이나 특정 의료인의 기능, 진료, 방법이나 경력 또는 약효 등에 관하여 대중광고, 암시적 기재, 사진, 유인물 등에 의하여 광고를 하지 못한다.”라고 명시하고 있다. 그나마 허용되는 의료광고의 범위는 외형적인 사항(전문과목과, 진료과목, 소재지, 진료일과, 진료시간 등)에 한하고 광고는 일간신문과 의료관계 전문지 등에 월 1회를 초과할 수 없도록 하고 있다.

① 의료행위의 광고가 상당한 제한을 받고 있고, 의료광고를 보는데 소비자들이 익숙하지 않은 실정이다. 의료광고를 금지하고 있는 배경은 〈의사의 윤리강령〉에서 알 수 있다. 개정되기 전의 윤리강령에서는 의사는 의료행위에 있어 영리적 동기의 영향을 받아서는 안되고, 부당한 보수를 받아서도 안되며, 의사의 품위를 손상시키는 자기선전이나 광고를 하여서는 안된다.

② 최근에 개정된 윤리강령에서는 영리적 동기와 부당한 보수의 항목은 삭제되고, 의사의 품위를 손상시키는 자기선전이나 광고를 하여서는 안된다. 광고에 대한 의사들의 편견이나 생각은 아직도 변화되지 않고 있다. 그들은 아직도 신성한 의료행위를 광고하는 것은 불경한 것이라는 믿음이 의료인들 간에 보편화되어 있다.

3. 의료광고의 규제

의료구매자의 알 권리에 대한 침해라는 주장이 제기되었다. 1980년대 초반 미국의 연방법원은 의료행위의 광고 규제는 독과점금지법이나 수정헌법에 명백히 위배 된다는 판결을 내린 이후, 광고 규제가 철폐되어야 한다는 주장이 강하게 일고 있다. 아직도 많은 의료 관련 전문가와 조직들은 광고와 판매촉진을 피하고 있다. 법률의 변화에도 불구하고 광고에 대한 전문가 집단의 규범은 거의 변하지 않고 있다.

① 의료광고 효과의 불확실성은 잠재적 광고주들로 하여금 신중하게 만들고 있다. 그러나 의료광고가 성장하리라는 기대 속에 많은 의료집단들은 법률의 변화에 대응하기 위하여 새로운 광고지침을 작성하고 있다.

② 의료구매자들은 의료기관의 선정에 필요한 정보 원천으로 주로 인적·독립적 정보 원천에 의존하고 있다. 때문에 부적절한 정보를 이용하는 경우가 많으며, 의료기관을 서로 비교하여 선택하는데 필요한 정보의 획득이 용이하지 못하다. 의료기관을 과거에 이용해 본 경험이 없는 소비자들은 의료기관에 대한 어떠한 정보도 구하기 어려운 실정이다.

③ 광고는 의료기관의 선정에 필요한 정보를 소비자에게 제공해주는 한편, 소비자로 하여금 의료인의 도움이 필요하다는 사실을 깨닫게 하며, 적절한 의료기관을 선정할 수 있도록 해준다. 반면에 광고에 의한 정보가 믿을 수 없을 경우, 이로 인한 과대광고는 소비자들의 서비스에 대한 기대수준을 높여 구매 후 평가시 불만족의 원인이 된다.

④ 의료광고에 대한 소비자들의 인식 수준은 의료비에 대한 지식 정도에 반비례하며, 소비자의 수입에는 비례하고, 의료인에 대한 기대치와는 반비례한다.

⑤ 소비자들은 의료광고가 의료비의 인상을 가져오는 경우가 있더라도 의료기관의 합리적인 선택에 필요한 정보획득이 용이한 관계로 의료광고를 바람직한 것으로 여기는 반면에 의료인들은 의료광고를 반대하고 있다.

⑥ 의료광고에 대한 소비자들의 태도는 다음과 같다.

㉠ 가격을 잘 모르는 소비자일수록 의료광고에 적극적이다.

㉡ 가격을 모르는 환자는 결국 광고에서 가격에 대한 정보를 얻으려고 한다.

㉢ 교육 수준이 높은 소비자일수록 의료서비스에 대하여 많은 것을 배우려고 한다.

㉣ 광고는 환자에게 지식을 전달하는 적절한 수단이 된다.

㉤ 다른 전문직업인과 비교하여 의료인의 직업에 대한 이미지는 중요하게 작용한다.

㉥ 의료직에 높은 이미지를 갖는 소비자일수록 의료광고에 덜 적극적이며, 일반소비자들도 의료인의 사업적 수행에 비교적 보수적인 반응을 보인다.

㉦ 비영리 특성의 의료기관에 대한 영리적인 목적의 광고의 허용과 규제가 딜레마이다(그림 5-2).

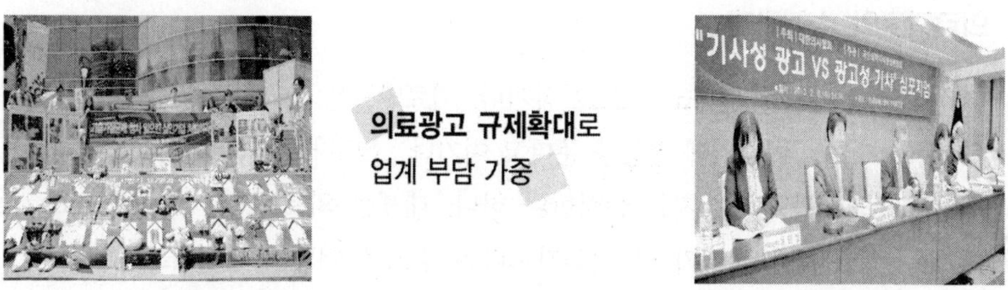

(a) 의료기관 과대홍보의 경고 (b) 의료광고의 부작용 (c) 의료광고의 허용과 규제에 대한 심포지엄

[그림 5-1] 의료광고의 허용과 규제에 대한 찬반

참고 — 의사의 윤리강령

우리 의사는 사람의 고귀한 생명과 건강을 위한 보전 향상하는 일을 탐구하고 실천함을 본적으로 삼는다. 의사는 인류사회에 대한 봉사정신에 투철하고 지성인으로서의 긍지를 갖는다.
이에 우리 의사들은 다음과 같은 윤리를 준수할 것을 서약한다.

- 의사는 환자의 인격을 존중하고 그들의 질병을 예방 진료함을 사명으로 한다.
- 의사는 직무를 수행함에 있어 최고의 의학 수준을 유지하도록 끊임없이 연구 · 노력한다.
- 의사는 과학적 근거 위에 정립되지 않은 예방 및 치료에 종사하거나 관여하지 않는다.
- 의사는 새로운 진료방법을 쓰거나 사람을 의학의 조사 · 연구대상으로 함에 있어 신중을 기한다.
- 의사는 의학적 판단과 의술을 훼방하는 어떠한 행위에도 구애받지 않으며 직무에 대한 권위와 명예를 드높인다.
- 의사는 환자를 진료함에 있어 최선을 다하고 필요 할 때에는 다른 의사의 협력을 요청한다.
- 의사는 진료 등 직무수행에 따른 적정한 보수를 받는다.

- 의사는 정당한 사유 없이는 직무상 알게 된 환자의 비밀을 누설하지 아니한다.
- 의사는 보건의료의 직무와 더불어 지역사회의 발전에 적극 참여한다.

참고 의료전문직협회 위원회의 광고지침서

- 사실을 잘못 표현하거나 기만이나 오진을 방지하는데 적절한 구체적 사실을 빠뜨릴 때
- 평균적인 환자들이 도달할 수 없는 회복의 안심을 약속하는 사실을 포함할 때
- 진료의 효율성과 다른 환자의 전형적인 경험을 대변하지 못하는 서비스와 관련되는 증명서를 포함할 때
- 의도적이거나 거짓을 창출하고 또는 인정되지 않은 호의적 결과를 창출할 때
- 의사가 기술을 소유하거나 유사한 숙련을 받은 다른 의사들보다 우수한 서비스를 제공하는 주장이 실제적 으로 구체화되지 않고 그것에 내포될 때
- 온당하지 않은 사람의 두려움, 허영심, 근심 또는 이와 유사한 정서를 수반할 때
- 지향하는 공중을 기만하거나 오도할 수 있는 주장을 내포할 때
- 거짓이거나 예상을 오도하거나 또는 만족스러운 결과나 치유가 전문서비스의 성과에서 나온다는 것을 넌지시 암시할 때
- 과장된 주장을 사용하여 환자를 유인하고자 할 때

4. 의료광고의 수행과제

소비자들은 의료광고를 원하고 필요로 하거나, 의료인들은 사업적 동기를 불경스러운 것으로 생각하여 그들의 이미지에 손상을 준다고 여기나, 소비자들이 의료광고를 원하고 있는 한 의료광고가 의료인의 이미지를 손상한다 하나, 대세는 의료광고는 허용쪽으로 기울고 있다. 문제는 광고를 할 것인가 말 것인가보다는 광고를 어떻게 수행하느냐에 있다.

① 의료광고의 효율적인 대중매체는 무엇이며, 어떠한 내용을 광고할 것이며, 그리고 어떤 의료서비스를 제공 받을 수 있으며, 그것을 선택하는데 필요한 정보는 무엇인가? 등이 의료광고에서 수행되어야 할 과제이다.

② 의료광고의 규제와 허용을 두고 찬반양론이 팽팽한 가운데 의료광고를 확대하자는 주장이 탄력을 받는다. 과거의 의료기관은 비영리적인 특성으로 봉사활동의 성격이 강했지만 의료기관 경쟁의 심화와 글로벌 경제침체 위기 등으로 인해 경영악화로 의료광고를 허용해야 한다는 주장이 있다(그림 5-2).

1) 광고매체

우리나라에서 의료서비스에 대한 방송광고는 금지되고 있으며, 이를 제외한 매체수단은 이용 가능하다. 전화번호부, 인쇄물우편, 옥외광고 등이 의료기관에서 이용가능한 광고매체이다. 효율적인 광고를 위해 이들의 매체 믹스가 필요하다.

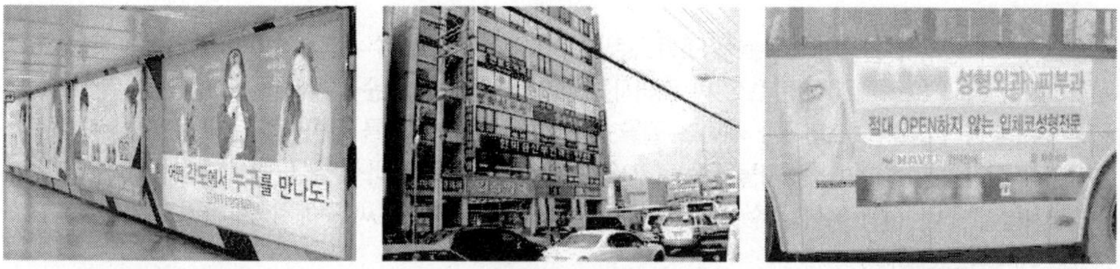

(a) 지하철 내부의 의료광고 (b) 의료광고 확대 (c) 병원의 홍보

[그림 5-2] 현재 의료광고를 확대하자는 주장

2) 광고내용

의료광고의 내용으로 해당 병원의 특수 클리닉, 즉 암치료센터, 심장병센터 등의 특성을 다룰 수 있다. 해당 병원을 다른 병원과 차별화시켜 주기도 하며, 해당 병원의 이미지를 부각시켜 주기도 한다. 게다가 소비자들의 의료서비스에 대한 지식 욕구에도 도움을 준다.

참고 — 코웰(Cowell, 1984년)의 8가지 의료광고지침

① 명백하고 분명한 메시지를 사용하라.
무형의 의료서비스를 소비자에게 알리기 위해서는 명백하고 분명한 메시지를 사용하여야 한다.
- 의료서비스는 추상적이기 때문에 효과적이고 간결한 메시지를 구성하는데 많은 어려움이 따른다.
- 심볼, 그림, 표식 등을 적절히 사용하여 의미전달이 가능하도록 하는 창의성이 필요하다.

② 편익을 강조하라.
특정의 의료서비스를 이용함으로써 어떠한 효과내지 편익이 있는가를 강조할 필요가 있다. 효과내지 편익은 고객 욕구를 충족시킬 수 있는 메시지일수록 소비자에게 효과적으로 전달된다.

③ 고정가능한 서비스만을 약속하라.
- 의료서비스는 의료인과 고객과의 상호작용에 따라 서비스 질이 달라질 수 있는 가변성을 지닌다.
- 실제로 제공가능한 최소 수준의 서비스만을 고객에게 약속하여야 한다.
- 과도한 약속은 고객의 불만을 야기시킬 수 있다.

④ 종업원에게 먼저 광고를 하라.
의료서비스에서 병원의 종업원(특히 의료인)은 내부고객이다.
- 외부의 고객에게 서비스의 광고를 행하기 전에 이들 내부 고객에게 먼저 광고를 행함으로써 고객만족을 기할 수 있다.
- 내부고객이 만족하고 이해할 수 있는 서비스라면 그 서비스는 외부고객에게도 이해를 시킬 수 있고 만족도 줄 수 있다.

⑤ 구전 커뮤니케이션을 활용하라.
의료서비스의 구매에 영향을 주는 주요 정보원천은 과거 이용해 본 경험이 있는 사람들이 다른 사람들에게 입으로 전달하는 인적 · 경험적 정보원천이다.
- 만족을 느낀 고객으로 하여금 잠재고객에게 호의적인 말을 전할 수 있게 하면서 기존고객과 잠재고객의 상호 접촉관계를 강화시키는 장치가 필요하다.

⑥ 유형의 실마리를 제공하라.
소비자는 의료서비스의 구매시 위험을 인식한다.

- 의료기관의 물리적 환경의 요소를 강조함으로써 구매위험을 줄일 수 있다.
- 물리적 환경의 요소들을 살펴봄으로써 소비자들은 의료서비스의 수준을 어느 정도 짐작할 수가 있다.
- 물리적 환경의 요소는 소비자가 서비스 질을 평가할 수 있는 단서를 제공하여 준다.
- 유형의 실마리를 통하여 소비자들은 실제 사용해보지 않고서도 서비스 질을 탐색하게 된다.
- 소비자들이 구매 전에 탐색할 수 있는 유형의 실마리를 제공함으로써 구매위험을 줄일 수 있다.

⑦ 광고를 지속적으로 하라.
의료서비스는 무형의 상품이기 때문에 이것에 대한 특정 이미지를 형성하거나 경쟁사와 차별화를 기하기 어렵다.
- 이미지의 형성이나 차별화가 전적으로 불가능한 것은 아니다.
- 심볼이나 테마, 형식 등을 이용하여 지속적으로 광고하는 것이 필요하다.

⑧ 구매 후의 두려움을 제거하라.
- 의료구매자들은 서비스의 구매 후에도 위험을 느낀다.
- 과연 내가 선택을 잘한 것일까?
- 내가 비용을 비싸게 지불한 것은 아닐까?
- 수술결과가 잘못된 것은 아닐까? 등의 두려움 내지 의심 을 하게 된다.
- 의료구매자들이 서비스를 구매한 이후에도 이러한 두려움 내지 의심이 든다면 심리적 불안의 현상인 인지부조화를 느껴 불만을 야기시킬 수 있다.
- 이의 방지를 위하여 자신의 선택과 구매결과에는 아무런 하자가 없다는 믿음을 줄 수 있는 내용의 광고를 수행해야 한다.

---

3) 서비스의 내용과 접근

병원에서 제공하는 의료서비스는 어떠한 것들이며, 의료서비스를 제공받기 위한 조건 · 시간 · 내용 등에 관한 정보가 소비자들에게 제공되어야 한다.

① 의료기관은 광고를 통하여 미래의 잠재적 의료소비자들에게 이용가능한 서비스의 내용을 알리는 동시에 서비스를 이용하는데 필요한 여러 정보를 제공해주어야 한다.
② 소비자들은 서비스의 가치와 수혜 가능성, 특정의 서비스에 대한 교육을 받음으로써 잠재적 의료구매자들이 그러한 서비스에 용이하게 접근할 수 있다.

5. PR(Public Relations)

PR[7]은 매스컴을 통해서 활동할 수 있으며, 전형적인 것은 활자에 의한 것으로 원내보다는 원외이다. 최근에는 몇 개의 병원이 네온사인을 사용한다든지 야간에 정원수를 전기로 밝혀 시민에게 휴식공간을 제공하는 것은 좋은 PR(Public Relations)의 방법이다.

PR은 대외적인 것만은 아니며, 조직의 외부환경을 염두에 두고 조직에 대한 신뢰와 이해

---

7) PR : 공중(公衆)과의 관계를 좋게 하기 위한 행위 또는 기능으로 기업 혹은 단체가 관계하는 공중의 이해와 협력을 얻기 위해 자신의 목표 방향과 의지를 커뮤니케이션 수단으로서 선전 · 설득하는 행위이다.

를 생산하는 재활동이기 때문에 조직 내 구성원들의 신뢰와 이해를 구하는 것도 중요한 일이다. [그림 5-3]은 의료광고 규제 완화로 PR 홍보를 통해 외국인 환자를 유치하는 모습이다.

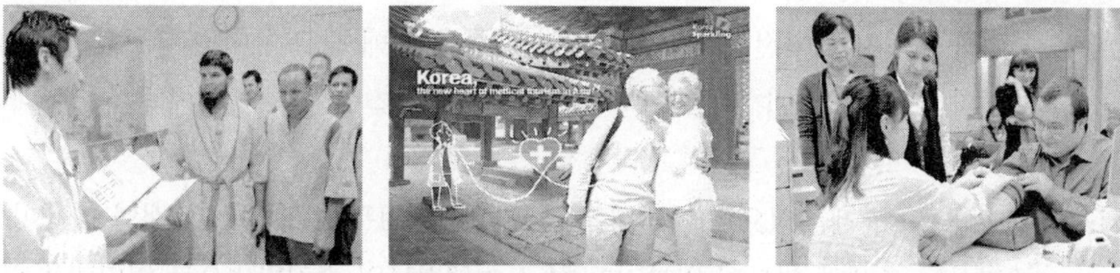

(a) 외국인 환자의 유치 (b) 외국인을 대상으로 한 의료광고 (c) 외국인 환자의 증가

[그림 5-3] 의료광고의 규제완화로 인한 외국인 환자의 유치

6. 주요 국가의 의료관광 현황

미국, 영국 등 선진국들의 보건시스템에서 노출되고 있는 각종 문제점들과 의료서비스 선호 변화가 세계 의료관광시장의 성장을 촉진시키는 원동력이 되었다. 미국과 영국, 일본 그리고 많은 유럽 국가들에서 중년(60세 이상)의 비중이 급격하게 증가하고 있으며, 만성질병의 수와 종류가 증가하였다. 또한 의료수요의 의료 인프라 공급규모에 대한 초과는 진료비 인상과 대기시간 확대를 초래하는 상황들이 해외로 의료관광을 떠날 수밖에 없는 상황을 만들었다.

개발도상국의 보건 인프라가 크게 개선되었고, 임상기술이 선진국 수준으로 향상되었다는 점도 긍정적 요소로 작용하였다.

의료관광객들의 국적별 현황을 보면 미국, 캐나다, 유럽, 일본 등과 같은 선진국 환자들이 대부분을 차지하고 있어 선진 국민들의 해외 의료서비스에 대해 대책과 준비가 필요하다.

1) 일 본

의료기관의 의료광고는 의료법 제68항 '의료 등에 관한 광고 규제'에 근거하며, 일부 개정으로 광고 제한이 대폭 완화되었다. 개정된 사항은 진료 과목과, 담당의 성명 등의 허용 제한에서 의사 약력, 연령, 성별과 의료기관의 의료기술 정도와 실적을 평가할 수 있는 수술 건수, 감염관리 실태, 의료사고 예방을 위한 관리체계 등에 관한 내용 광고를 허용하는 범위까지 확대하였다.

① 개정된 의료광고에 대한 의료법에서는 광고에 대한 정의를 불특정 다수를 대상으로 하는 방법에 따른 환자 유인의 목적을 갖는 것이라 정의하였다. 또한 연보 또는 내원

환자용 팸플릿 등의 의료기관의 개요에 관한 객관적인 정보제공은 홍보로 간주되어 광고에는 해당되지 않는 것으로 정의하였다.

② 일본의 관광정책상 한국기업은 주관적으로 일본 내 의료광고가 용인되지 않는 상황임을 고려하여 현지 에이전시와의 전략적 제휴 등을 통해 광고가 아닌 홍보형태의 접근방법을 기획하고 실행해야 한다. 여기에는 광고매체와 의료관광 홍보매체가 있는데 다음과 같다.

㉠ 광고매체 : 전세계적으로 인터넷을 활용하여 정보를 수집하는 고객의 비율이 점차 증가하는 추세와 더불어 일본인이 한국 여행정보의 수집방법으로 인터넷을 활용한 비율(57.9%)이 높은 것으로 조사되었다(일본인 관광실태조사 분석보고서).

- 인터넷 이용 연령층을 비교하면 10~40대의 인터넷 사용률이 90[%] 이상이었고, 주로 건강 관련 정보를 수집하는 것으로 나타났다.
- 조사결과에 의하면 응답자의 73%가 인터넷에서 원하는 정보를 얻고, 자신뿐만 아니라 가족의 건강정보에 대한 관심도 2배가 넘는 것으로 조사되었다(Datamonitor, "The e-Health Market in Japan").

㉡ 의료관광 홍보사례 : 일본 내 여행사를 대상으로 조사한 결과에 따르면 의료법상 현지 여행사와 제휴한 의료광고 상품의 홍보가 가능하다. 주로 여행사에서 의료관광 고객을 유치하고 있으며, 의료관광 패키지를 상품으로 만들어 고객을 모집하는 방법으로 하고 있다.

- 홍보사례 : 스파, 미용마사지, 건강검진 등 치료보다는 건강중심의 의료관광 상품이 중심이다. 또한 국외 의료기관의 광고로 신문, 잡지 등에 기사화된 형식의 보도기사로 광고활동을 하는 것으로 파악된다.
- 일본 내 의료광고와 국내의 일본 의료봉사활동으로 인해 최근 국내를 방문하는 외국인 환자 중 중국인을 비롯해 일본인이 급증하고 있다(그림 5-4).

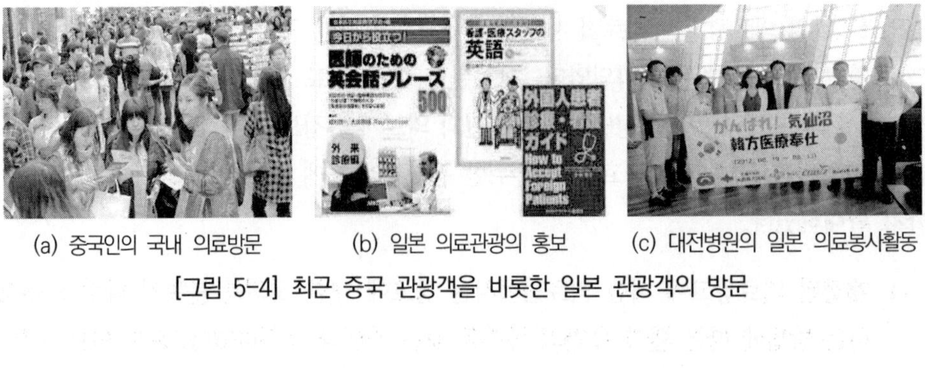

(a) 중국인의 국내 의료방문 (b) 일본 의료관광의 홍보 (c) 대전병원의 일본 의료봉사활동

[그림 5-4] 최근 중국 관광객을 비롯한 일본 관광객의 방문

2) 미 국

의료보험회사가 해외 의료관광을 커버하지 않고 있는 점이 가장 큰 제약요인으로 작용하고 있다. HMO(Health Maintenance Organization)[8] 및 대다수의 미국 주정부들이 해외 의료관광 조항이 들어 있는 의료보험 약관을 승인해주지 않고 있다.

① 자체적으로 보험을 운영하고 있는 대기업들의 경우 비용절감을 위해 해외 의료보험 검토를 고려하고 있으나, 직원들에게 해외 의료관광을 강요할 수 없는 상황이어서 현재로서는 불확실한 상황이다.

참고 — 미국 내 한인 동포들의 의료관광 현황

① 현지 의료보험이 없는 한국 교포들은 대부분 한국방문시 건강검진을 받고 있다.
- 검진분야는 큰 수술보다는 간단한 치료, 피부관리, 피부성형 등이 주류를 이루고 있다.
- 한국 내 친지를 통하거나, 자신이 직접 한국병원과 연락해 검진약속을 잡는 경우가 많다.

② 한국 내 건강검진 프로그램 판매는 대부분 현지 여행사가 하고 있으며, 뉴욕 및 LA소재 대형 한인여행사들은 여행상품과 함께 건강검진 프로그램도 판매하고 있다.
- 미국 시민권을 가진 한인 동포들은 한국체류시 국민건강보험 혜택을 받을 수 있으므로 한국병원의 이익은 크게 없는 것으로 판단하고 있다.

〈최근 한국병원의 미국 의료관광유치 노력〉

지 역	미국측	한국 병원	내 용
LA	삼호관광	강남세브란스	간호사 상주
LA	삼호관광	세련피부과(서울 소재)	협약체결
LA	삼호관광	누네안과(서울 소재)	협약체결
LA	미주한인회 총연합회	동산의료원(대구 계명대학교)	협약체결
워싱턴	한인상공회의소	동산의료원(대구 계명대학교)	협약체결
뉴욕	고려대학교 교우회	고려대학교 안암병원	홍보세미나 활동
뉴욕	동부관광	서울아산병원	사무소 설치 및 직원파견
LA	한국여행사	한양대학교병원	협약체결
LA	-	서울성모병원	사무소 설치
LA	-	서울대학교병원	사무소 설치

자료원 : 뉴욕 KBC 자체조사

③ 국내 병원의 미국 환자 유치 우수사례는 다음과 같다.
- 강남세브란스병원

8) HMO(Health Maintenance Organization) : 직역을 하면 '건강관리조직'이라고 할 수 있다. 1945년에는 미리 의사에게 일정액을 지불하면 건강진단을 비롯한 포괄적인 의료서비스를 받을 수 있는 문자 그대로 회원의 건강유지를 목적으로 하는 조직체였으나, 1970년대쯤 의료비 억제를 위해서 이용자의 의료서비스 선택을 제한하는 방식으로 바뀌게 되었다.

- 삼호관광을 통해 2009년에 환자 700명 유치
- 삼호관광은 '2010 Medical Korea 외국인 환자 유치 대상'에서 선도기업상 수상
- 간호사를 여행사 사무실에 상주시켜 고객 개인별 최적의 검진 프로그램 설계
- 신속 건강검진 시스템인 'Fast Track Program'을 운영해 검진에서부터 치료에 이르는 원스톱 서비스 제공

• 서울대학교병원 : 2008년 11월에 LA사무소 개설 이후 2012년까지 환자 3000여명 유치

④ 기타 참고사항 : 세브란스병원은 현지 여행사와 협력, 2010년 10월부터 LA 지역에 원격진료 서비스를 제공하고 있으며 향후 사무소 설치 등을 통해 의료서비스 확대 계획

---

② 의료광고 관련 규정 : 미국 내에서 의료기관의 의료광고는 1970년대 중반 이후 합법화되었고, 의료기관의 TV 광고가 허용되는 등 최대한의 자유가 보장되고 있으나 의료기관입장에서 의료광고와 관련하여 의료소송의 원인이 될 수 있음을 감안하여 조심스럽게 의료광고를 하고 있는 실정이다.

㉠ 보고서는 의료기관의 광고비용으로 966백만 달러(1997년)가 소비되었다(Jaklevic, 1995년). 주요 매체로 신문, 잡지 등 인쇄물(53[%]), 우편물 광고(51.5[%]), 전화번호부 광고(11[%]), TV와 라디오(10.5[%])이다(Hogan 외, 1999년).

㉡ 의료광고 제한에 관한 별도의 규정은 없으나, 여러 가지 법 규정 및 미국의사회(The Americcan Medical Association : AMA) 등의 가이드 라인과 모니터링으로 규제되고 있다,

③ 미국 내에서 해외 의료기관이 의료관광 홍보활동을 하는 것에 대한 제도적 제한은 없으나, 미국 내 주마다 다른 규정으로 적용됨을 감안하여 국내 의료(유치)기관은 사전에 충분한 검토와 조사를 해야 한다.

참고 미국 내의 광고매체 및 홍보사례

① 미국 내의 광고매체는 다음과 같다.

• 국내 의료(유치)기관은 한국의 우수성을 잘 알고 있는 강력한 네트워크인 재미한인회(총 157개)와 협력체계 구축을 통해 재미교포를 대상으로 홍보활동을 하고 있다.

• 주요 홍보활동으로 미국 내 현지 사무소를 개설해 현지에 인력(의사, 간호사 등) 파견 및 전문 상담 서비스를 제공하고 있다.

• 미국에 진출한 국내 주요 의료기관들은 뉴욕과 LA 등에 사무소를 개설하고 간호사와 의사를 파견하여 진료상담을 시행하고 있으며, 일부 의료기관은 여행사와 업무제휴로 건강검진상품을 개발하고 유치 활동을 하고 있다.

• 미국 내에서 활동하는 의료관광 에이전시로는 해외로 환자를 전환하는 형태의 사업모델인 Planet Hospital Foundation(Planet Hospital 설립)과 해외 의료기관과의 네트워크를 통해 의료관광을 인도, 태국, 말레이시아, 브라질, 아르헨티나, 터키, 남아프리카 등 7개국 183개 기관에 알선하는 의료관광산업을 하고 있는 MedRetreat[9]가 있다.

• 홍보활동의 일환으로 해외 의료관광 정보 사이트에 주요 연락처, 의료상품가격, 진료 절차, 전문분야 등의

정보가 제공되고 있다.

- 치과분야 의료관광 정보제공 사이트 : dentist abroad inc.
  (멕시코에 설립한 미국계 멕시코 의료관광 에이전시)
  http : //dentist-mexico-costa-rica-thailand-hungray-poland-dentistry.com
- 성형분야 의료관광 정보제공 사이트 : plastic surgery abroad inc.
  (멕시코에 설립한 미국계 멕시코 의료관광 에이전시)
  http : //plastic-surgery-mexcio-costa-raca-thailand-india-cosmetic.com

② 의료관광 홍보사례는 다음과 같다.
- 미국 내 주마다 다소 차이가 있으나 의료관광 홍보가 가능한 뉴욕에서는 싱가포르 관광청이 의료관광 홍보활동을 활발히 하고 있다.
- 로스앤젤레스에서는 의료관광 홍보는 가능하나 반드시 사전허가를 받아야 하는데, 말레이시아 관광청에서 건강검진, 치과, 미용 및 노화방지 등의 상품을 소개하고, 병원정보를 제공하고 설명하는 등의 의료관광 홍보활동을 전략적으로 추진하고 있다.
- 미국에 진출한 국내 의료기관으로 서울대병원, 서울성모병원, 서울아산병원, 자생한방병원, 차움병원, 함소아한의원 등이 있다.
- 한국보건산업진흥원은 미국 내 현지 사무소를 개설하고 미국 진출 한국 의료기관협의체 구성 및 다른 인종 환자 유치 공동사업을 추진하기로 협의하였다.
- 미국 내 아시아인들을 위한 특화 진료상품 개발 및 홍보, 한류열풍과 연계한 다양한 의료관광상품 개발 등으로 한국의 국가 브랜드 인지도 향상으로 미국 내 주류 사회진출을 목표로 하고 있다.

---

3) 인 도

세계인구 2위의 대국으로 250여개의 의과대학에서 매년 3만 명의 의사들을 배출하고, 미국 다음으로 많은 의사들을 보유하고 있어 의료진의 공급량을 기준으로 보면 세계적인 대국이다.

① 인도에서 졸업한 의사들의 12[%]는 보다 수입이 좋은 미국, 영국, 캐나다 등 외국으로 진출하고 있으며, 미국 의사들 중 약 5[%](약 4만 명) 정도가 인도 출신으로 알려져 있다. 양적 · 질적으로 우수한 의료진들과 IT분야의 경쟁력을 이용하여 과거에는 미국 병원의 영수증이나 진료 사본과 같은 배후업무처리를 주로 하였으나, 적극적인 치료센터로 전환하여 응급치료를 요하지 않는 환자들에게 긍정적인 의료서비스 국가로 거듭나고 있다.

② 인도정부도 적극적인 지원을 위하여 의무, 교통, 관광, 철도 등 특별팀을 구성하여 국영의료기관 또는 민간사업부에 큰 지원을 하고 있다. 보건의료 관광비자 제도의 도입,

9) MedRetreat : 보험회사로 남미와 동남아시아 지역에 성형, 치과, 일반 의료관광을 주선하고 절차 서비스를 제공한다.

의료분쟁과 의료보험에 대한 개선, 적절한 가격 유도 등 소비자들의 편의를 도모하고, 보건의료 서비스와 관련된 제도를 개선하고자 노력하고 있다. 앞으로 인도시장은 의료관광시장의 대국이 될 가능성이 있다(그림 5-5).

③ 인도는 세계적인 의료대국으로 입지를 다졌으며 우리나라도 인도와의 비자협약이나 정부정책을 통해 국내 의료관광시장 활성화에 신경을 써야 한다.

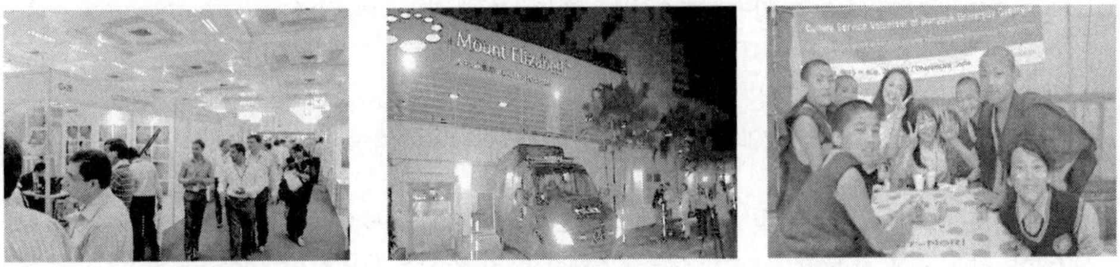

(a) 인도의 활발한 의료시장 홍보활동 (b) 인도 엘리자베스 병원 (c) 인도 의료봉사활동

[그림 5-5] 인도 의료관광시장은 잠재가능성이 무한

참고 — 중국 의료광고 규정

중국정부는 의료광고에는 관대한 입장이나 점차적으로 감독 · 규제를 강화하고 있다.

① 의료기관은 의료광고를 위해 의료광고법 제8조에 근거하여 반드시 광고주가 위생 행정부에서 발행한 '의료광고증명서'를 발급받아야 한다. 의료광고에 관한 규정은 현재 개정중인 국내 의료광고와 비슷하게 소극적으로 8개 금지내용 이외에는 의료광고를 최대한 허용하나 의료광고 게재 금지사항은 다음과 같다.

- 외설적이고 미신과 관련된 황당한 내용
- 타인을 비하하는 내용
- 치유를 보장하거나 은근히 치료를 보장하는 의미를 내포한 내용
- 치료성공률 등의 진료결과를 선전하는 내용
- 환자 혹은 기타 의학 권위기구, 의사의 명의와 이미지를 이용하거나 추천서를 사용해서 선전하는 내용
- 조상 대대로 내려오는 비방이라고 하거나 명의에게 전수 받았다는 내용을 덧붙이는 내용
- 단순히 일반통신방법으로 질병을 치료한다는 내용
- 기타 유관법률, 법규에 위반되는 내용

② 중국 내 의료기관들이 의료광고를 하기 위해서는 '공장등록증, 광고허가증'을 발급받아야 하며, '광고허가증'은 각 매체광고시안을 정부로부터 사전에 허가받은 후 승인된 광고시안만 사용해야 한다.

③ 정상적인 잡지광고는 국내 의료법 수준만큼 규제가 심하며, 의료광고는 지방에 따라 관리 · 감독의 수위가 다르다.

④ 북경과 상해와 같은 대도시에서는 의료광고가 엄격하게 관리 · 감독 되고 있으나, 경제적 수준이 낮은 지방 정부의 경우 의료광고의 관리 · 감독이 소홀한 편이다.

02 광고개발 및 활동

의료기관은 의료관광시장에서 마케팅 활동 및 목표와 예산계획이 수립되면 타깃 시장에 맞는 광고 메시지를 개발해야 한다. 광고는 의료기관 입장에서 의료관광상품이 최대한 팔릴 수 있도록 소비자에게 전달하고자 하는 바람직한 면(Desirabillity)을 고려하여 경쟁 의료기관과의 차별성, 진실성, 신뢰성 등 일관성 있는 메시지를 전달해야 한다. 의료상품의 우수성과 기술을 알릴 수 있도록 의료관광상품 광고 메시지의 문구를 표현하는 방법이 개발되어야 한다.

1. 광고유형의 개발

의료관광상품의 광고는 의료기관의 브랜드 인지도와 일관되게 메시지를 전달할 수 있도록 유형을 개발해야 한다. 〈표 5-2〉는 의료관광상품을 개발하는데 있어서 광고유형과 그에 따른 예제이다. 의료관광 마케터는 의료기관의 브랜드 및 이미지에 맞게 메시지를 전달해야 한다.

〈표 5-2〉 의료관광의 유형 및 예제

유 형	예 제
의료관광상품의 물리적인 개발속성 설명	타 의료기관에 비해 성형기술이 뛰어나다는 광고
의료관광상품의 구입으로 곧 고객이 획득할 수 있는 이점을 효과적으로 설명	건강검진은 주요 암, 심장 등의 질환 예방과 조기발견이 가능하다는 광고
고객유형별 의료관광상품을 차별화시키는 광고 문안	고가 특화 건강검진 광고
의료관광상품의 가치를 정확하고 신뢰 있게 전달하는 광고 문안	우수한 의료기술의 강점을 강조한 광고

2. 광고활동

의료관광상품의 광고효과는 내용을 전달하는 광고 메시지뿐만 아니라 광고 문안의 표현하는 방식에 따라 영향을 받는데, 의료관광시장에서 타깃 시장 고객의 관심과 니즈를 유발시킬 수 있는 의료서비스의 특성을 감안하여 이성적, 인증(보증)적, 감성적 접근방법이 있다. 각 기관에 처한 상황에 맞게 접근하는 것이 좋은 마케팅 방법이며, 〈표 5-3〉은 의료관광상품의 광고활동의 여러 가지 방안들에 따른 특징이다.

〈표 5-3〉 광고활동방법에 따른 특징

방 법	특 징
이성적 접근법	의료관광상품의 결과 수준을 객관적인 자료에 근거하여 설명하고, 고객으로 하여금 선택할 수 있도록 유도하는 방법
인증(보증)적 접근법	공식적인 인증(SCI 논문 등)이나 과학적인 증거를 자료로 제시하여 차별화된 의료기술의 우수성을 강조하거나 의료진의 전문분야, 경력 등을 설명하여 소비자로 하여금 선택을 유도하는 방법
감성적 접근법	나눔 의료를 제공하고, 체험사례를 통해 의료기관의 이미지를 전달하는 방법

03 광고유형별 특징

광고매체를 선정하는 것이 효과적인 광고와 직결되는 점을 감안하여 타깃 시장에 맞게 유형별 특성과 장점 및 단점을 고려해서 광고매체를 선정해야 한다.

1. 고객군별 광고

타깃 시장에서 주요 고객층이 선호하는 매체의 이용 빈도를 파악하여 광고계획을 수립하는 것이 효과적이다(예 20~30대 직장인이 주요 고객군이고, 라디오를 즐겨 듣는다고 가정하면 출근 시간대에 라디오를 통해 광고하는 것이 TV보다 효과적이다).

2. 의료상품 광고 메시지

의료관광상품의 광고 메시지에 따라 매체의 종류가 달라지며, 중증시술 및 고가수술인 경우 의학전문지 같은 전문적인 매체를 통해 홍보하는 것이 효과적이다.

3. 주요 광고매체 종류

각 매체는 장단점을 가지고 있으며, 그 가격도 천차만별이므로 의료기관은 마케팅 전략과 현황에 맞는 광고매체를 선정해야 한다(예 신문을 통해 광고 할 경우 선택하는 신문의 발행부수, 광고 크기 및 디자인, 광고비용, 신문사 브랜드 인지도와 이미지, 독자층 등을 고려하여 광고 투자비용 대비 마케팅 효과를 얻을 수 있는지 감안하여 결정해야 한다).

① 외국인 관광객에 따른 상담과 교육을 통해 환자 유치를 하는 모습이다(그림 5-6).

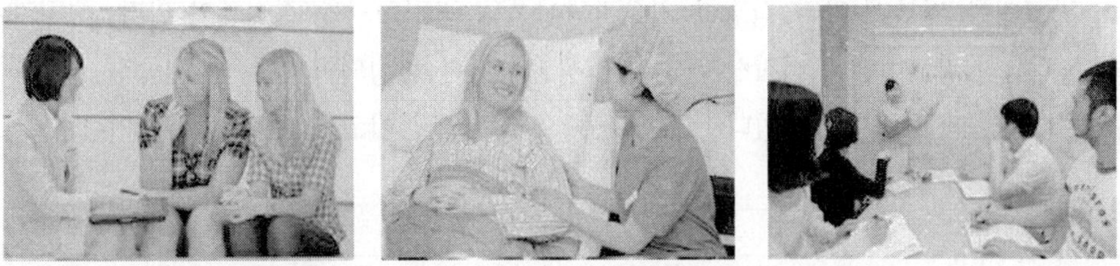

(a) 외국인 관광객을 위한 교육 (b) 외국인 환자 간병모습 (c) 외국인 환자 유치를 위한 교육

[그림 5-6] 외국인 환자 유치를 위한 교육

② 주요 광고매체의 유형과 특성은 〈표 5-4〉와 같다. 과거의 신문이나 잡지를 통한 정보의 습득보다 정보통신 및 인터넷의 발달로 정보의 습득이 빠르고 다양해지고 있다.

〈표 5-4〉 광고매체의 유형과 특성

구 분	유 형	판매단위	비용 산정기준	장 점	단 점
신문	• 지역신문 • 주간신문 • 전문신문 등	• 광고행수 • 단어수 • 인쇄행수 등	• 빈도 • 인쇄도수 • 발행부수 등	• 높은 신뢰성 • 신속성 • 다양성 • 광범위성	• 짧은 수명 • 다른 광고의 간접효과 독자들에게 잘 읽히지 않음
잡지	• 의학전문지 • 여성잡지 등	페이지	• 발행부수 • 출판비용 • 인쇄도수 등	• 높은 신뢰성 • 긴 수명 • 타깃 고객 대상 호소 가능	• 낮은 직시성 • 낮은 고객층 • 다른 광고의 간접효과 시작 메시지만 전달 가능
라디오	• 공영방송 • 민영방송 등	10, 15, 20, 30초	• 시간대 • 시청률 • 빈도 등	• 넓은 고객층 • 저비용 • 광고변경의 용이성 • 빠른 전달력	• 짧은 수명 • 낮은 청취자 • 집중력 • 청각적 메시지만 전달 가능
TV	• 공영, 민영 • 지역방송 • 케이블채널 • 위성방송 등	10, 15, 20, 30초	• 시간대 • 시청률 • 빈도 등	• 넓은 고객층 • 빠른 전달력 • 높은 집중력 • 시청각 메시지 전달	• 고비용 • 광고변경이 어려움 • 짧은 노출시간 • 낮은 메시지 전달력
옥외 광고	• 포스터 • 간판광고	• 장당 • 단위당	• 크기 • 위치 • 빈도 등	• 반복 노출 • 저비용 • 지역선택 가능 • 높은 가시성	• 짧고 단순한 메시지 • 선택적 노출 불가능

4. 광고주기와 특징

광고매체 선정시 구체적인 광고계획과 일정에 따라 연간 광고계획에 맞게 예산을 편성하고, 광고활동 여부에 따라 적정한 의료관광상품의 광고시기를 결정해야 한다. 광고계획은 타깃 국가의 광고형태와 시장상황에 따라 광고주기가 결정되며 연속적, 집중적, 주기적, 불규칙적 등으로 분류할 수 있다. 〈표 5-5〉는 일반적인 광고의 주기와 특징이다.

〈표 5-5〉 광고의 주기와 특징

구 분	특 징	예 시
연속적	• 캠페인 기간 동안 규칙적, 지속적 광고 • 신제품 출시 광고시 주로 활용	• TV 주요 방송 전·후 광고
집중적	• 신제품 출시 후 의료관광시장의 수요급증이 예상될 시기에 맞춰 광고	• 여름철 여름 상품광고(㉧ 에어컨, 아이스크림) • 여름휴가 전 다이어트 상품광고 • 휴가철 의료관광 패키지 체험 광고 • 국외 방송 홈쇼핑 • 여름휴가 후 손상된 피부관리 상품광고
주기적	• 일정한 간격을 두고 정기적으로 광고 • 표적시장 내 브랜드 인지도 향상시 활용	• 건강검진 재진 환자를 위해 지속적인 건강관리 및 재검진 프로그램 안내 • 해피콜, 6개월 전, 11개월 전, 전화상담 또는 광고
불규칙적	• 투입비용 및 시간이 일정하지 않은 경우 • 단기적 의료관광상품 광고효과 필요시 활용	• 판매촉진 기획으로 단기적 매출을 올리기 위한 광고 • 비수기 프로모션 건강검진 할인광고

04 광고매체의 효과분석

광고매체 선정은 광고매체의 도달 범위, 빈도, 효과 강도에 따라 그 효과를 분석하여 추정할 수 있다.

1. 견본품 제공

약간의 제품을 무료로 제공하는 것으로 소비자의 사용을 유발하는 데는 효과적이지만 가장 비싼 경비가 든다(그림 5-7).

참고 효과분석 예시

- 의료관광상품을 인구 100만 명 도시에서 70[%]에 해당 하는 70만 명에게 1.5 효과 강도에 3번 노출을 목표로 특정 매체가 1,000명의 고객에게 한번 노출되는 데 소요되는 비용(Cost Per Mill : CPM)이 1만 원이라면 광고비용 3,150만 원을 다음과 같이 추정할 수 있다.
- 광고 예산 3,150만 원을 투자해서 70만 명 중 의료기관에 와서 1인당 평균 지불 하는 총 진료비와 유치 환자수

를 추정할 수 있다면 광고비용 투자대비 효과분석을 통해 향후 매출증대와 광고효과 기여도를 파악할 수 있다.

도달범위(Reach)	일정기간동안 특정 광고가 표적시장 내 고객들에게 전달된 비율
빈도(Frequency)	일정기간동안 특정 광고가 표적시장 내 고객에게 노출되는 평균 횟수
효과강도(Impact)	효과를 비교하면 TV를 통해 전달하는 메시지는 시각, 청각으로 전달되기 때문에 라디오, 신문의 매체보다 효과가 크다.

① 시장에 신제품이나 상표를 소개하려고 사용하며, 경쟁제품에 만족하는 고객이나 현재 자사제품을 사용하는 고객에게는 적용되지 않는다.
② 광고로 설명할 수 없는 제품의 특징이나 장점이 있을 때 아주 중요하다.
③ 견본품 제공이 가치가 있으려면 상표가 독특하고 우수한 장점을 지녀야 한다. 그렇지 않으면 견본품을 사용해본 고객이 다른 상표로 가거나 재구매하지 않기 때문이다.
④ 견본품 제공의 비용은 많은 소비자가 정식 고객이 될 때 만회할 수 있으며, 또 하나의 한계는 제품의 우수함을 즉각적으로 측정하기 어렵다는 점이다.
⑤ 하나의 상품이 효과를 보이는 데 상당한 시간이 요구된다.

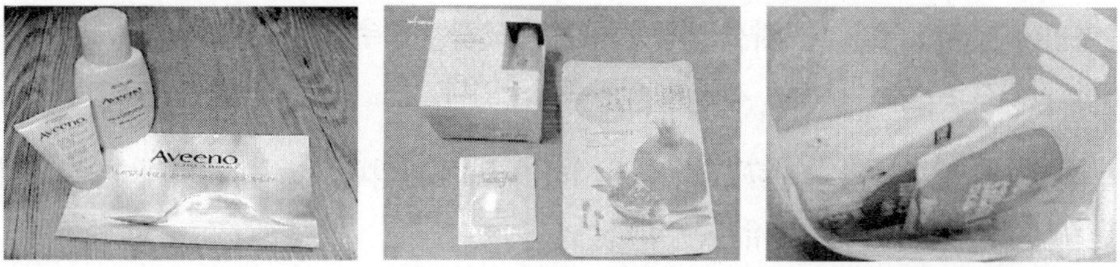

(a) 화장품 견본품 (b) 미용팩 견본품 (c) 귀저기 견본품

[그림 5-7] 견본상품

2. 쿠 폰

쿠폰은 표시된 금액만큼 구매시점에 인하된 가격으로 구매할 수 있음을 보장하는 일종의 증서이다(그림 5-8).

① 쿠폰 : 소비자에게 낮은 가격을 제공함으로써 새로운 제품에 대한 소비자의 지각된 위험을 줄여줄 수 있고, 사용 후 재구매를 장려할 수 있다.
② 쿠폰의 가장 큰 장점 : 가격할인을 받으려고 하는 소비자를 대상으로 가격할인의 기회를 제공함으로써 해당 제품의 구매를 유도하는 것이다.
③ 쿠폰을 사용하거나 찾게 함으로써 소비자 : 그들의 구매행동을 정당화할 동기를 갖게

된다. 이러한 쿠폰 사용의 단점은 추적이 불가능하다.

④ 소비자 : 해당 쿠폰을 사용했으며, 언제 활용할지를 정확히 예측하기가 힘들며, 쿠폰 기간을 명시하면 어느 정도 예측 가능하지만 소비자의 즉각적인 반응을 알아내기 어렵다.

⑤ 소매업체 : 제조업체 쿠폰을 회수하고 가격할인 등 쿠폰에 적힌 효용을 소비자에게 제공하는 역할을 한다.

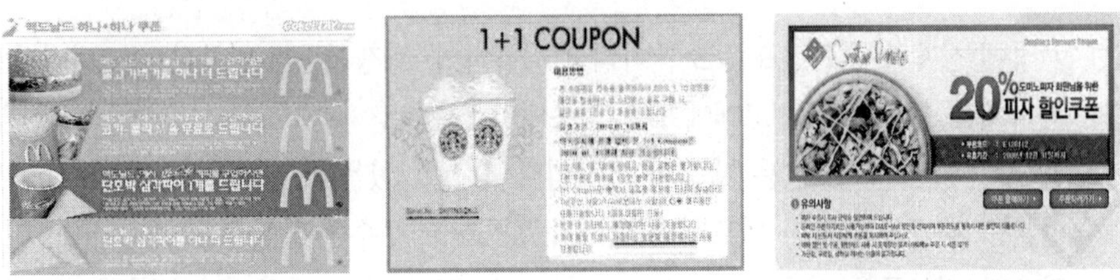

(a) 맥도날드 할인 쿠폰 (b) 스타벅스 1+1 쿠폰 (c) 도미노 피자 할인 쿠폰

[그림 5-8] 할인 쿠폰

3. 프리미엄

프리미엄(Premiums)은 자사 제품을 구매한 고객에게 추가적인 인센티브로서 무료나 저렴한 가격으로 특정 제품을 제공하는 판촉도구이다.

① 신용카드 회사들은 신규 고객을 유치하기 위해 다양한 선물을 준비해 놓고 고객에게 문서에 사인하도록 권유하곤 한다.

② 프리미엄은 광고의 특별한 형태로서 무료 선물이나 해당 제품을 구매할 수 있는 할인 쿠폰과 병행하여 활용하며, 백화점에서 화장품을 구매할 때 머플러나 가방 등을 함께 지급하는 것 등이 예이다.

4. 리펀드와 리베이트

리펀드(Refund)는 소비자가 구매하는 시점에 소비자에게 현금으로 바로 돌려주는 형태이고, 리베이트(Rebate)는 소비자들이 제품을 구매했다는 증빙서류를 보내면 구매가격의 일정액을 돌려주는 형태이다.

① 리펀드와 리베이트는 고가품목에서 가격을 의식하는 소비자에게 유용한 판매촉진 수단이다.

② 리펀드와 리베이트는 즉각적인 절약방법으로 인식될 수 있으므로 새로운 고객을 창출

하거나 상표 전환을 장려해 반복 구매행동이나 브랜드 전환을 유도할 목적으로 활용되는 경우가 많다.

5. 가격할인

소매가격을 직접적으로 인하하는 형태의 촉진으로서 보통 패키지 위에 할인율이 표시된다.

① 가격인하 판촉은 신제품 도입과 기존고객의 사용량 증대, 신규 고객에게 기존 제품 사용 구매유도 등을 위해 사용된다.
② 가격인하 판촉은 남용되지 않게 주의해야 한다.
③ 특정 상표에 가격인하 판촉을 빈번하게 사용하면 소비자는 가격인하를 기대하여 가격이 인하되지 않으면 구매하지 않으려 할 것이다.
④ 동일 제품에 대한 빈번한 가격인하는 결국 정상판매를 어렵게 하고 상표의 가치를 떨어뜨린다.

6. 시연회

시연회(Demomstration)는 실연을 통해 상품의 사용법과 차별화된 우위성을 이해하게 하는 방법이다(그림 5-9).

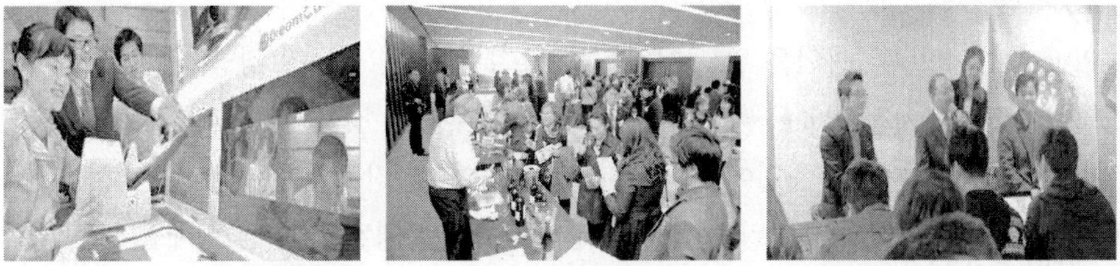

(a) 국제 의료기기 신제품 시연 (b) 와인 제품 시연회 (c) 소니 PSP 비타 발표회

[그림 5-9] 시연회

① 시연회는 전문품, 대중이 직접 시험하기에는 무리인 제품, 샘플로 제작이 어려운 제품을 촉진하기 위해 사용된다.
② 시연회는 보통 점두[10] 또는 점내에서 전개되는데 매장에서의 전개를 통해 구입과 직접 연결하기 위한 전략이며, 이벤트 형식으로 치러지기도 하며 제품 발표회나 전시회 등의

10) 점두 : 가게의 앞쪽이다.

형식으로 하기도 한다.

③ 시연회는 시연 장소에서 직접적인 판매 성과를 노리기도 하지만 그보다 더 많은 고객층이 브랜드의 행사에 참여하고 접촉하는 데 주된 목적이 있다.

05 병원홍보

상업주의가 팽배한 오늘의 자본주의 사회는 물질적인 사용뿐만 아니라 교육, 예술, 사상, 도덕 및 인간 존재 영역까지 최대의 이윤 실현이라는 수단이 작용한다. 상업주의는 거대한 매스미디어의 출현으로 사회기구와 인간활동, 문화구조, 심층부까지 침투하고 있으며, 심지어는 적자생존을 위하여 책임질 수 없는 수단까지 동원하는 일과성 현상까지 드러내고 있다.

상업활동은 복지와 종교단체 그리고 의료의 영역까지 작용함으로써 의료를 점차 상업적 시각으로 인식하려 하고 있다. 의료의 본질과 의료인의 사명감을 광고라는 상업적 수단으로부터 비영리 공익단체에서 공리적 목표를 상업적으로 표현하는 PR과의 관계를 구별함으로써 병원의 사회적 역할을 재인식하고 재조명할 필요성이 증대되고 있다.

1. 병원홍보의 필요성

일반적으로 병원은 공익을 위한 서비스업으로 분류된다. 병원의 경영자들이나 종사자들은 병원이 일반기업처럼 이윤을 추구하는 기관으로 분류되는 것을 좋아하지 않는 경향이 있다.

병원이 일반적인 서비스업에 비해 윤리적인 면이 더 강조된다는 점 등은 서비스업에서 차별화를 할 수 있겠지만 병원도 역시 이윤이 있어야 운영된다. 병원 업계를 보는 일반사회의 시각은 이미 병원이 이윤을 추구하는 기관으로 돌아서 있고, 정부의 조세정책을 비롯한 의료정책도 병원을 일반기업과 같은 취급을 하려는 경향으로 변화하고 있다.

병원은 공익을 추구할 뿐만 아니라 의료상품을 판매하는 기관이며, 이윤을 추구해야 하는 기관이라는 점을 의료인들이 먼저 인식하는 것이 필요하고, 최근에는 다음과 같은 이유로 병원의 홍보가 중요하게 되었다.

1) 대중의 이미지가 퇴색

우리나라에서의 의료는 심약하고 병든 사람을 치료해 주는 의료인들의 희생적 시술로 인식되어 왔다. 그러나 고도의 경제성장을 거치면서 국민 복지적 사회보장의 일환으로 전환되었고, 폭발적인 의료수요를 창출해 내는 한편 의료에 대한 대중의 이미지를 급속도로 퇴색시켰다.

2) 건강정보에 대한 수요의 증가

건강에 관한 욕구가 증대됨에 따라 국민의 건강에 관한 정보도 그 수요가 대폭 증가하고 있다. 이에 따라 신문, 방송을 비롯한 각종 매스컴들은 경쟁적으로 건강에 관련된 지면과 시간을 할애하는 등 건강 관련 보도의 비중을 높이고 있다. 이러한 경향은 역동적으로 병원의 홍보에 더 많은 기회를 제공하는 것이기도 하지만 지나치게 전문적인 부분까지 일반 대중에게 공개함으로써 오히려 건강에 해를 줄 수도 있다는 비판도 있다.

3) 병원 내 종사자 간의 의사소통 필요

병원은 다양한 직종의 많은 사람들이 환자의 진료를 위해 협력하는 노동집약적 산업이다.

병원운영의 중심이 의사임은 부인할 수는 없다. 그러나 원활한 환자진료를 위해서는 다른 여러 사람의 협력이 필요하므로 병원도 다른 기업이나 단체처럼 원내의 직원 간 의사소통이 반드시 필요하다.

2. 병원홍보의 문제점

병원의 홍보에 있어서 가장 먼저 전제되어야 할 것은 홍보업무에 몇 가지의 제한이 있다는 점이다.

① 다음과 같은 사항이 일반 서비스업과는 구별된다.

㉠ 의료업 제4장(의료광고) 제46조 및 제47조는 의료에 대한 광고의 제한 내지 금지를 내용으로 하고 있으며, 의료법 시행규칙 제33조는 광고를 할 수 있는 범위를 극히 제한적으로 규정하고 있다.

㉡ 대한의학협회 재정 의사의 윤리강령 제7항은 의사의 품격과 명예를 손상시키는 선전이나 광고를 하지 않는다.

㉢ 대한병원협회가 재정한 병원윤리 강령 제9항에서는 병원은 도의적이며 적정한 홍보활동을 하고, 타 병원을 비방하거나 환자를 유인하는 행위를 하지 않는다.

② 의료는 고도의 윤리성이 필수적인 것이 사실이다. 위의 법률이나 선언들이 병원의 홍보활동에 제한을 둔 것은 바로 윤리성을 감안한 것이라고 할 수 있다. 윤리적인 면에만

초점을 맞춘다면 경쟁과 개장의 시대에도 불구하고 의료기관만은 여전히 공익을 추구하는 기관으로 안주해야 할 것이다.

③ 법인세나 지방세 등의 문제가 대두했을 때 국가나 사회가 의료업을 보는 시각은 일반적인 기업의 영리행위에 다름없이 취급하는 경향이 뚜렷해진 것이 현실이기 때문에 과연 계속해서 고도의 윤리성만을 강조해야 할 것인지는 갈등으로 남아 있다.

㉠ 건강정보에 대한 일반대중의 욕구가 증가하고 있다고 해서 의료의 전문성을 고려하지 않고 매우 전문적인 분야까지 공개해야 하는가 하는 문제를 생각하지 않을 수 없다. 지나치게 전문적인 분야를 기사화함으로써 오히려 자가진단에 의한 위험이 늘어나고 있는 현상을 무시할 수 없다.

㉡ 어떠한 기준으로 일반대중에게 건강에 대한 정보를 전달해야 하는가, 어떠한 기준으로 병원의 마케팅과 윤리성이 서로 대칭되는 모순을 조정하는가 하는 문제는 보다 깊이 있는 연구와 토론의 과정을 거칠 필요가 있다.

④ 병원들은 생명 존중의 차원에서 계속해서 의료윤리를 제고함과 동시에 경영의 차원에서 홍보활동을 해야 하는 이율배반적 상황에 놓여있다는 점이 일반기업과 크게 다르다.

⑤ 병원의 홍보업무는 매우 까다롭고, 병원 내와 의료계에서의 이해와 지지를 받기도 어려워 아주 오랜기간 병원들은 홍보활동에 적극성을 보이지 못했다.

3. 전문인력의 부족

병원의 홍보는 마케팅 차원에서 이루어지는 일반기업의 홍보활동과 매우 다르고, 의료자체가 가지는 고도의 전문성과 윤리성이라는 특징 때문에 홍보활동을 수행할 전문인력을 확보하는 데에 어려움이 많다.

① 전문지식과 의료윤리에 의사나 간호사 등 전문인이 말하는 것이 바람직하기는 하지만 사회 전반에 걸쳐 폭넓은 지식과 현상을 이해하는 능력에 있어 홍보담당자의 적격자를 찾기는 힘든 일이다.

② 인문 · 사회과학을 전공한 사람들은 의학에 대한 지식이 부족하고 의료계 내부에 대한 이해가 부족하기에 홍보담당자가 되기 위해 상당한 공부를 해야 한다. 병원들은 비교적 낮은 수준에 있는 임금체계를 변화시키고, 우수한 인력을 확보하는데 힘써야 할 것이다.

4. 병원홍보의 인식부족

홍보업무를 마케팅 차원으로 이해하고 있는 사람들이 아직도 많이 있고, 병원들이 가지고 있는 한계성 때문에 병원 경영자들이 병원홍보에 대하여 인식이 매우 부족한 상태에 있다.

① 병실에 환자가 완전히 들어차고 입원하려는 환자가 대기상태에 있는데 홍보를 해야 하는 것인가 의문을 갖는 경영자가 많이 있다.
② 품격을 지키고 의사의 윤리를 준수해야 할 의사가 신문이나 방송에 얼굴을 내리는 것은 바람직하지 않다는 생각을하는 사람도 많이 있다.
③ 홍보업무에 대한 기본적인 인식 부족이 개선되어야만 원만한 병원의 홍보활동이 수행 될 수 있을 것이다.

5. 병원홍보의 방법

병원의 홍보는 신발이나 치약과 같은 상품 또는 호텔과 같은 서비스 업종처럼 다른 상품이나 서비스업과 견주어서 그 수월성이나 차별성을 광고로 선전할 수 없다.

① 일반적으로 홍보를 통한 경쟁이 심화되는 것은 바람직하지 않다.
② 과대광고는 병원계의 상호불신과 비협조를 초래하고 나아가 일반대중의 불신을 심화시 킬 우려도 있다.
③ 일반대중의 불신은 곧 의료계 전체의 불신으로 연결되기 때문이다.

6. 병원홍보의 전략적 목표

모든 의료기관은 지역주민과 밀접한 관계를 유지하기 위해 노력있다. 의료사회화를 실시하고 있는 서구와 호주병원의 주요 사업목표에는 병원 프로그램이 큰 부분을 차지한다. 이를 전담하는 기구를 설치하고, 민간인이 병원시설과 투자를 촉진시키기 위하여 영리법인을 허가하며, 마케팅 부서를 두어 계획적이고 조직적으로 병원 PR을 수행하고 있으며, 병원이 일반 영리조직과 구별되면서 특별히 지역사회에 기여할 소재를 선정하고, 이를 전략적으로 PR화 해야 효과적이다.

1) 비영리법인의 성격

영리법인은 상업적 수단을 동원하여 투자에 대한 이윤의 추구를 궁극적인 목표로 하고, 그 이윤을 투자자들에게 배분한다. 반면 비영리법인은 이윤의 추구보다는 지역사회와 주민의 편익을 우선으로 하며, 이윤이 발생할 경우에도 새로운 의료시설에 투자하여 보완함으로써 결국은 그 이윤이 지역사회와 주민에게 환원되는 것이 된다.

2) 조직적인 기술집약체 적인 성격

의료기관이 진료소나 의원과 같은 소단위 의료기관과 비교되는 점은 진단과 치료의 종합기능 및 구급 진료체제를 갖추기 위하여 전문의사, 전문간호사 및 치료사, 의료시설의 첨단기기와 조직적이고 종합적인 의료기능을 수행하기 위한 기술의 축적과 집약적인 요청이 이루어진다는 것이다.

3) 과학적인 적정 진료를 제공

전문의사는 새로운 의료전문지식을 해외연수와 국내학회를 통한 연구활동을 계속할 뿐만 아니라, 전문학술지를 통한 최신 의료정보를 함양하여 환자에게 가장 적합하고 적정한 진료를 제공한다.

4) 인도성과 공익성의 이념을 실천

의료기관은 영리단체와 같이 이윤이 보장될 때만 활동하는 것이 아니고 사람의 고통과 생명유지를 최우선으로 하는 곳으로 헌혈 운동을 통해 구급 환자에게 혈액을 공급하는 등 경제성을 초월한 인술을 지역주민에게 제공하는 인도적인 공익사업을 수행하는 곳이다.

5) 연중 진료체제를 유지

의료기관은 일반 업체의 종사자와 같이 공휴일이라고 문을 닫고 쉴 수 있는 곳이 아니다.

① 질병이나 생명을 위협하는 사고들이 근무시간에 맞추어 발생하는 것이 아니기 때문에 주말, 공휴일에도 진료를 요구하므로 병원은 환자가 있거나 없을 경우에도 연중무휴의 진료체제를 갖추어야 한다.
② 우리나라 근로기준법은 정상 근무시간의 근무자에게 초과근로수당을 별도로 지불 하도록 규정하고 있다.
③ 의료기관은 직원의 개인 휴가와 휴식의 기회를 제한하면서 새벽이나 공휴일까지 연중 진료체계를 유지하는데, 희생적인 사회적 기능은 표면적으로 잘 드러나지 않을 뿐만 아니라 대중으로부터 중요하게 인식되지 못한다. 대체로 직업적이고 현상적인 문제가 부각되기 쉬우므로 모든 의료기관과 관계인들은 병원의 희생적인 노력에 대하여 정당한 가치를 인식하여야 한다.

06 홍 보

홍보를 일반적으로 공중관계라고 한다. 기업들이 행하는 홍보활동에는 2가지가 있다. 하나는 비촉진적인 것으로서 보도 전에 의해 신문이나 TV 등에 보도하는 기업에 관한 뉴스이다. 다른 하나는 촉진적인 것으로서 이는 기업 측에서 촉진활동의 일환으로 보도진에게 뉴스가 될 정보를 제공하는 활동이다. 기업과 공중 간에 바람직한 관계가 형성되어야 하며, 양호한 관계가 형성되어 있는 경우에는 이를 지속적으로 수행하게 된다.

1. 홍보의 대상

사업의 방향과 내용에 따라 대내적 홍보와 대외적 홍보로 구분된다. 대내적 홍보는 병원의 구성원들에 대한 홍보이고, 대외적 홍보는 고객들에 대한 홍보활동이 된다.

1) 대내적 홍보

병원 외부의 고객들에게 홍보는 의료인과 직원들의 이해와 협조를 구하여 그들이 적극적으로 홍보활동을 할 수 있도록 한다.

① 의료인과 직원이 병원을 신뢰하고, 병원은 그들을 신뢰하는 가운데 병원홍보에 적극성을 띠고 홍보활동을 하게 되고 그들의 업무에도 긍지와 보람을 갖게 된다.

② 의료인과 직원들에 대한 홍보활동의 매체로서 병원보, 안내게시판, 강연회, 직원연수회 등이 있다. 이들 매체를 통해 병원장은 리더십을 발휘하며 인화단결과 화목을 유지하여 병원의 발전을 도모해야 한다.

2) 대외적 홍보

병원 자체의 프로그램에 의해 수행되거나 병원단체나 병원협회에서 대행한다.

① 병원 외부의 고객에 대한 홍보활동이 효과적으로 이루어져야 병원과 지역주민과의 인식의 격차를 줄일 수 있다.

② 주민은 병원의 공식적인 대외적 활동을 이해하고 지원하게 되며, 병원이 어려움이 있을 때 병원을 도와주게 된다. 주민이 병원의 대외적 활동을 이해하지 못하고 부정적 생각을 하면, 병원은 지역주민들로부터 소외받게 된다.

③ 대외적 홍보활동은 진료에 대한 궁금증과 특수 클리닉 등이 있다. 특수 클리닉은 홍보활동이 비교적 잘 이루어지고 있으나 고객의 궁금증에 대한 홍보는 전혀 이루어지지 않고 있다.
④ 진료에 대한 주요한 고객의 궁금증으로 진료와 입원시의 비용, 의료인의 인적 · 질적 능력 및 설비 정도 등이 있다.

2. 홍보활동의 유형

병원의 장래성이나 이미지를 향상시키기 위한 홍보활동에는 다음의 여러 유형이 있다.

의료기관이 홍보활동을 강화하기 위해서는 매체를 적절히 이용할 수 있어야 하고, 전국적인 관점에서 기사거리가 될 만하고 의료구매자와 의료기관들에 의학정보 제공자로서 역할을 수행할 수 있어야 한다.

1) 공중에 대한 논설

공중에 대하여 효과적으로 연설 할 수 있는 기회를 찾는 동시에 많은 잠재적 고객들에게 읽힐 수 있는 잡지에 좋은 내용의 논문을 싣도록 한다.

2) 세미나 개최

공중이 관심을 갖는 주제에 대하여 세미나를 개최한다.

3) 공중여론

병원에 대한 호의적인 사회여론이 형성되도록 병원과 관계를 가지는 모든 공중과 좋은 관계를 형성 · 유지하려는 활동이다. 즉 환자와 의료인, 지역 주민들과의 좋은 관계의 형성유지를 위한 장학금의 지급과 보수의 고유 및 전문적 훈련 프로그램의 후원 등은 공중이 병원에 대하여 호의적인 관심을 갖도록 한다.

4) 커뮤니케이션

지역주민과의 커뮤니케이션은 병원의 이미지 형성에 도움을 주고, 건강에 관한 책자를 발행하며 원내 환자의 만족도를 실시하고, 환자의 조언을 들으며 지역활동에 적극적으로 참여를 한다.

3. 홍보활동의 기능

홍보활동이 효과적이기 위해서는 공중들인 입법기관, 대중매체, 금융기관, 의료기관 등의 유관기관과 같은 구체적 청중들을 명확히 하여야 한다.

① 의료서비스의 사용자 및 의료기관에 영향을 미칠 추세의 흐름을 파악할 필요가 있다.

② 홍보활동을 담당하는 기능으로 다음 사항들이 있다.

㉠ 의료인의 자격을 실무, 산업, 정부 및 교육에 있어 가장 바람직한 자질로서 홍보한다.

㉡ 해당 의료인에 대한 호의적이고 긍정적인 이미지를 구축한다.

㉢ 해당 의료인이 제공하는 서비스에 대한 인지도를 제고한다.

㉣ 해당 의료인의 객관성 및 한계에 대해 교육한다.

㉤ 해당 의료인의 공적 이익보호를 위한 자율적 규제를 대중에게 이해시킨다.

㉥ 정부 및 규제기관에의 긍정적이고 공헌적인 관계를 유지한다.

4. 효과적인 홍보활동

의료서비스의 홍보활동을 위한 대상은 고객, 대중매체, 정부, 지역사회로 분류하는데 이를 중심으로 효과적인 홍보활동의 방안을 살펴보면, 세계경제의 불황과 더불어 병원경영의 어려움으로 인해 의료광고를 허용하자는 주장이 강화되고 있다(그림 5-10).

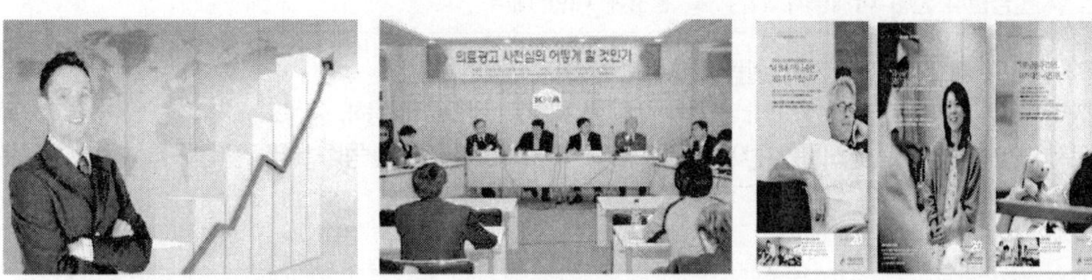

(a) 홍보 효과의 단계적인 특성　(b) 의료광고 관련법 개정을 위한 사전심의 협의　(c) 의료광고와 홍보활동

[그림 5-10] 의료광고의 규제 허용의 목소리

1) 대중매체의 이용

고객의 입장에서 대중매체는 비교적 객관적이어서 제3자에게 신뢰성을 줄 수 있다. 효과적인 대중매체를 이용함으로써 홍보목표의 달성이 가능하다. 대중매체를 호의적으로 유지하기 위해서는 인터뷰와 좌담회의 참석, 뉴스 배포, 강연회 참석 등이 있다.

2) 정부기관

서비스 기업의 좋은 홍보기관이 될 수 있다. 정부기관은 전문서비스에 관련된 법규제정이나 규제활동의 수행 등을 통하여 청중의 권익보호를 담당하여 청중들이 정부기관의 활동을 가장 신뢰하기 때문이다. 호의적 정부관계의 유지를 위해 정부기관의 움직임에 민감해야 하며 입법기관에도 적극적인 로비가 필요하다.

3) 지역사회 이용

① 지역사회에 홍보를 위해 유예자원의 기능을 담당하는 주요 인사들과의 긴밀한 관계 유지, 강연회 개최, 지역 봉사활동 등이 있다. 이외에도 종교단체, 시민단체, 전문인 협회 등과의 관계 유지도 중요하다.

참고 의료마케팅 적용사례

삼성서울병원

- 환자들이 병원을 선택하는 과정
- '문제 인식'으로 병원 방문의 필요성을 인식하는 단계
- 주변 인물들이나 매체를 통해 병원을 알아보는 정보탐색 단계
- 후보병원 간 항목을 비교하게 되는 대안평가 단계
- 환자들은 여러 검토과정을 거친 후 최종적으로 선택한 병원을 방문하게 되며, 진료 후에는 본인이나 가족에 의해 병원의 기대치와 만족도를 비교해 평가를 내리게 되는데, 만족 환자보다 불만족 환자의 피해도가 크다고 했다.
- 삼성서울병원의 병원 마케팅의 핵심 ⇨ 환자에 대한 배려

① 환자 만족도 제고가 병원마케팅 활동의 총체적 목표
② 환자에 대한 배려는 환자의 요구나 불만을 최대한 빠르고 정확히 대응해 충성도를 높이는 것이 필수요건
③ 의료서비스에 대한 요구 정도를 사전에 파악해 미리 대응하고, 이 같은 활동이 널리 전파되도록 하는 것이 마케팅의 주 활동이라는 것

㉠ 개원 전

- 개원 2년 전 홍보조직구성 및 활동 개시
- 기존방식과 달리 개원 전 적극적 홍보를 통해 새로운 개념의 의료서비스 및 병원 출현의 기대감 제고
- 수 차례 기자간담회와 보도자료를 통해 개원 준비과정과 병원의 특징을 소개
- 내부적으로 환자용 홍보안내에 대한 규격과 내용을 해외 주요 병원 샘플과 비교하며 준비

㉡ 개원 당시

- 개원식용 홍보영화 제작
- 직원들에게 생생한 소식을 전달하기 위한 원내 소식지 창간 준비
- 국내 병원에 첫 원내방송 방송팀 구성, 스튜디오 공사
- 초기 친절 서비스와 첨단 인프라에 초점을 맞춰 보도자료 배포
- 원내 각종 최초 의료성과에 대한 의의에 설명을 맞춘 의료분야 보도자료 비중 확대

ⓒ 개원 후 홍보사례

- 삼성서울병원은 개원 후 매년 2천여 건 이상 대외홍보를 기록해 병원업계 보도 실적수위를 차지하는 왕성한 활동
- 타깃별 정기간행물 발간, 건강교실 개최, 홈페이지 개선 등 다양한 홍보활동을 전개해 병원 이미지 제고에 기여

② 병원과 의료기기 회사들의 전시회를 [그림 5-11]과 같이 의료기기와 의료상품에 대한 전시회가 활발히 개최되고 있어 고객들이 정보를 습득하는 과정이 수월해지고 있다.

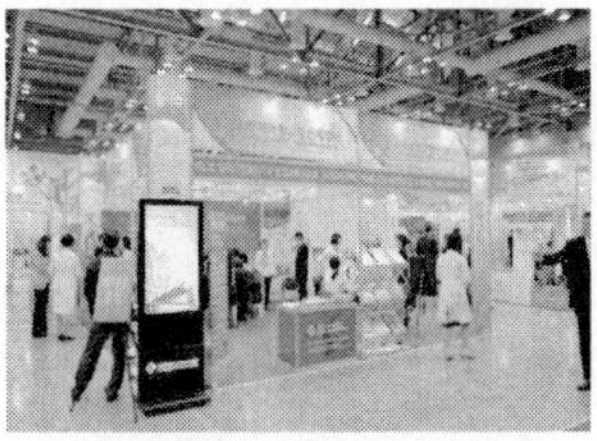
(a) 의료기기 전시회의 모습

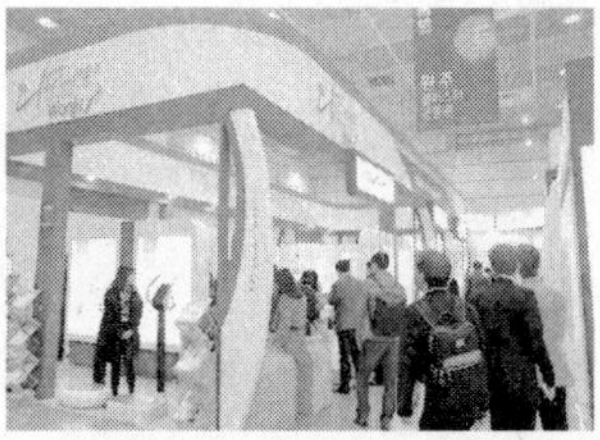
(b) 원주 의료기기 테크로밸리 클러스터 전시관

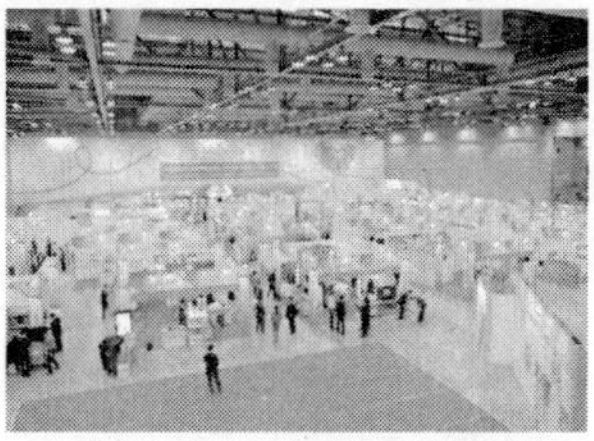
(c) 의료기기 전시장 전경

[그림 5-11] 병원 전시회, 의료산업 세미나 개최 및 인프라 홍보활동

참고 홍보활동의 실제

① 캘린더성 보도자료 배포
- 각 언론매체의 시기별 건강특집 트렌드를 분석하여 특정 기일별 건강 관련 보도자료를 선 배포함으로써 참여기회를 확대한다.
- 가령 1월에는 새해 건강 캘린더, 산모 건강관리, 겨울철 주부우울증 등을, 2월에는 낙상 주의, 취학 전 아이 건강체크, 독감 유행 주의 등을, 3월에는 환절기 감기, 춘곤증, 아이 입학 후 건강체크 등을 주된 테마로 하는 보도자료를 올린다.

② 국내 최고 수준의 건강강좌 개최
- 시민 대상 직접 홍보를 위해 공동으로 건강교실을 개최한다.
- 참여 의료진의 자세한 설명과 교재배포를 통해 참석자들의 이해도를 증진시킨다.
- 50회, 100회 등 특정 기념강좌시 이벤트 개최로 흥미를 유발한다.

③ 구독자별로 차별화된 정기간행물 제작
- 소식지 : 주간 원내의 행사소개
- 사외 보 : 병원 주요 고객 및 오피니언 리더급 인사 대상
- 원내 보 : 삼성서울병원 산하 전 직원 대상 배포
- 사외 보 : 협진, 개원의, 실습교육 참여 의대생 대상

④ 전시 부스의 활용
- 내원객 대상으로 새로운 정보매체를 구상한다.
- 병원 본관 로비에 전시부스 설치, 2주 단위로 각 진료팀 및 주요 질환 정보를 게재한다.

⑤ 언론 및 대외 이벤트 활동
- 언론 연계 이벤트 및 재해지역 의료봉사 등 병원 이미지 제고활동을 꾸준히 실시한다.

⑥ 견학
- 매년 1천 명 이상의 국내외 방문단이 병원을 견학한다.
- 대규모 방문시에는 무선 송수신기를 활용해 정확한 정보를 전달하는데 주력한다.
- 병원 인근 학교, 어린이집 이벤트 견학 등도 진행한다.

제6장

고객만족도 조사 및 인적 판매촉진

고객이 어느 상품을 구입했을 때 구입한 상품과 서비스에 어느 정도 만족하고 있는가를 중요시하는 마케팅 수법을 상품에 대한 고객의 만족도(소비자 만족도)라고 한다. 상품의 품질과 성능만이 아니라 종업원의 서비스, 애프터서비스 등도 포함되고, 상품의 공급부터 고객이 기대한 만족도, 실제로 느낀 만족이 어느 정도 높은가 하는 것이다.

고객만족도(Customer Satisfaction Taste : CST)가 높으면 고객에 의한 동일상품의 구매율도 높아진다. 미국에서는 고객만족의 정도를 수치화해서 CST(고객만족도)라고 하는 형태로 복수의 상품 비교가 행해지고 있다(예 미국의 J.D 파워사가 매년 조사하고 있는 자동차 업계의 CST 랭킹이다).

고객은 회사나 기관, 상점 등 제품을 구매하거나 서비스를 이용하는 주체이고, 회사의 입장에서 고객의 의향과 선호도는 상당히 중요한 요소이다. 이는 회사의 경제적인 이득과 직결되며 결과적으로는 회사의 성장과도 맞물려 있어 회사는 정기적으로 고객만족도를 조사하게 되며, 고객만족도 조사결과에 따라 회사의 전체적인 마케팅 전략 및 방향도 수정되거나 새롭게 마련하기도 한다.

회사의 제품이나 고객의 만족 정도를 파악하기 위하여 실시하는 것이 고객만족도 조사표이며, 가장 중심적인 내용은 설문 질문으로 고객이 직접 기입 할 수 있도록 구체적으로 기록하는 것이 고객만족도 조사표의 특징이다.

고객 개인마다 작성하게 되며, 구매한 제품 혹은 서비스에 대한 평가를 하고, 내용을 기록하게 하고, 평가를 하게 된 이유를 함께 작성할 수 있도록 기록하도록 한다. 인적 판매는 판매원이 고객을 대면해 자사의 제품에 관한 정보를 제공하고 제품을 구매하게 설득하는 일체의 활동으로, 소비자들의 선호를 높이고 확신을 갖게 하므로 구매행동 단계에서 특히 중요한 촉진방법이다. 광고에 비교하면 인적 판매는 몇 가지 특성이 있는데 두 사람 이상의 사람 사이에 의견의 교류가 일어나기 때문에 소비자의 욕구를 더욱 직접적으로 알 수 있으며, 그에 대한 즉각적인 반응이 가능하다.

인적 판매를 통해서 소비자와 판매원 사이의 다양한 관계가 형성될 수 있고, 산업재는 판매원이 고객과 장기적이고 돈독한 인간관계를 유지해야 할 경우가 많다. 또한 적극적인 인적 판매가 필수적이며, 촉진의 경우 소비자는 광고의 경우보다 메시지에 더 주의를 기울이고 메시지에 반응하는 경향이 더 크다.

광고는 비교적 신속하게 양을 조절할 수 있지만 인적 판매의 경우 판매조직의 크기를 변화시키기 어렵기 때문에 기업입장에서는 상당한 비용이 고정비용으로 묶인다.

01 조사 · 계획 수립

우리에게 누군가가 "고객이 누구인가?"라고 질문하면 '상품이나 서비스를 구매하는 자' 혹은 '가치를 소비하는 자'인 최종 소비자(환자)만을 떠올릴 것이나, 이것은 고객의 범주에 있어 가장 좁은 의미에 속한다.

의료기관에서는 아픈 사람, 즉 환자를 고객으로 인식하였던 예전 개념에서 건강한 사람, 건강을 오래 유지하고 싶은 사람까지 고객의 범위는 확대되었고, 내부고객인 직원과 지원업체를 포함하여 이제는 광의의 개념으로 인식하고 있다.

고객은 의료기관이 존재하는 기반이며 제품과 서비스를 제공하는 것이 아니라 의료기관으로 하여금 제공할 수 있는 기회를 주는 혜택의 제공자라 할 수 있다.

1. 고객만족의 개요

고객만족은 고객의 욕구를 파악하고 서비스 제공에 만족을 느낄 때 실현 가능해진다(㉠ 최고급 호텔 레스토랑에서 식사할 때와 평범한 식당에서 식사할 때 사람들이 기대하는 서비스는 다르다).

① 고급호텔에서 식사를 하는 고객의 기대는 매우 높고, 최고라고 생각하는 서비스를 제공받지 못하면 고객은 만족하지 않을 것이다. 만족은 사전적 의미로 'Satis(충분)+Facere(만들다)'라는 라틴어에서 유래되어 '성취하거나 무엇을 채우다'란 뜻으로 해석할 수 있다.

② 우리나라는 '고객만족'을 기업의 새로운 경영이념으로 도입하기 시작하였고 각 기업들은 이미지를 위해 이미지 광고를 실시하여 이미지 제고에 노력하고 있다. 〈표 6-1〉은 고객만족요소 중 하드웨어적인 면과 소프트웨어적인 요소들을 비교하였다.

〈표 6-1〉 고객만족 요소

하드웨어적 요소	소프트웨어적 요소	휴머니즘 요소
병원 건물, 진료 장비, 주차장, 부대시설 등	진료 절차, 예약, 대기시간, 병원정보, 사회공헌 정도 등	직원들의 복장, 언행, 친절, 업무처리 능력 등

2. 고객만족 경영

미국의 굿맨 박사는 "고객만족 경영은 고객의 기대와 요구에 부응하는 결과로서 상품, 서비스의 재 구입이 이루어지고 기업에 대한 고객의 신뢰감이 연속되는 상태"라고 하였다.

① 고객만족을 위한 경영이 기업의 중요한 이념으로 도입되면서 기업은 최우선적으로 고객서비스를 핵심 요소로 고려하게 되었고, 기업의 목표 또한 고객지향적인 제품 생산으로 방향이 바뀌게 되었다.

② 우리나라의 의료서비스는 현대나 삼성과 같은 대기업들이 병원경영에 기업의 고객만족 경영을 도입하면서 질적으로 많이 향상되었으며, 또한 고객들의 의식변화가 의료 환경의 질적 변화를 가져오게 만든 중요한 요소로 작용하게 되었다.

③ 고객의 수준과 소득이 높아지면서 의료서비스에 대한 기대 수준과 의료서비스에 대한 요구수준이 과거에 비해 상당히 높아졌다.

④ 존스 홉킨스 진료부 데이비스 헬만 박사는 "환자없이 세계 최고의 기술이 존재하지 않으며, 의사들이 기술에 자만할 때 세계 최고는 물거품이 된다."라고 강조하면서 의료서비스의 중심은 고객(환자)임을 전하고 있다.

3. 고객만족의 평가요소

고객만족도 개념은 상당히 다면적이고 복합적인 속성들을 가지고 있고, 이러한 복잡한 속성을 제대로 반영할 수 있는 고객만족도를 측정하는 것은 매우 중요하고도 어려운 문제이다.

① 고객만족도의 총괄 지표로서 의료기관에서 받은 서비스에 대해 전반적인 만족도를 측정하는 경우가 많은데, 이런 형태의 지표는 타당성과 유용성이 낮다고 알려져 있다.

㉠ 사람들이 전체적인 만족도를 평가하는데 있어 모든 요소를 고려하여 평가하기 보다는 고객에게 의미 있게 인지된 일부 요소에 의해 판단하는 경향이 있으므로 총괄 지표에 의한 만족도 측정은 타당한 것이라고 보기 어렵다.

㉡ 전체적인 만족도를 측정하기보다는 서비스 항목별로 만족도를 측정하는 것이 더 정확하고, 미래에 만족도를 높이기 위한 대안을 모색하는데 유용하게 이용할 수 있다.

② 의료기관에서 제공하는 서비스는 다양한 차원의 속성들을 가지고 있으며, 많은 연구자들이 속성들을 범주화하여 고객만족도 평가요소를 제시한 바 있다.

③ 연구를 종합하면 평가요소들을 구조적인 측면에서 시설과 접근과정의 편이성, 과정적인 측면에서 기술적인 능력과 친절한 태도, 결과로서 진료 후 상태나 지속성 등으로 크게 구분할 수 있다.

④ 고객만족도를 구성하는 요소들을 정하는 문제 외에도 동일한 구성요소라도 측정하는 항목에 따라 차이가 있을 수 있기 때문에 의료기관의 규모나 특징에 따라 탄력적으로 선택하여 측정할 수 있다.

⑤ 연구자들은 고객만족도 구성요소들을 〈표 6-2〉와 같이 작성했다.

⑥ 의료기관의 특성과 상황에 맞게 구성요소들이 달라지는 것을 확인할 수 있다.

〈표 6-2〉 고객만족도 평가요소

연구자	고객만족도 구성요소
Hall & Doman (홀, 도먼)	시설, 접근성, 친절성, 사회 · 심리적 문제에 대한 고려, 의료의 질, 결과, 의료의 지속성
The Health Policy Advisory Unit(보건산업 자문기관)	의료와 정보시설, 무형적 환경, 식품의 양, 간호서비스, 예약진료
Steiber & Krowinski (슈타이버, 크로빈스키)	접근성, 편의성, 자원의 유용성, 쾌적한 주변환경, 친절성, 정보수집, 정보제공, 의료의 지속성
Strasser & Aharoni (스트라서, 아하로니)	구조(물리적 환경, 접근성, 경제성) 과정(기술능력, 적정성, 친절성 : 인간적인 상호관계, 태도, 응답)
Ware et al	물리적 환경과 유용성, 접근성, 편리성, 경제성, 기술적인 질, 결과, 지속성

4. 고객만족 평가에 대한 접근방법

고객만족을 평가하는데 가장 일반적으로 활용해온 방법은 〈표 6-2〉와 같이 구성요소 항목들에 대한 고객들의 평가 수준을 점수화하는 방법이라고 할 수 있다.

1) 평 가

리커트 척도를 사용하거나 100점 만점의 점수로 환산하여 절대적 수준을 비교하면 측정이 용이하다는 장점이 있으나, 기대이론에 입각한 고객의 기대를 반영하지 못하고 있으며, 상대적 평가의 성격을 갖기 때문에 측정된 만족도만으로는 고객들의 의료서비스에 대한 평가이유를 파악하기 어렵고 단면적이라는 제한점(制限點)이 있다.

2) SERVQUAL[11] 모형

기대와 지각 수준 간 차이가 큰 분야 중심으로 개선의 노력을 집중하는 등 대안의 우선순

11) SERVQUAL(서브퀄 : 서비스 품질측정) : 제이탐, 파라수라만 & 베리에 의해서 1980년대 중반 개발되었다. 이는 원래 서비스 품질의 10개의 측면에 대해 측정하는 것이다.

위를 결정하는데 유용하기 때문에 서비스 산업에서 활발하게 활용되고 있으며, 의료기관에서도 점차 활용이 늘어날 것으로 전망된다. 다음과 같은 차원으로 구성되어 있으며 Babacus 등이 의료기관에 적용한다.

① 시설, 장비, 인력 등 외형적 차원 : 의료기관의 장비, 시설 외형, 직원들의 외모가 있다.
② 서비스에 대한 신뢰성 차원 : 약속된 서비스 시간의 준수, 환자에게 문제가 생겼을 때 대처 태도, 진료비 청구의 적절성이 있다.
③ 고객에게 즉각적인 서비스를 제공하는지에 대한 반응성 차원 : 직원들이 예정된 서비스를 미리 환자에게 알려 주는지 여부, 즉각적인 서비스 제공, 환자에 대한 적극적 지원이 있다.
④ 직원들의 예의 바른 태도와 능력을 묻는 보장성 차원 : 환자의 안락함 정도, 직원들의 지식, 태도, 근무 여건이 있다.
⑤ 고객에 대해 주의를 기울이는 정도로서의 동정심 : 직원들의 환자에 대한 관심도, 최선을 다하는 태도이다.

02 자료의 수집 및 분석방법

고객만족도를 조사하는 목적과 목표에 따라 조사내용과 방법이 달라질 수 있기 때문에 이를 명확히 설정하는 것이 필요하다. 조사목적과 목표를 정하는 단계는 다음의 질문에 대한 답을 명확히 함으로써 구체화할 수 있다.

참고 — 자료조사의 방법에 쓰이는 질문들

자료의 조사목적과 목표를 정하는 단계의 질문들은 다음과 같다.

- 누가 고객인가?
- 이 조사를 통해 얻고자 하는 것은 무엇인가?
- 이 조사를 통해 고객들이 얻을 수 있는 것은 무엇인가?
- 이 조사의 책임자는 누구이고 이 조사결과는 누가 이용하게 되었는가?
- 이 조사는 우리 기관의 어느 분야에 활용될 수 있는가?

1. 조사방법 결정

목표가 명확해지면 목표를 달성하기 위한 자료수집 방법을 결정하여야 한다.

① 조사방법으로는 다양한 사회의 조사방법들이 활용될 수 있으나, 조사의 정확성과 효율성을 높이기 위하여 예비조사 및 분석을 통해 미리 정보를 파악하고 이를 토대로 본 조사를 계획하는 것이 바람직하다.
② 각 서비스 과정들에 대한 현재의 만족 수준을 파악하고자 할때에는 다수의 고객을 대상으로 설문조사를 할 수 있다.
③ 만족 또는 불만족의 원인 등에 대해 심층적으로 파악하고자 할 때에는 일부 고객들을 대상으로 초점 집단조사를 적용할 수도 있다.

2. 자료수집 계획수립

자료수집방법이 결정되면 수집계획을 세우게 된다. 이 과정에는 자료수집 시점, 조사대상자 범위와 규모, 조사요원 모집, 조사표 개발 등이 포함되고, 자료수집을 설계하는 단계에서 다음과 같은 사항들을 고려할 필요가 있다.

1) 상황적 변이

조사환경의 쾌적성 등과 같은 환경적 변수들에 따라 응답수준이 달라질 수 있기 때문에 가능한 보편적 상황을 평가할 수 있는 시점을 선택하며, 응답내용 역시 일반적 수준을 감안하여 응답하도록 유도한다.

2) 응답자 편견

조사를 받는 고객의 상황에 따라서 응답내용이 달라질 수 있어, 환자가 치료를 받고 고통스런 상태에 있거나 정서가 불안정한 상태에 있을 경우 응답내용의 신뢰성이 떨어질 수 있다.

① 설문항목이 너무 많을 때에도 피곤해진 환자가 응답을 성실하게 하지 않을 수 있기 때문에 이러한 사항들을 배려하여 설문 대상자 선정과 설문지를 구성하여야 한다.
② 직원이 직접 면접조사를 실시할 경우 환자의 다양한 반응을 직접 관찰할 수 있는 측면에서 장점은 있으나, 환자가 직원을 의식하여 솔직한 답변을 하지 않는 경우가 많으므로 조사자 선정에도 세심한 주의가 필요하다.

3. 자료수집과 저장

조사를 실시하고 수집된 자료를 저장하는 과정이다.

① 자료수집 과정에서 주의할 점 : 충분한 조사시간과 신뢰성 있는 답변이 나올 수 있도록 환경을 배려하는 것이 필요하다.

② 자료의 저장 : 지속적 · 주기적으로 고객만족도 조사를 실시할 경우 체계적인 데이터베이스를 구축하고, 다른 경영정보와 연계하여 저장 · 관리하는 것이 바람직하다.

4. 자료분석과 결과정리

자료분석은 기술분석 중심으로 정리한 후 각종 도표, 막대그래프, 원그래프, 산포도 등을 이용하여 나타내고자 하는 사실을 강조한다. 시간에 따른 추이를 살펴보는 것이 매우 중요하며, 가능한 보고양식을 고정시키고 동일한 지표들을 추적하는 노력이 필요하다.

5. 자료결과의 해석과 대안 수립

조사결과가 정리되면 결과가 시사하는 바를 토의하고 이중 개선해야 할 과제들을 사안의 심각성에 따라 담당 부서별, 소요 재원별, 소요 기간별로 분류하여 사업 우선순위를 정한 뒤 실행계획을 수립하여 실천한다. 자료수집방법으로 다음과 같은 다양한 방안들이 강구되고 있다.

1) 정량적인 방법

고객들을 대상으로 구조화된 설문지를 이용하여 자료를 수집 · 분석하는 방법으로서 일반적으로 사회조사 방법에서 사용되는 설문조사 방법과 비슷하다.

① 자료분석과 결과를 판단할 수 있는 객관적인 척도가 있기 때문에 정보해석이 용이하여 가장 일반적으로 쓰이는 방법들이다.

② 조사도구인 설문지의 신뢰성이나 조사방법의 타당성이 제대로 확보되지 않는 한 결과치가 떨어질 수 있는 문제점이 있다.

③ 정량적인 조사방법은 설문조사 방식에 따라 다음과 같이 구분할 수 있다.

㉠ 자기 기업식 설문조사 : 설문지를 배포한 후 고객이 직접 설문을 읽고 작성하는 방법으로 고객의 솔직한 의견을 수렴할 수 있는 장점이 있다. 그러나 설문지 작성요령과 내용을 이해할 수 있는 대상자에게만 가능한 단점이 있고, 설문 내용을 이해하는 과정에서 고객 개개인의 주관성이 개입되어 원래 의도와는 다른 응답이 나올 수 있는 점도 제한점의 하나이다.

㉡ 면접 설문조사 : 조사자가 고객을 직접 면회하면서 설문지에 포함된 내용을 조사하

는 방법으로 설문내용을 정확히 이해시킴으로써 설문작성의 주관성을 극복할 수 있고, 설문의 완결성도 높일 수 있다. 그러나 조사자가 직원일 경우 이를 의식하여 실제 평가보다 긍정적인 방향으로 답변하는 응답의 왜곡을 초래할 수 있다.

㉢ 우편전화 설문조사 : 의료서비스 이용 후 귀가한 고객들에게 우편 또는 전화로 이용에 대한 만족도를 조사하는 방법으로 역시 고객의 솔직한 의견을 수렴할 수 있는 장점이 있다. 그러나 설문작성의 주관성과 관련된 문제가 야기될 수 있고, 다른 조사 방법에 비해 응답률이 낮을 가능성이 있다.

2) 질적인 방법

의료기관 이용에 대한 의견을 서면이나 구두로 질문하는 것으로 계량적인 척도를 사용하지 않고 일정한 틀 없이 자유롭게 의견을 표현하게 함으로써 심층적이며 솔직한 의견을 수렴할 수 있다.

① 질적인 방법 : 의료 이용에 대한 부정적인 견해를 정량적인 방법보다 잘 반영할 수 있는데, 실제로 양적인 조사에서 만족도가 높게 측정된 경우도 질적인 방법으로 조사하면 다소 낮을 수 있다. 그러나 질적인 연구방법은 고객의 경험을 실제상황 그대로 파악할 수 있으며, 고객이 느끼는 감정적 · 인지적 반응을 정확하게 전달할 수 있기 때문에 적극적으로 활용할 필요가 있다.

② 의료기관에서 고객만족도를 측정하기 위해 활용할 수 있는 질적인 조사방법은 다음과 같다.

㉠ 직접 관찰, 참여자 관찰 : 제3자 또는 서비스 제공자가 서비스 제공과정에서 고객의 행동을 관찰함으로써 고객의 서비스 평가 태도를 간접적으로 파악하는 방법이다.

㉡ 개방형 설문조사 : 개방형 설문을 통해 고객이 서비스 평가를 직접 기술하도록 하거나 고객의 의견을 면접조사를 통하여 정리한다.

㉢ 사건 중심의 면접조사 : 서비스 제공과정에 문제가 생겼거나 고객이 제기하는 문제를 의료기관 차원에서 검토할 필요가 있을 때 관련 고객들에게 심층 면접조사를 하는 방법이다.

㉣ 불만사례 분석 : 불만 창구 또는 고객불만 신고함에 접수된 불만사례들을 모아 분석하는 방법이다.

㉤ 초점 집단조사 : 질적인 조사방법 중 비교적 체계적이고 심층적으로 정보를 수집하는 방법으로서 많이 활용되고 있는 방법이다.

- 초점 집단에 의한 방법 : 대상 의료기관을 이용한 경험이 있는 고객과 보호자 중에서 일정수를 선발하여 6~8명의 소집단을 구성한 후 미리 준비된 조사항목에 의해 참석자들의 의견을 자유스럽게 듣는 방법이다. 일반적으로 4~8개 집단을 운영하며 각 집단의 의견을 종합하여 의료기관에 대한 고객들의 만족도를 평가한다. 이때 각 집단은 고객의 특성을 고려하여 구성하며, 진행 촉진자가 각 집단의 모임을 이끌게 된다.
- 초점 집단에 의한 방법 : 표본선정의 대표성이 없으므로 그 결과를 일반화하기 어렵다는 제한점이 있으나, 질적인 조사가 갖는 장점을 모두 내포하고 있으므로 의료기관 이용에 대한 고객들의 의견을 탐색하거나 의료이용과 관련된 가설을 유추하는데 매우 유용하다.

03 고객만족도에 영향을 미치는 요인

고객만족도는 다양한 요소들로 구성되며, 자극을 인지하고 평가하는 과정에 다양한 요인들이 영향을 미칠 수 있는 요인들에 대한 이해로 고객만족도 조사결과의 정확한 의미를 파악하고 개선 대안을 마련하는데 유용한 정보가 된다. 고객만족도에 영향을 미치는 요인에 대해서 많은 연구들이 진행되었으며 고객의 사회·인구학적 요인, 육체적·정신적 상태, 의료에 대한 태도와 기대, 의료를 제공하는 조직의 구조적 특성, 의료의 기술적 측면, 의료의 결과로 구분하여 설명하였다.

1. 고객의 특성

장사나 사업에서 고객의 유형과 특성을 파악하고 이해하는 것은 매우 중요하고, 비즈니스에서 성공 여부를 판가름하는 단서가 되며, 마케팅의 가장 기본지식에 속한다. 천차만별인 사람들의 다양한 개성을 일일이 알아내는 것은 불가능하겠지만, 대체로 비슷한 유형으로 나누어 일반적인 특성을 알아내고 이에 적절한 마케팅 활동을 할 수 있다. 미리 고객에 대한 사전지식을 수집하고 분석하여 마케팅 전략을 수립해야 한다.

1) 사회·인구학적 특성

의료서비스에 대한 만족도와 가장 밀접한 관계를 보인 변수는 연령과 성이다.

① 연구에서 연령과 의료서비스에 대한 만족도는 비례하지만 간호서비스에 대한 만족도와는 유의미한 관계가 없다.
② 교육수준, 가족규모, 소득수준, 결혼상태, 사회계층 등의 특성들에 따라 만족도에 차이가 있으나, 연구에 따라 다른 결과를 보이는 등 일관된 관계를 보이지는 않았다.
③ 사회 · 인구학적인 특성과 의료서비스에 대한 만족도 사이에 일정한 관계를 보이지 않는 이유는 여러 가지가 있겠으나 조사방법상의 문제점으로서 무응답자로 인한 편견을 제시하고 있다.

2) 육체적 · 정신적 건강상태

건강상태의 변화는 의료서비스를 이용함으로써 나타난 산출물이라고 할 수 있다.

① 의료서비스를 받기 전의 건강상태가 의료서비스에 대한 만족도를 판단하는 과정에서 매우 중요한 영향요인이기 때문에 고객만족도를 해석하는 데 건강상태의 차이를 고려할 필요가 있다.
② 고객의 건강상태와 의료서비스 만족도와의 관계의 논문들은 연구마다 고객의 만족도에 대한 개념과 만족도를 측정하는 방법들이 다르고 대부분의 연구들이 단일 변량분석만 제시하고 있어 건강상태와 만족도 간의 관계를 정확히 설명하기는 어려웠으나 건강상태가 좋을수록 의료서비스에 대한 만족도는 높았다.

3) 의료서비스에 대한 태도와 기대

일반적으로 의료서비스에 대한 고객들의 기대 수준이 만족도에 미치는 영향은 크지 않다.

① 기대 수준이 낮았던 고객일수록 만족도가 높았으며, 비현실적인 기대 수준을 가진 고객은 만족도가 낮았다.
② 고객의 의료서비스에 대한 기대는 복합적인 속성을 가지고 있으며 고객의 개인적 특성, 과거의 의료 이용 경험, 고객의 사회 · 문화적 가치관 그리고 의료서비스를 받는 상황에 따라 기대 수준이 달라질 수 있기 때문에 기대와 고객만족도와의 관계를 규명하는데 있어 이들 요인들을 고려되어야 한다.

2. 의료의 구조적 특성

의료기관의 특성과 의료비를 조달하는 방법에 따라 의료서비스에 대한 만족도가 달라질 수 있으며, 외래서비스의 경우 그 영향력이 크다.

① 의료서비스를 제공하는 의료기관의 특성과 의료기관의 환경이 고객들의 만족도에 간접적으로 영향을 미친다. 또한 자율적이고, 다른 의료기관들과 의사소통이 원활한 의료기관에서 진료를 받는 고객들의 만족도가 높으며, 자율성이 보장되는 의사로부터 의료서비스를 받을수록 만족도가 높다. 그리고 작은 규모의 의료기관에서 진료를 받는 경우가 큰 규모의 의료기관에서 보다 고객들의 만족도가 높다.

② 의료기관의 크기와 만족도와의 관계 : 고객의 특성에 따라 다른 양상을 보였는데 교육과 소득수준이 높은 고객들은 큰 규모의 의료기관에 대한 만족도가 낮은 반면, 교육과 소득수준이 낮은 고객들은 큰 규모의 의료기관에 대한 만족도가 비교적 높다.

③ 의료공급자의 특성과 고객만족도 간의 관계 : 많은 연구에서 간호서비스에 대한 만족도가 재원기간 동안의 전체적인 만족도와 깊은 관계가 있었으며, 간호서비스에 대한 만족도가 높을수록 입원진료에 대한 만족도가 높다고 하였다.

④ 의사에 대한 만족도도 의료서비스에 대한 전반적인 만족도의 중요한 결정요인이었다.

⑤ 의사와 간호사에 대한 만족도 중 간호사에 대한 만족도가 입원고객들의 전체적인 만족도에 더 큰 영향을 미친다.

⑥ 입원 절차, 식사, 청소상태 등의 보조적인 서비스에 대한 만족도도 입원고객들의 만족도에 영향은 있지만 영향 정도는 크지 않다.

⑦ 고객만족도는 의료에 대한 접근성과 지속성, 이용가능성, 편리성과 양의 관계에 있다.

⑧ 일정한 주치의가 있는 경우에 고객들의 만족도가 높았던 사례나, 과거 동일한 의료기관에 입원했던 경험이 있는 고객들에게서 만족도가 높았던 사례들은 진료의 지속성 측면이 만족도와 관련이 있음을 보여주고 있다.

⑨ 입원고객들을 대상으로 재원기간과 고객만족도와의 관계는 2주 미만 입원한 고객들이 2주 이상 입원한 고객들보다 만족도가 높았으며, 산부인과 고객들의 경우에서 재원기간과 만족도 사이에 유의한 관계가 있다.

참고 — 고객만족도 조사의 유용성 및 국내 고객만족도 조사현황 및 당면과제, 고객관계관리

① 고객만족도 조사의 유용성 및 당면과제

㉠ 의료서비스 이용자를 대상으로 의료서비스에 대한 의견을 조사하는 것은 소비자 중심으로 변한 의료시장에서 소비자의 욕구와 의료서비스에 대한 만족도를 파악하여 경쟁우위 확보에 필요한 자료를 얻을 수 있고, 고객의 의견을 듣는 것에 대해 다음과 같은 문제점이 제기할 수 있다.

- 고객들은 의료인의 기술적인 능력을 평가할 수 있는 전문적인 지식이 부족하기 때문에 의료서비스를 정확하게 평가하기 어렵다.

- 고객들은 의료서비스의 과학적 타당성보다 고객을 다루는 의사의 태도나 시설의 편이성 등 비의료적인 요소에 의해 더 큰 영향을 받는다.
- 고객들은 진료를 받는 과정에서의 의사에 대한 의존성 때문에 부정적인 의견을 얘기 할 경우 불이익을 받을까 두려워 솔직한 의견제시를 피하거나 실제 자신의 평가와는 다른 의견을 제시할 수 있다.
- 고객들은 의료의 모든 과정을 정확하게 기억하지 못하며, 고객들의 객관적인 판단을 조사 할 수 있는 방법이 제한되어 있다.

㉡ 환자가 의사와 원만한 관계로 신뢰가 있는 경우 진료결과에도 긍정적인 효과를 미칠 수 있기에 환자의 의견을 조사하는 것은 유용하다. 만족도가 높은 고객은 서비스에 대한 충성심이 강하며 같은 의료기관의 서비스를 이용하게 되고, 불만족스러운 고객은 내용을 주위에 이야기함으로써 부정적인 이미지를 전파하게 된다. Strasser(슈트라서) 등은 고객만족도 조사의 유용성을 다음과 같이 제시하였다.

- 마케팅 정보를 얻을 수 있는 중요한 기회로 활용할 수 있다.
- 불만으로 인해 생길 수 있는 의료분쟁을 미연에 예방할 수 있다.
- 고객들의 긍정적 · 부정적 지적은 직원들이 더 나은 서비스를 제공하려는 유인으로 활용될 수 있으며, 결과적으로 책임 의식을 고취시키고 성과를 높일 수 있다.
- 고객을 만족시키는 서비스를 제공한 직원을 파악하여 보상함으로써 고객 지향적인 조직문화를 개발할 수 있다.
- 고객만족도를 높임으로써 궁극적으로 서비스 질을 향상시키고 진료수익을 높일 수 있다.

㉢ 고객들의 요구를 파악하여 서비스 질을 개선하고, 부족한 분야를 보완하려는 노력으로서 고객만족도 조사는 여러가지 측면에서 병원경영에 유용한 정보를 제공해줄 수 있다.

② 국내 고객만족도 조사현황 및 당면과제

㉠ 국내 종합병원들의 고객만족도 조사실태를 조사한 연구에 의하면 20병상 이상의 종합병원 중 62[%]가 고객만족도 조사를 실시하고 있었으며, 실시하지 않는 병원들도 의외로 많았다.

㉡ 고객만족도 조사자는 행정팀이나 간호사가 주로 맡고 있으며, 전담조직이 있거나 전담직원이 지속적으로 조사를 담당하는 경우가 20~30[%] 수준이었고, 그 외 병원에서는 필요에 따라 연관된 부서에서 일시적인 업무로 처리하고 있었다.

㉢ 고객만족도에 대한 정보의 활용도는 더욱 증가할 것으로 전망되므로 고객만족에 대한 정보의 타당성 확보가 시급한 과제로 대두되고 있다.

㉣ 정보의 타당성과 신뢰성을 확보하기 위해서는 합리적이고 신뢰성 높은 설문도구의 개발과 조사방법의 타당성을 높이는 작업이 필요하다고 할 수 있다.

㉤ 조사고객의 범위에 있어서도 전통적인 대상인 고객 외에 고객의 인지과정에 영향을 미치는 가족이나 내부고객을 포함하는 등 대상 범위를 넓힐 필요가 있다.

㉥ 양적인 방법에 의존하던 방식을 탈피하여 다양한 질적 접근방법을 병행하여 활용함으로써 정보의 원천을 넓히는 것이 바람직하다.

㉦ 충분한 예비조사를 통해 사용되는 도구의 신뢰성과 타당성을 확보하도록 하며, 조사과정에서 발생할 수 있는 다양한 편견을 줄일 수 있도록 세밀한 조사계획이 수립되어야 할 것이다.

㉧ 무엇보다도 중요한 것은 이러한 정보를 지속적으로 관리 · 유지하며, 실제 경영에 활용할 수 있도록 제도적 여건을 마련하는 것이라 할 수 있다.

㉨ 가장 기본적인 접근은 조사담당자의 전문성을 높이려는 노력이라고 할 수 있다.

㉩ 고객만족도 조사는 고객들의 다양한 심리적 욕구와 태도를 측정하고 심층적 의미까지 해석할 수 있는 전문지식과 숙련된 경험을 필요로 하는 업무이다.

㉪ 전담직원을 두어 책임감과 업무의 지속성을 유지할 수 있도록 의료기관에서의 정책적인 지원이 필요하다.

③ 고객관계관리

㉠ 과거의 마케팅은 기업이 상품을 만들어 특별한 고객정보나 분석없이 상품에 대한 홍보 및 광고가 주류를

이루었다.
ⓛ 상품에만 국한된 마케팅 활동으로는 기업의 수익향상에 한계가 있었고, 새로운 접근방식의 마케팅 활동의 필요성이 제기되었다.
ⓒ 오늘날은 고객에 대한 이해를 바탕으로 한 마케팅 활동이 필수가 된 것이다.
ⓔ 고객관계관리는 사전적으로 소비자들을 자신의 고객으로 만들어 이를 유지하고자 하는 경영기법이며, 기업들이 고객과의 관계를 관리, 고객 확보, 그리고 고객, 판매인, 협력자의 내부정보를 분석하고 저장하는데 사용하는 광대한 분야이다.
ⓜ 고객과의 관계를 지속하면서 기업의 경쟁력을 높이는 고객관리(Customer Relationship Management : CRM) 시스템으로 가장 기본은 고객에 대한 정보의 수집이다.

---

⑩ 고객관계관리(Customer Relationship Management : CRM)에 대한 기본적인 분류와 방법들은 〈표 6-3〉과 같다.

⑪ 3가지 큰 분류에서 나오는 세부적인 항목들을 분석하여 마케팅 전략을 수립해야 한다.

〈표 6-3〉 CRM에 대한 기본적인 분류

분 류	세부적인 항목들을 분석
분석(Analytical) CRM	• 영업, 마케팅, 서비스 측면에서 고객정보를 활용하기 위해 고객 데이터를 추출 · 분석하는 시스템이다. • 사업에 필요한 고객시장 세분화, 고객 프로파일링, 제품컨셉 결정, 캠페인 관리, 프로모션 계획 등의 기획 및 방법에 대한 아이디어가 도출할 수 있다. • 고객 데이터의 과학적인 분석을 위하여 데이터 마이닝 기술이 매우 중요한 이슈로 부각된다.
운영(Operational) CRM	• CRM의 구체적인 실행을 지원하는 시스템이다. • 기존의 ERP(Enterorise Resource Planning) 시스템이 조직내부의 관리 효율화를 담당하는 시스템임에 반하여, Operational CRM은 조직과 고객 간의 관계 향상, 즉 조직의 전 방위업무를 지원하는 시스템이다. • 영업과 서비스를 위한 시스템이다.
협업(Collaborative) CRM	• 1990년대 후반부터 인터넷을 기반으로 한 비즈니스의 성장 및 오프라인 기업의 온라인화가 가속화되면서 인터넷에 대응하는 신개념의 CRM이다. • 협업은 분석과 운영시스템의 통합이다(예 e-비즈니스 환경에서 각 고객별로 차별화된 서비스를 제공하는 웹 개인화 서비스 시스템이다).

3. 기업의 고객관계관리

기업은 병원보다 더 일찍 고객관리의 중요성과 필요성을 인식하여 시스템을 구축해왔다.

① 1980년대 이후 글로벌화 개념에 입각하여 다국적 기업들의 등장으로 인해 공급자 중심의 경영개념에서 고객 중심, 고객지향적 개념으로의 변화가 시작되었다.

㉠ 엔지니어링 전문가인 마이클 해머는 "고객과 변화, 그리고 경쟁의 '3C'가 우리들을 위협하고 있다"고 하였다. 기업이 고객을 바라보는 관점의 변화를 가져오게 하였고, 고객의 요구파악을 통한 마케팅이 기업의 성장을 보장받는 약속이 되었다.

㉡ 명확한 전략의 수립과 전사적인 지원 그리고 CRM 추진 주체를 적절하게 조정하고 통합하는 활동이 필요하게 되었다.

㉢ 통계에 따르면 고객이탈을 줄일수록 기업의 수익은 늘어난다고 하였다.

㉣ 고객이탈이 5[%] 감소하면 은행수익은 85[%], 보험은 50[%], 자동차 서비스는 30[%] 수익이 늘어나는 것으로 나타났다.

② 기업의 경우 신규고객 획득에 소요되는 비용이 기존고객 유지비용의 5~6배 정도로 예상되고, 합리적인 고객관리는 신규고객 창출을 위해 노력하는 것보다 기존 고객관리에 투자하는 것이 훨씬 더 효율적이라 할 수 있다.

4. 병원의 고객관계관리

오늘날 의료기관의 경영개념은 과거의 전통적인 경영개념에서 벗어나 고객과의 장기적 관계 형성을 중시하는 쪽으로 그 방향이 변화하고 있다.

① 신규고객을 만드는 일보다 기존고객을 잘 관리해서 충성도 높은 고객으로 만들고, 고객으로 인해 또 다른 신규고객이 창출되도록 하는 것이 경제적인 경영전략이다.

② 고객관계관리(CRM)의 성공적인 도입을 위해서는 의료기관산업 특성에 맞는 다양한 채널로 고객과의 의사소통을 하고 고객의 기호, 가치, 요구사항, 문제점 등에 대해 적절한 서비스 제공으로 고객이 병원의 평생 가치로 보답하도록 유도해 내야 한다.

③ CRM에서 가장 중요한 것은 고객이다. 고객의 요구에 부합하지 않는 병원은 시장에서 존재의 필요성을 가지지 않는다.

④ 고객은 눈높이가 맞지 않은 병원의 CRM은 병원의 선택사항이 아니라 생존을 위해 취해야 하는 필수적인 경영방식이다.

참고 고객관계관리의 효과

- 신규고객과 기존고객을 유지 시켜 매출의 증가와 이익을 창출한다.
- CRM(고객관계관리) 전략의 매력은 비용에 대한 절감효과이다.
- 구전효과를 통한 무료 광고효과가 높다.
- 초우량 고객인 애호고객을 세분화하여 확보할 수 있다.
- CRM(고객관계관리) 전략의 성공은 종업원의 유지효과가 가능하다.

⑤ 성공한 의료기관이 되기 위해서는 고객과의 관계를 통합적으로 관리하는 CRM시스템을 구축하는데 아낌없는 지원을 해야 할 것이다.

⑥ 고객관계관리 중에서 고객만족도를 조사할 방법의 3가지 원칙에 대한 설명은 〈표 6-4〉와 같다.

〈표 6-4〉 고객만족도 조사의 3원칙

원 칙	3가지 원칙에 대한 설명
계속성의 원칙	• 고객의 만족도를 시간대별로 비교 가능해야 한다(과거, 현재, 미래를 비교할 수 있어야 한다). • 고객의 요구는 주변환경에 따라 항상 변하고 만족도 또한 제품의 향상, 에프터서비스 향상 등에 따라 달라지기 때문이다.
정량성의 원칙	• 항목들 간 비교가 가능하도록 정량적인 조사가 이루어져야 한다. • '성능은 좋은데 디자인이 맘에 들지 않는다.' 등의 문자열로 된 데이터로는 항목 간 비교가 불가능하다. • 고객의 의견을 수량적 데이터로 점수화 시키는 것이 필요하다.
정확성의 원칙	• 정확한 조사와 정확한 해석이 필요하다. • 설문조사의 경우 조사목적에 맞춰서 정확한 답변이 나올 수 있도록 신중하게 설계해야 할 필요성이 있고, 해석에 있어서도 가급적 주관적인 생각을 배제해야 한다.

04 결과해석 및 보고서 작성

고객만족도 조사분석 결과보고서는 의료관광산업의 성공적인 마케팅 전략수립을 위한 방향을 제시할 수 있다. 고객만족도 조사는 궁극적으로 의료기관이 지향하는 목표의 달성과 의사결정에 기여할 수 있도록 결과를 도출하고, 분석된 고객만족도 정보는 효과적으로 활용할 수 있도록 조사결과의 적용 가능성(고객만족 서비스 개선 및 개발)을 고려하여 타당성과 신뢰성이 확보되어야 한다.

국내 의료기관 대부분의 시스템은 국민건강보험제도에 근간을 두고 있어 전체 환자 1~2% 미만인 외국인 환자를 위한 별도의 시스템을 구축하는 데 한계가 있다. 그러므로 의료관광사업을 추진하려는 의료기관의 마케팅 담당자는 이러한 현실을 감안하여 전략적으로 고객의 요구도와 불만사항 등 고객만족도 조사결과를 병원 내부 관련 부서의 담당 직원들이 인식할 수 있게 고객의 입장에서 객관적인 데이터로 제시하고 활용한다.

고객만족도 조사결과, 고객의 요구사항이나 불편사항이 조사되면 결과를 토대로 의료관광서비스 개선계획의 수립과 실행이 가능하다. 의료기관은 이러한 조사결과를 바탕으로 외국인 환자를 위한 다양한 서비스 개선 및 인프라 구축 등을 할 수 있다.

고객의 요구사항은 의료기관에서의 피드백을 통한 서비스의 개선으로, 고객만족과 질 관리 및 개선과 연결되고, 내부고객(직원)들의 여론을 얻기 위해서는 의료관광사업을 추진하는 해당 부서에서 주장하는 것보다 만족도 조사결과로 고객의 눈을 통해 보이는 의료기관의 모습이 오히려 내부고객(직원)을 설득하는 데 효과적이다. 이는 고객의 실질적인 요구 정도를 파악할 수 있어 고위관리자의 의사결정에 영향을 미치기 때문이다.

1. 고객만족 개념의 이론적 근거

최근 소비자 주도 경제시대를 맞이하여 고객만족의 개념은 중요하게 강조되고 있으며, 서비스 기업들은 기업의 경쟁우위를 확보하기 위하여 고객만족에 영향을 미치는 마케팅 믹스를 규명하기 위한 많은 노력을 기울이고 있다.

1) 마케팅 근시(Marketing Myopia)[12)]의 재인식

오늘날 마케팅은 고객의 욕구와 필요를 충족시키고 구매자의 좋은 반응을 연속적으로 창출하는 데 있다.

① 시장조사를 통한 소비자의 행복을 분석하여 고객의 욕구에 합치되는 제품을 제조 · 생산 · 판매하여야 하고, 연구개발과 마케팅이 결합하며 회사 내의 제품 경쟁분석인 내부 마케팅과 외부 마케팅 전략수립을 병행하여야 한다.

② 종전의 시장점유와 매출 증대를 위한 판매촉진 전략인 광고전략에서 소비자의 구매 동인을 정확히 파악하여 마케팅 프로그램 설정에 유용한 정보로 반영한다.

③ 과거에는 제품 지향적 기업이 많았고 기업은 시장과 소비자가 요구하는 요인들을 간과했기 때문에 기업성장의 둔화를 가져왔다. 그러므로 제품의 일차적 욕구인 제품 자체뿐만 아니라 이차적 욕구의 속성인 기쁨, 만족, 가치 등을 결합하여 소비자 욕구에 부응하여야 한다.

④ 시장의 상황분석과 고객의 구매 동인을 정확히 파악하여 마케팅 전략의 수렴에 반영하지 않으면 기업은 사양화된다. 제품의 일차적 욕구만 강조한 나머지 이차적 욕구의 중요성을 간과해서는 기업이 시대변화에 적응할 수 없을 것이며, 근시안적 사고에서 원시안적 사고로 전환한다.

---

12) Marketing Myopia : 레빗 교수에 의해 주창된 개념으로 기업이 자사의 제품시장 영역을 협소하게 규정지어 경쟁자의 범위를 파악하지 못하는 오류를 범하는 것이다. 일명 마케팅 근시라고도 한다.

2) Thedore Levitt의 마케팅 매트릭스 이론

Thedore Levitt(시어도어 레빗) 교수는 기업성장을 위한 방법인 "마케팅 모델"이라는 논문에서 마케팅 매트릭스 이론을 밝혔다. 종전에 잘 만들면 판매문제는 상관없다는 판매자 위주의 시장체제에서 사전의 시장조사로 소비자의 욕구, 소비자가 무엇을 원하고 필요로 하고 좋아하는가를 제품계획시에 반영함으로써 팔릴 수 있는 제품을 만들어야 하는 것이 오늘날 구매자 시장으로의 전환이다.

① 종전의 판매자 위주의 시장체제에서 오늘날 구매자 위주의 시장제체로 바뀌었다.
② 판매가 없이는 기업이 존재가치를 찾을 수 없으며, 연속적인 자사제품의 구매와 수용을 창출하지 않으면 기업의 유지·존속이 어려운 것이다.
③ 수익성 있는 고객을 창조·유지·만족시키는 것이 기업의 기능이고, 이는 곧 기업성공이라는 목적을 달성하기 위한 수단이 되는 것이다.
④ 시장지향적·고객지향적·고객감동적 기업경영체제가 시대적으로 요청되고 있다.
⑤ 새로운 마케팅을 지향하는 바가 고객지향주의, 고객만족주의, 그리고 고객창조주의이다.
⑥ 고객지향적 이념을 실현하기 위해서는 전체 회사의 전 종업원이 공정부문에 걸쳐서 고객이 무엇을 원하고 필요로 하며 선호하는가를 파악하여 고객의 욕구에 합치되는 제품을 제조·생산·판매해야 하는 전사적 마케팅 이념이 실천되어야 한다.

3) Swan(스완)과 Combs(컴스) 이론

제품은 기업을 대표하는 얼굴이라고 할 수 있으며, 제품관리는 마케팅 믹스 전략의 첫째 요소가 된다.

① 제조업자의 손에 있을 때를 제품이며, 유통업자의 손에 있을 때는 상품이라고 한다.
② 상품화 전략은 경쟁적·차별적 독립성을 확보하는 관건이라고 할 수 있다.
③ 제품에 관련된 여러 정보와 가치를 발견해야 한다.
④ 제품은 구매자내지 잠재적 소비자가 가치를 부여하는 일체의 요소가 통합된 것이라고 할 수 있다.
⑤ 제품의 일차적 욕구인 제품 자체뿐만 아니라 2차적 욕구의 속성들도 결합하여 소비자 욕구에 부응해야 한다.
⑥ 고객의 만족은 주로 주변기능에 관련이 있고, 불만은 중심기능의 결여와 관계가 깊다.
⑦ 고객이 얼마나 만족하느냐는 중심기능을 최저 허용 수준까지 올려놓고 그 다음에 주변

기능을 얼마나 충실히 하느냐에 달려 있다.

⑧ 한 기능에 속하는 속성들의 뛰어난 점이 다른 기능에 속하는 속성들의 모자라는 면을 만회할 수 없다.

⑨ 주변 기능이 아무리 충실해도 중심기능이 최저수준에 못 미치면 고객은 불만을 느낀다.

⑩ 고객만족을 위해서는 중심기능과 주변기능을 동시에 향상시켜야 된다.

⑪ 소비자는 다음과 같은 경우에 주로 가격을 품질평가의 기준으로 사용하는 경우가 있다.

㉠ 경쟁제품들 사이에 상당한 품질의 차이가 있다고 느낄 때와 제품에 대한 지식이나 경험이 없을 때와 사회적 위신이나 체면에 관계가 있을 때, 제품평가에 불확실성이나 위험을 느낄때에 가격이라는 정보요소가 제품 품질평가에 영향요소로 작용한다.

㉡ 종전에는 성능과 기능, 품질 및 가격 한 가지의 정보요소가 제품 품질평가에 정보요소로서 이루어져 왔으나 오늘날에 있어서는 상표명, 상점의 이미지, 제품평가보고서 등의 여러 정보요소가 제품품질 평가의 기준으로 사용되고 있다.

05 인적 판매 및 촉진전략

인적 판매는 판매원과 고객과의 직접적인 대면을 통하여 이루어지는 촉진활동으로 의료서비스의 판매에는 어떤 촉진 수단들보다도 의사나 간호사가 큰 역할을 한다.

의료서비스는 서비스를 판매하는 의료인이 상품의 일부이고 의료인과 고객들과의 커뮤니케이션을 통하여 구매에 따른 불확실성과 위험 등을 줄일 수 있기 때문이다. 의료인을 통한 서비스의 판매는 고객들을 확신시키고 설득시킬 수 있는 중요한 수단이 되고 있다.

1. 의료서비스의 판매

인적 판매는 매우 중요하고, 의료기관에서의 인적 판매는 판매원과 중간상을 통하여 이루어진다. 판매사원은 판매기능을 수행하고 대가를 받는 전문 판매요원으로 의료기관에 고용된 판매원이다.

1) 중간상

중간상은 의료서비스를 배달하는 과정에서 부수적으로 판매기능을 수행하는 의료인이나 의료집단이다. 판매원에는 중간상이 포함되므로 인적 판매는 판매원에 의한 판매이며, 일반적으로 의료서비스는 전문 판매요원보다는 의료인에 의하여 판매가 이루어진다,

2) 의료서비스

의료서비스는 무형상품이고 생산과 소비가 거의 동시에 이루어지기 때문에 인적 판매가 절실하다.

① 의료서비스는 서비스의 생산자인 의료인이 직접 판매하는 것이 효과적이다.

② 전문직 서비스에 있어서 인적 판매의 중요성은 매우 크며, 요인에 따라 인적 판매의 중요성은 다음과 같다.

㉠ 의료서비스는 무형의 상품 : 의료인과 고객이 함께 한 자리에서 그들의 상호작용에 따라 서비스가 생산되고 소비된다.

- 고객참여가 이루어진 자리에서 의료인과 고객의 상호작용에 따라 무형의 의료서비스가 제공된다.
- 소비자에게 널리 알리기 위해서는 인적 판매가 효과적이다.
- 의료서비스의 내용은 서비스의 생산자인 의료인이 가장 잘 알고 있어 그들이 직접 서비스의 판매를 행함으로써 효과적인 촉진활동이 이루어진다.

㉡ 서비스 생산에서 인적 판매의 중요성 : 의료서비스는 고도의 지식과 경험, 자격을 갖춘 전문가에 의해 생산된다.

- 전문가에 의한 의료서비스의 생산은 중요하다.
- 의료인들의 서비스 생산이 곧 서비스 판매인 것이다.
- 의료서비스를 고객에게 판매하면서 고객욕구의 충족을 위한 시장조사를 한다.
- 시장조사에서 얻은 정보를 토대로 고객욕구가 충족할 수 있는 서비스를 생산한다.
- 의료서비스의 생산과 판매를 별도로 생각하지 말고 서비스의 제공이 서비스의 판매로 이어지도록 한다.
- 의료인이 서비스의 생산과 판매의 두 역할을 담당하고 있어 의료서비스의 생산에서 역할이 무엇보다도 중요하다.

㉢ 윤리강령의 변화 : 의료인의 윤리강령이나 행동강령의 규제로 아직은 활발한 마케팅 활동이 이루어지지 못하고 있는 상황에서 가장 효과적인 촉진수단은 의료인에 의한 인적 판매이다.

- 의료인들이 고객들에게 병원을 다시 찾도록 권고하거나 고객으로 하여금 만족을 느끼게 하여 잠재고객들에게 병원에 대하여 호의적인 말을 전하게 하는 것이다.

• 윤리강령이 완화되어 자유로운 마케팅 활동이 가능하고, 경쟁체제가 도입되어 새로운 의료서비스의 개발이 가속화되면 인적 판매는 더욱 효과를 발휘하게 된다.

3) 의료인의 시간배분

서비스 기업, 의료기관은 의료인이 두 사람의 역할을 담당한다. 즉 의료인은 주어진 임무를 수행해야 하는 동시에 서비스의 마케팅 활동을 수행해야 한다.

① 서비스의 생산자인 의료인은 서비스 제공자로서의 역할과 마케팅 담당자로서의 역할을 수행해야 하는 것이다. 의료인은 이 두 사람의 역할을 수행하기 때문에 주어진 시간을 적절히 배분하여 사용하지 않으면 안되는 문제에 봉착하게 된다.

② 의료인들은 서비스의 마케팅 활동보다는 자신의 시간 대부분을 주어진 임무의 수행에 할당하는 것이 일반적인 현상이다.

㉠ 적절한 서비스의 제공도 중요하고 서비스의 판매도 중요하다.

㉡ 의료인이 서비스의 판매에만 집중하면 임무수행에 소홀하게 되어 전문성을 상실하게 된다. 반대로 의료인이 임무수행에만 치중한다면 서비스의 매출이 떨어져 경영수지의 적자현상을 초래할 수 있다.

㉢ 의료인은 서비스 제공자로서의 역할과 서비스 판매자로서의 역할을 동시에 수행하지 않으면 안된다.

③ 의료인들은 서비스를 생산하여 그것을 소비자에게 제공하는 데에는 문제가 없지만 그것을 소비자에게 판매하는 데에는 미숙하다.

㉠ 인적 판매는 아무나 할 수 있는 것이 아니라 판매원 훈련이나 경험 및 판매계획의 수립이 없이는 성공적으로 수행할 수 없기 때문이다.

㉡ 서비스의 판매에 서투른 의료인의 경우 자신의 시간을 적절히 두 역할수행에 배분하는 것이 중요하다.

㉢ 의료인은 자신의 시간을 항상 일정하게 서비스 제공자로서의 임무수행과 마케팅 담당자로서의 역할수행에 배분하여야 한다.

참고 전문가의 임무

전문가는 보통 다음의 5임무를 수행해야 한다.

• 고객에 대한 서비스의 제공과 제공할 서비스에 대한 상세한 명세서를 작성한다.
• 전문서비스에 대한 마케팅 활동을 수행한다.
• 서비스의 개발 및 향상을 위하여 노력한다.
• 교육 및 훈련 프로그램에 참여한다.
• 서비스 기업의 관리도 담당해야 한다.

2. 판매원의 자질과 확보

판매원인 의료인은 의료기관에서 중심적 역할을 하고, 의료인과 고객 간의 상호작용이 서비스의 구매에 영향을 미치며, 의료인과 고객 간의 상호작용을 통하여 서비스의 성공적인 판매가 이루어진다.

① 의료인이 생산된 서비스의 판매를 성공적으로 이끌어내기 위해서는 판매원으로서의 자질이 있는 사람의 선발과 지속적이고 집중적인 훈련이 필요하고, 판매원의 자질로는 공감성과 자아 동인을 들 수 있다.

② 환자가 생각하고 느끼는 것에 대하여 의료인도 환자와 동일한 감정을 공유하고 있음을 환자들이 느낄 수 있어야 한다. 의료인은 환자가 느끼는 것을 거의 자동적으로 감지하는 능력이 있는데 이를 공감대 또는 감정대입이라고 하며, 의료인이 공감성을 가질 때 환자와의 상호작용이 잘 되어 성공적인 서비스의 판매가 이루어진다.

③ 의료인은 찾아온 환자에게 서비스를 성공적으로 판매하겠다는 강한 욕구를 가져야 하고, 의료인 스스로 서비스를 성공적으로 판매하고자 하는 욕구가 있으면 환자를 만족시키기 어렵다.

④ 서비스의 성공적 판매를 위한 욕구가 있을 때 의료인은 환자를 만족할 수 있게 하며, 환자의 만족을 위해서는 의료인은 스스로 판매를 위한 욕구를 가져야 하는데 이를 자아 동인이라고 한다.

⑤ 서비스의 성공적인 판매를 위한 의료인의 자질로 표준의 판매기법을 전적으로 요구하지도 않으며 판매의 경험을 요구하지도 않는다.

⑥ 판매의 경험은 없더라도 이해가 빠르고 자신감을 가질 수 있는 사람이면 의료인의 자질로서 충분하다.

⑦ 판매원의 확보 : 의료인이 마케팅 담당자로서의 역할을 성공적으로 수행하기 위해서는 판매경험을 가진 의료인의 확보가 필요하다.

㉠ 서비스의 판매에는 의료인의 판매경험이 필요한 것은 아니지만, 판매경험이 있으면 고객과의 상호작용을 보다 잘 할 수 있다.

㉡ 판매경험을 가진 의료인을 구할 수 없으며, 아무나 성공적인 판매원이 될 수도 없는 것이 현실로 판매경험이 중시된다.

㉢ 의료조직의 의학적 배경을 가진 사람을 판매원으로 고용하는 경우를 보면 대개는 임상의가 판매원으로 바람직하다고 여기지만, 의료 관련 상품의 판매경험을 가진 약사나 의료기기상들을 판매원으로 바람직하게 여기기도 한다.

㉣ 의료조직의 의학적 배경을 가지지 않은 사람을 판매원으로 고용하는 경우는 의료훈련상품의 판매원으로서의 훈련이 필요하게 된다(㉠ 미국의 제약업자들은 그들이 판매하는 의약품과 그 의약품이 가지는 효능에 대하여 판매원들을 교육시킨다).

⑧ 판매원의 보상 : 의료인이 판매원의 자질을 구비하였고 훈련을 잘 받았다고 하여도 이들에 대한 보상이 제대로 이루어지지 못하면 판매성과를 기대할 수 없다.

판매원의 보상은 유능한 판매원을 채용하고 판매를 자극하는 요인으로 매력적인 보상계획의 개발을 위해 마케팅 관리자는 2가지 사항인 보상의 수준과 보상방법을 결정하여야 한다.

㉠ 판매원에 대한 보상 : 시장의 일반적인 수준에 따라 결정하며, 대개의 의료조직은 일반기업의 수준보다도 작은 보상을 실시하고 있다. 의료조직의 판매원에 대한 저수준의 보상은 유능한 판매원의 채용과 매출증대에 상당한 영향을 끼칠 수 있다.

㉡ 보상방법 : 고정급의 방식인 급여계획, 수수료에 의해 지불되는 철저한 수수료 계획, 그리고 이들이 결합 된 조합계획이 있다. 대부분의 산업이 조합계획을 실시하고 있으며, 의료조직의 경우 대부분의 판매원은 철저한 급여계획을 적용하고 있고, 이러한 현상은 서서히 변화하고 있다.

06 인적 판매의 지침

전문서비스의 효율적인 인적 판매를 위해 코웰(Cowell, 1984년)은 다음의 6가지를 지침으로 제시하였다. 의료서비스의 효율적인 인적 판매를 위한 지침은 다음과 같다.

1. 고객과의 개인적 친분관계 형성

의료인이 서비스를 판매하기 전에 고객과의 개인적인 친분관계를 형성함으로써 상호 간의 원활한 의사소통이 이루어지고, 고객욕구를 파악하여 그것을 충족시켜 고객만족을 가져올 수 있다.

2. 전문가로서의 자질 함양

고객이 생각하기에 의료인 같다고 느끼는 태도, 용모, 지식, 기술 등을 갖춤으로써 고객에 대한 신뢰도를 형성하여 서비스의 판매가 용이해 진다. 의료서비스의 구매는 곧 의료인의 선정에서 시작되며, 의료인이 고객에게 신뢰를 주지 못한다면 서비스의 판매는 불가능한 것이다.

3. 간접판매 이용

의료서비스의 직접적인 판매도 중요하지만 간접적인 방법으로 구매를 유도하는 것도 필요하다. 의료서비스의 구매에 영향력을 행사할 수 있는 의견선도자나 추천장 등을 이용하거나 대중연설이나 모임 참여 등을 통하여 의료서비스의 구매를 자극할 수도 있고, 어떤 의료서비스를 받아야 할지 모르는 고객들에게 도움을 줌으로써 간접적인 서비스의 판매가 가능하다.

4. 호의적 이미지 구축 및 유지

의료서비스의 구매에서 의료기관의 호의적인 이미지는 매우 중요하고, 의료서비스는 눈으로 확인할 수 없는 관계로 소비자의 주관적 판단, 인상, 명성 등이 구매결정에 영향을 미친다. 구전의 영향을 받아 서비스를 구매하며, 구전이 서비스의 구매에 영향을 미침은 인적 정보원천에 대하여 신뢰성을 가지기 때문으로, 의료서비스의 구매에 영향을 줄 수 있는 호의적인 이미지를 구축하고 유지하는데 인적 판매를 활용한다.

5. 부가서비스 판매

의료인은 핵심 서비스 이외에 그것에 수반되는 부수적인 관련 서비스의 판매에도 노력해야 하고, 핵심 서비스를 판매하면서도 관련되는 서비스의 판매가 이루어지도록 주의를 기울여야 한다.

6. 구매과정의 편리성 강화

의료서비스는 무형성과 동시성을 지니기 때문에 서비스의 전달과정, 즉 서비스의 구매과정이 매우 중요하다. 의료서비스는 구매회수도 빈번하지 않을뿐더러 구매 전에 두려움, 불확실성, 의심 등의 구매위험을 느끼게 되어 소비자들이 구매과정에서 위험을 인식하지 않도록 보다 편리하고 안락한 상황에서 서비스를 구매할 수 있는 여건을 갖추어야 하고, 여건이 구비되었음을 인적 판매로 활용한다.

07 판매 인적 자원

판매의 주체인 인적 자원(유치기관 담당자, 정부기관 관계자 등)은 의료기관과 고객을 연결시켜주는 매개체로서 역할을 수행하고, 고객들은 판매자원을 통해 정보를 수집하고 의료기관의 브랜드와 이미지를 인식하게 된다. 주요 판매 인적 자원은 의료기관의 마케팅 담당 직원 및 진료 통역 담당자, 정부기관 관계자, 협력유치기관(에이전시)의 대표 및 담당자 등이다. 이들의 역할은 고객과 의료기관의 니즈와 욕구를 파악하여 기대와 요구사항을 잘 전달하고 상호간 기대가 충족될 수 있도록 역할을 수행하고, 고객과 의료기관과의 오해가 발생했을 때 해결사로서의 역할을 수행할 수 있어야 하며, 고객과 의료기관의 중간 매개체로서 끝까지 책임지고 협력하는 태도로 고객과의 신뢰를 형성해야 한다.

1. 판매 인적 자원의 관리목표

판매 인적 자원은 마케팅 측면에서 영업과 홍보역할을 수행하는 사람으로서 의료기관의 전박적인 마케팅 전략을 이해하고 표적시장의 특성과 현지시장에서 의료관광상품이 판매될 수 있는지를 파악하고 고객을 유치할 수 있도록 업무를 수행해야 한다.

① 의료기관은 판매활동과 효과를 극대화하기 위해 마케팅 계획과 목표를 설정하고 관리함으로써 해외 환자를 유치할 수 있게 된다. 마케팅 목표는 고객수를 결정하거나 새로운 시장에서 월 1명의 고객이 방문하도록 프로모션을 기획하는 등의 목표를 설정하고 관리해야 한다.

② 인센티브 또는 유치수수료 인상, 승급 또는 진급, 연봉 인상, 포상, 실적에 근거한 계약조건 제시 등 유치실적에 근거한 적정한 보상제도는 의료관광산업의 정책결정 및 성과를 달성하도록 하는 인적 자원을 관리하는 방법 중의 하나이다.

2. 판매 인적 자원의 조직구성

의료기관이 판매자원을 활용하는 마케팅 전략을 수립하였다면 인적 판매조직은 상품별, 지역별, 혼합형으로 다양하게 조직을 구성하고 유치계획을 수립하여 관리할 수 있다.

① 의료관광 홍보마케팅 계획수립시 인적 판매 네트워크와 목표에 근거하여 국내외 홍보활동을 연계하여 추진할 수 있다(㉠ 22개 언어가 가능한 약 60명의 진료 통역과 의사

1/3 이상이 미국 의사자격증을 보유한 태국의 범룽랏 병원은 인적 자원을 기반으로 차별화된 서비스를 제공하고 있다).

② 병원 직원이 여행 관련 자격증을 보유하고 있고, 고객중심에서 고객이 원하는 의료와 관광서비스를 제공할 수 있어 비자 연장, 수속, 여행상품 안내 등을 제공함으로써 코디네이터가 의료관광 마케팅 활동을 병행하고 있다.

③ 범룽랏 병원의 외국인 환자 비중이 전체 환자수 대비 40[%] 이상인 것은 인적 판매자원 활용과 다양한 서비스 제공 때문이었고, 태국은 세계적인 의료 관광국가로 거듭날 수 있었다. 〈표 6-5〉는 의료마케팅의 조직을 구성하는데 있어서 인적 판매 및 네트워크를 통한 활동을 구성하는데 영향을 미치는 요소들을 나열한 것이다. 의료관광 마케터는 인적 판매 및 네트워크와 국내외 홍보활동을 연계하여 마케팅 전략을 수립해야 한다.

〈표 6-5〉 인적 판매조직 구성과 특징

구 분	특 징
지역형 (시장) 판매조직	타깃 지역별로 인적 판매 네트워크를 구성하고 해당 지역 내에서 의료관광상품을 판매 할 수 있는 방법으로 지역의 특성에 맞는 의료관광상품의 판촉, 광고, 마케팅 전략 등을 고객 니즈에 맞춰 추진할 수 있으나, 담당자가 성과와 결과에 대해 전적으로 책임을 져야 한다.
상품형 판매조직	의료관광상품의 특성을 고려하여 고난이도 수술, 건강검진 등의 치료(상품)와 건강관리 분야를 나눠서 판매하는 것으로 인적 판매자원의 전문성이 요구된다. 그러나 고객이 다양한 의료서비스를 받는 경우 상품별로 인적 자원이 분산될 소지가 있어 자원낭비가 우려된다.
혼합형 판매조직	판매 인적 자원을 지역과 상품을 결합하여 복합적으로 구성하는 방법으로 주로 의료기관과 유치기관(에이전시) 협력시 혼합형의 인적 판매조직이 구성된다.

3. 판매 인적 자원의 성과관리

인적 자원의 성과 달성은 유치실적에 따라 금전적(인센티브, 성과급 등) 또는 비금전적(승진, 칭찬, 재량권 부여, 정규직 등)으로 조직의 성과관리 정책과 인적 판매자원의 요구에 따라 보상체계를 개발하여 관리할 수 있다. 또한 의료기관의 입장에서 성과는 의료기관의 목표달성에 부합하고, 인적 자원의 사기를 진작 할 수 있도록 관리되어야 한다.

1) 유치성과 결과

금전적 보상으로 고정 봉급제와 성과급제, 혼합형이 있는데 의료기관의 입장에서 인적 판매자원의 소속이 어디인가에 따라 성과 보상방법이 달라지고, 보상범위와 측정방법은 장기적인 관점에서 인적 자원관리 정책적 결정이 필요하다.

① 의료기관 내에서 성과를 측정하고 보상하는 것이 의사에 국한되어 있고 일반 직원에게 보편화 되어 있지 않으며, 아직까지 원무부서 및 업무에 대한 인식과 이해도가 낮기 때문이다.

② 성과보상의 일환으로 유치기관의 실적에 따라 유치수수료가 지급되고 있으나 과열 경쟁으로 인해 유치수수료를 과도하게 요구하는 사례도 종종 발생하고 있다.

2) 일부 건강검진 전문기관

영업활동에 대한 성과급을 영업직원에게 지급하는데 기관의 정책에 따라 성과급제 또는 혼합형으로 보상을 하고 있다.

① 판매 인적 자원의 성과관리의 종류 및 특징들은 〈표 6-6〉과 같다. 인적 자원의 판매성과는 의료관광 유치실적에 근거하여 평가되어야 한다.

② 평가는 주로 유치환자 수와 유치수입, 증가율 등의 실적을 고려해야 하는데 유치기관(에이전시)의 경우 유치실적에 근거하여 유치수수료가 지급되며, 유치실적은 총매출액에 근거하여 산정된다.

〈표 6-6〉 성과보상의 종류와 특징

보상종류	내 용
고정봉급제	• 정기적으로 고정금액을 월(봉)급으로 지불하는 방법이다. • 고정급 지급으로 심리적 안정감을 줄 수 있으나 적극적인 영업실적으로 유도하는 것은 어렵다.
성과급제	• 판매실적에 근거하여 보상금을 지불하는 방법이다. • 실적에 의해 성과급(또는 급여)이 변동하므로 판매인력의 입장에서 불안정적이다.
혼합형	• 고정봉급제와 성과급제의 장 · 단점을 보완해서 기본급을 고정봉급으로 정하고 성과에 의해 인센티브를 지불하는 방법으로, 주로 건강증진센터의 영업사원 채용시 흔히 적용하는 방법이다. • 영업실적에 따른 보상과 기본급으로 안정감을 줄 수 있다.

3) 유치실적이 높은 유치기관

유치실적 대비 수수료율의 차등적용을 요구하기도 하는데 의료기관에서 마케팅 전략과 목표에 따라 정책적으로 결정해야 한다. 또한 단기적으로 유치실적에 급급하여 유치수수료를 인상하거나 차등 적용한다면 이후 고정비성 기타 지급수수료 증가로 인한 비용부담의 부작용을 고려해야 할 것이다.

4) 지속적인 성과관리

인적 판매자원의 평가는 정략적인 평가와 고객만족도 조사 등의 정성적인 평가로 판매자원의 자질과 능력평가도 병행해야 한다. 이는 판매인력에 대한 서비스 불만족으로 의료기관에 미칠 영향을 미연에 방지할 수 있으며, 비계량과 계량성과 측정의 균형을 유지할 수 있다.

5) 장기적 관점

의료기관은 지속적인 환자유치를 위해 고객의 만족도를 최대화하고 고객의 재방문을 유도할 수 있도록 고객관리체계를 마련해야 한다. 신환율과 재진율을 높이기 위해 신환자와 재진환자를 관리할 수 있는 성과측정 Tool을 개발해야 하고, 재진율 관리를 통한 충성고객 관리와 신환자 유치를 독려할 수 있도록 신환자 유치에 대한 평가기준을 별도로 마련하는 등의 다양한 방법의 고객관리 및 성과관리체계를 만들어야 한다.

08 인적 판매과정

인적 판매는 장기적 관점에서 고객과의 네트워크를 구축함으로써 판매를 극대화하기 위한 방법으로 준비과정, 설득과정, 거래 및 관리과정의 프로세스에 근거한다.

1. 준비과정

판매담당자(마케터)는 고객과 대면하기 전에 타깃 시장의 잠재고객을 구별해 내어 고객이 원하는 정보를 수집하고 제공하여 고객의 욕구를 충족시킬 수 있도록 준비해야 한다.

1) 잠재고객의 수요예측

인적 판매의 효과를 극대화하기 위해서는 잠재고객을 정확하게 파악하고 찾아내는 것이 중요하다. 잠재고객을 예측하는 방법으로 기존 고정고객으로부터 잠재고객을 소개받는 연쇄법, 영향력 있는 사람을 통해 소개받은 오피니언 리더 활용법, 타깃 국가의 공공기관 통계자료 등의 자료를 통해 잠재고객을 예측하는 방법 등이 있다.

2) 고객 정보수집

잠재고객에 대한 자세한 정보는 고객을 인구통계학적 특성(남녀구성비, 연령구성비 등), 지불능력, 고객의 니즈 및 욕구, 성향, 의료관광 목적지, 주요 질환 등이 해당한다. 고객 정보수집이 중요한 이유는 다음과 같다.

① 잠재고객에 대한 다양한 정보를 활용하여 보다 접근이 용이한 잠재고객군을 선별할 수 있다.
② 잠재고객 대상군별로 접근이 가능한 최적의 마케팅과 판매전략 수립이 가능하다.
③ 타깃 의료관광시장에서 잠재고객에 대한 정보가 명확하고 구체적일수록 고객과의 의사소통이 용이해지기 때문이다.

2. 설득과 이해과정

의료관광상품 판매를 위한 잠재고객 예측과 정보수집이 완료되면 잠재고객의 구매결정을 위한 설득을 수행해야 한다. 유치기관(판매자원)은 일단 의료관광상품, 즉 의료관광서비스를 고객의 니즈에 맞게 설명하고 선택할 수 있도록 권유하며, 고객의 입장에서 신뢰를 가질 수 있도록 효과적으로 응대해야 한다.

1) 접근방법

의료관광상품을 잠재고객에게 판매하기 위해서 고객이 관심을 가지도록 동기를 부여하여 의료관광상품을 선택할 수 있도록 하는 과정으로, 마케터는 최대한 좋은 인상을 남겨 고객이 이후에도 의료관광상품에 대해 지속적인 신뢰와 관심을 갖게 하도록 노력해야 한다.

2) 의료관광상품 소개

인적 판매의 핵심적인 단계로 의료관광상품 및 서비스의 우수한 질과 강점을 논리적으로 제시하고, 고객이 최종적으로 선택할 수 있도록 하여 한국 의료관광을 결정하는 데 영향을 미치는 단계이다. 경쟁기관을 헐뜯거나 비하하는 발언은 자제하고 의료기술과 서비스의 차이점, 제공할 수 없는 서비스에 대해서 솔직하고 설득력 있게 소개한다. 마케터는 고객의 입장에서 의료기관이 강점으로 하는 전문분야를 명확하게 설명해야 한다.

3) 고객과의 의견 조절

의료관광상품을 소개하고 설득하는 과정에서 고객이 의문을 갖거나 반대하는 의견을 제시하는 경우 고객의 의견에 적절하게 대응하여 고객의 거부감을 해소하는 단계로, 고객이 가지고 있는 불신을 제거해야 한다.

① 고객이 의료관광상품을 선택함에 있어 가지는 심리적 반감으로는 기존 의료관광상품의 유지(고수), 제안한 상품에 대한 무관심과 선입견, 판매자원(마케터 또는 의료기관)에

대한 거부감, 치료비에 대한 부담감, 의사결정 회피 등이 있다.

② 논리적인 반감은 높은 치료비에 대한 불만, 의료기관 브랜드에 대한 불신, 사후관리 프로세스에 대한 불만, 의료서비스에 대한 불만, 문화차이에 대한 거부감 등과 깊은 연관성이 있다.

③ 판매자원은 잠재고객이 가질 수 있는 다양한 거부감을 해소시키기 위해 협상능력을 발휘하여 믿음과 신뢰의 자세로 객관적인 자료를 근거로 설득하여 고객의 감정이 상하지 않도록 하며, 고객과의 논쟁을 피해야 한다.

④ 고객이 잘못된 정보에 의해 의료기관에 대해 선입견과 불신을 가지고 있으면 논리적으로 오해를 풀도록 설득하는 과정이 필요하다.

⑤ 고객이 당장 구매의사를 표명하지 않더라도 이후에 다른 잠재고객에게 미칠 수 있는 부정적인 요인을 제거함으로써 또다른 잠재고객을 잃지 않게 노력하는 것이 중요하기 때문이다.

⑥ 고객과의 견해가 다르거나 오해가 있다면 정확하고 객관적인 정보로 이해를 시켜 납득시키는 것이 마케터의 중요한 역할이다.

3. 판매거래 및 관리과정

인적 판매의 마지막 단계는 의료관광산업이 활성화되고 성장하기 위한 지속적 성장기반으로 고객이 재방문할 수 있게 유도하기 위한 고객관계관리 단계이다.

1) 권유과정

고객과의 상담 후에 고객의 질문, 표정이나 말투 등을 고려하여 간접적으로 선택의사를 파악하거나, 직접적으로 고객으로부터 의사결정 여부를 물어보는 단계로 시점이 중요하다. 자칫 마케터의 경솔한 태도로 인해 고객이 불쾌할 수 있다는 점을 고려해야 한다.

① 마케터는 고객의 태도에 따라 융통성 있게 적극적이고 또는 조심스런 권유가 이뤄지도록 행동해야 한다.

② 마케터는 권유과정에서 고객으로 하여금 강요당한다는 생각이 들지 않도록 고객의 입장에서 권유하고, 최종 결정은 고객이 할 수 있도록 해야 한다.

③ 전문적이고, 고가의 비용이 부담되며, 의료관광서비스 제공과 동시에 소멸되어 반품이 불가하며, 위험부담과 기대 수준이 높은 서비스의 특성 때문이다.

2) 사후 고객관계관리

의료관광서비스에서 고객이 가장 중요하게 생각하는 요인으로 치료 후 고객관리 프로세스와 시스템에 관련된 사항이다.

① 국내에서 중증 수술 또는 시술 후에 외국인 환자가 귀국 후 문제가 발생하면, 의료기관이 어떻게 고객을 관리하는지 관심을 가지고 지켜봐야 한다. 국내 병원은 u-Healthcare 시스템 구축으로 지리적 접근성의 문제를 해결하고, 고객과의 커뮤니케이션 통로를 마련하거나 타깃 국가의 병원과 협약을 맺고 해외의사 초청 연수 프로그램으로 치료 후 발생할 수 있는 문제를 해결할 수 있는 국내외 의료진 간 인적 네트워크를 구축하는 등의 노력을 기울인다. 또한 다양한 네트워크 구축 및 사후 고객관계관리 시스템을 고객에게 납득시키고 설명할 수 있다.

② 의료기관은 고객의 특성을 고려하여 진료상담 및 관리시스템을 구축한다. 또한 진료 통역담당자, 유치기관, 고객 간의 24시간 Hot-line 시스템 구축으로 응급시에 고객의 문제를 해결할 수 있도록 해야 한다.

③ 사후 고객관계관리 시스템은 의료관광상품 선택시 고객으로부터 높은 신뢰로 재방문을 유도하게 하고, 고객충성도를 높여 장기적 관점에서 매출 증대와 잠재고객에게 구전효과를 기대할 수 있다.

3) 이탈 고객관리

기존 고객을 유지하는 것보다 이탈한 고객을 다시 고정고객으로 전환하는데 10배 이상의 에너지가 소비된다. 의료기관은 이탈 고객관리를 위해서 고객의 이탈 원인을 분석하여 이에 상응하는 고객유지 마케팅 전략을 수립해야 한다.

① 고객 이탈을 되돌리는 데 소요되는 많은 시간과 비용을 고려하여 의료기관은 고객 이탈이 발생하지 않도록 사전 및 사후관리를 철저히 해야 한다.

② 마케터는 한 명의 고객 뒤에 100명의 잠재고객이 있다는 점을 인지하고, 한 명의 고객이라도 이탈하지 않도록 노력해야 한다.

③ 고객 이탈을 방지하기 위해서는 불만 고객관리와 고정 고객관리 그리고 의료사고 등이 발생하지 않도록 의료진과 판매자원(마케터 및 유치기관)이 모두 협력해야 한다.

④ 문제발생시에는 반드시 의료기관과 협력하여 어떻게 대처하는 것이 고객의 불만을 최소화할 수 있는 방법인지에 대해 논의하고, 신속 · 정확하게 행동하여 신뢰를 잃지 않도록 해야 한다.

09 판매촉진 도구 선정

판매촉진은 기업이 제품이나 서비스의 판매를 증가시키기 위해 단기간에 중간상이나 최종 소비자를 대상으로 벌이는 광고, 인적 판매, PR 이외의 모든 촉진수단이다. 정보의 제공을 통하여 소비자와 판매업자를 동시에 자극, 설득함으로써 판매고와 이윤을 증대하려는 모든 기업활동으로 내용에는 판매원 활동, 광고, 판매촉진 등이 포함된다.

1. 판매촉진

제품차별화 및 가격결정과 함께 대기업 경쟁활동의 3대 주요 영역의 하나로 되어 있다. 좁은 의미로는 접객판매와 광고를 종합한 활동이거나 접객판매와 광고를 지원·보완하는 활동만을 가리킬 때도 있다. 가장 넓은 의미의 판매촉진 내용은 판매주체의 대외적 세일즈 프로모션과 대내적 세일즈 프로모션으로 나누어진다.

1) 판매주체의 대외적 세일즈 프로모션

① 대 도매상 : 판매원 훈련, 판매 콘테스트, 도매광고 조언, 정보·자료제공 등이 있다.
② 대 소매상 : 판매점 회의, 광고지도, 카탈로그 제공, 광고자재 제공 등이 있다.
③ 최종 소비자 : 다이렉트 메일, 견본제공, 컨설턴트 서비스, 소비자 콘테스트, 기관지공 등이 있다.

2) 대내적 세일즈 프로모션

① 세일즈 부문 : 판매원 교육, 판매 콘테스트, 판매자재 준비 등이 있다.
② 광고 부문 : PR 광고·공동광고 등이 있다.
③ 기타 부문 : 조사·상품계획 등이 있다.

2. 판매촉진의 가장 중요한 특징

구매시점에서 소비자의 구매동기를 강력하게 자극할 수 있다. 판매촉진의 효과는 단기적이어서 장기적인 상표충성도 증진에는 부적합하다.

① 기업이 촉진활동을 벌이는 데는 효과적인 촉진 믹스가 가장 중요한 요소이지만 마케팅

믹스의 다른 요소들도 매우 중요한 커뮤니케이션 수단이다.

② 기업은 일정한 목표를 달성한 효과적인 마케팅 커뮤니케이션 프로그램을 수립해야 한다. 이를 실행하여 성공하려면 촉진과 제품, 가격, 유통의 마케팅 믹스가 통합적으로 조화를 이룰 수 있게 섬세하게 주의를 기울여야 한다.

3. 촉진도구 선정의 의의

촉진은 소비자가 직접 · 간접으로 구매결정에 영향을 미칠 수 있는 사람을 통하여 잠재적 구매자들에게 판매자가 자사상품에 대하여 우호적이고 설득적인 정보로 커뮤니케이션을 할 수 있는 모든 기법이다.

① 촉진의 목적 : 판매자가 소비자들에게 자사상품을 알리고 우호적인 태도를 형성하는데 필요한 우호적 정보를 제공하고, 자사상품을 구매하도록 설득할 수 있는 정보를 제공하는 데 목적이 있다.

② 촉진활동 : 명확한 촉진활동과 함축적 촉진활동이 결합되어 수행되어야 한다.

㉠ 명확한 촉진 : 촉진수단들인 광고, 인적 판매, 판매촉진, 홍보를 통한 촉진이다.

㉡ 함축적 촉진 : 마케팅의 4P 중에서 촉진을 제외한 3P, 즉 제품 · 가격 · 유통경로를 통한 촉진이다.

③ 서비스 기업이 수행하는 마케팅 믹스상의 촉진 : 촉진수단 이외에도 상품자체, 가격자체, 제품이 판매될 수 있는 유통경로 형태, 소비자에게 정보로 의사소통할 수 있어야 한다.

④ 의료광고가 법률규제를 받기 때문에 함축적 촉진을 중심으로 촉진활동을 하되, 의료광고에 대한 규제가 풀릴 경우를 대비하여 명확한 촉진을 위한 효율적 방안을 강구한다.

4. 촉진도구의 필요성

서비스의 특성인 무형성은 생산과 소비의 동시성으로 서비스 제공자(의료인)와 소비자가 함께 한 자리에서 그들의 상호작용으로 서비스가 생산되고 고객에게 전달된다.

① 서비스 질의 향상과 고객만족은 종업원의 태도, 능력, 노력 등의 영향을 받는다.

② 종업원의 서비스 판매활동이 중요하게 다루어져야 한다.

5. 촉진도구 선정의 목적

서비스 촉진활동의 목적은 각 산업이나 서비스의 특성에 따라 비슷하지만 궁극적으로는 정보전달, 설득, 기억을 통하여 판매를 하는 점에서는 동일하다.

① 서비스 촉진활동의 목적은 다음과 같다(Cowell, 1984년).

㉠ 서비스 상품이나 기업에 대한 지각이나 관심을 형성한다.

㉡ 경쟁사와 자사의 서비스 및 조직을 차별화한다.

㉢ 이용가능한 서비스의 편익을 구체화하여 고객에게 전달한다.

㉣ 조직에 대한 이미지와 명성을 구축하고 유지한다.

㉤ 고객으로 하여금 서비스를 구매하도록 설득한다.

② 인적 네트워크를 통한 촉진방법은 신속하다는 장점과 환자 개개인을 밀착하여 마케팅 활동을 펼칠 수 있다.

③ 촉진활동의 도구 중 인적 활동요소는 [그림 6-1]과 같다.

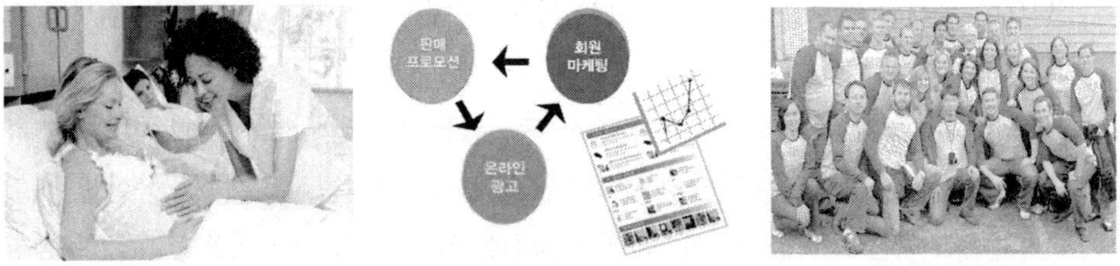

(a) 인적 활동요소의 촉진 (b) 촉진활동의 요소들 (c) 인적 네트워크

[그림 6-1] 촉진활동의 도구 중 인적 요소

6. 촉진의 수단과 믹스

서비스 기업의 마케팅 관리자가 관리할 수 있는 촉진수단은 다양하고, 일반적으로 판매촉진, 인적 판매, 광고, 홍보의 4가지가 있다.

① 촉진수단의 효과는 소비자의 심리과정의 변화에 따라 다르고, 촉진수단들을 언제 · 어떻게 사용하는 것이 가장 효과적인가를 고려하여 촉진 믹스가 이루어져야 한다.

② 잠재적 소비자를 설득적 커뮤니케이션을 통해 구매행동을 유발시킨다.

㉠ 소비자에게 상품을 인지시켜 주의를 끌고, 관심을 유발한다.

㉡ 구매하고 싶은 욕구를 자아내고 기억시켜 구매행동으로 이어지게 한다.

③ 소비자의 심리적 변화에 대한 촉진효과는 상품에 대한 소비자의 주의를 끄는 데는 광고가 효과적이다. 또한 관심을 유발시켜 구매욕구를 일으키는 데는 입에서 입으로 전달하는 구전 커뮤니케이션이 효과적이고, 소비자의 경험 속에 기억된 것을 구매행동하는 데는 인적 판매가 가장 효과적이다.

7. 촉진활동의 문제점과 전략

서비스업은 제조업과는 달리 무형의 제품을 대상으로 하는 만큼 일정한 마케팅 활동의 규칙을 만들어 낼 수가 없다. 서비스 중에서도 의료서비스는 그들 고유의 특성을 지니고 있어 촉진활동이 한정되고 사실상 어렵다. 의료서비스의 특성에 따른 문제점은 다음과 같다.

1) 의료서비스 특성의 문제점

의료서비스 특성의 문제점은 마케팅의 능동성이 결여 되어있고, 전문가의 윤리규정, 의료기관의 영세성, 경제규제, 촉진활동의 한정된 지식, 의료서비스의 고유의 특성이 있다.

① 마케팅 능동성의 결여 : 제조업과는 달리 의료기관의 의료인은 서비스의 생산자인 동시에 판매자이다. 의료기관의 의료인들이 판매자로서 역할과 지식이 결여되어 있어 적절한 촉진활동을 수행하지 못한다.

② 전문가의 윤리규정 : 전문서비스에서는 그들 스스로 또는 집단적으로 윤리규정을 만들어 그들의 촉진 활동을 엄격히 제한해오고 있다. 촉진을 하는 것에 대하여 의료인으로서의 품위를 떨어뜨리는 것으로 여기거나 일부는 금지해오고 있는 실정이다.

③ 의료기관의 영세성 : 일부 의료기관들은 규모가 영세하여 촉진활동에 필요한 비용을 지불 할 정도의 충분한 여유가 없다.

④ 경쟁규제 : 서비스업은 제조업처럼 경쟁이 치열해지고 있고, 의료서비스는 수요가 공급을 초과하는 실정이어서 촉진의 필요성을 실질적으로 인식하지 못하고 있다. 의료서비스는 단체를 통하여 공급능력을 규제해오고 있어 경쟁체제의 도입이 사라진 실정이다.

⑤ 촉진활동의 한정된 지식 : 의료서비스를 포함한 서비스 기업은 촉진수단으로 광고와 인적 판매만을 이용하는 경향이고, 이외의 촉진수단에 대한 충분한 지식이 없다. 일반적으로 의료기관은 다양한 촉진수단을 이해하지 못하고 한정된 촉진 활동만을 고집하고 있다.

⑥ 의료서비스 고유의 특성 : 의료서비스 자체의 고유한 특성과 그 업종의 관습이 다양한 촉진활동을 억제하고 있어 촉진을 할 수 없는 경우가 많다.

2) 촉진활동의 전략

의료서비스의 효과적인 촉진활동을 위하여 소비자의 구매특성에 따른 전략이 필요하고, 의료소비자의 구매와 관련된 특성과 전략은 다음과 같다.

① 고(高)관여 구매행동 : 의료서비스의 구매자는 구매과정에 깊이 관여하는 고관여 행동을 보인다.

㉠ 구매자들은 구매의 신중성을 보이게 되는 높은 수준의 위험을 인식한다.

㉡ 소비자들의 구매를 보다 용이하게 하고, 구매에 따른 위험을 줄이기 위하여 소비자들은 비(非)인적 정보보다는 인적 정보를 탐색하고 선호한다.

㉢ 소비자들이 인적 정보에 대하여 보다 신뢰성을 보이기 때문이다.

㉣ 효율적인 촉진을 위해서는 신뢰성을 확보해줄 수 있는 촉진활동이 필요하다.

② 높은 불확실성 : 전문서비스는 구매 전뿐만 아니라 구매 후에도 높은 수준의 두려움, 불확실성, 의심 등을 느낀다.

㉠ 의료서비스의 구매자들은 구매와 사용에 앞서서 제공되는 서비스를 평가할 수 없을 뿐 아니라 구매 후에도 전문지식의 결여로 그것을 제대로 평가하는데 어려움이 따른다.

㉡ 의료기관들은 어떠한 서비스를 언제, 어떻게 구매해야 하는가를 알기쉽게 전달하는 촉진활동이 필요하다.

③ 갑작스런 구매 : 의료서비스는 일반 서비스와는 달리, 예상하지 못한 경우의 갑작스런 상황에서 구매하는 경우가 많다.

㉠ 서비스의 구매에 앞서서 비교평가할 충분한 시간적 여유가 없다.

㉡ 의료기관들은 구매시점에서 병원의 서비스를 연상할 수 있도록 지속적인 홍보활동과 이해의 구축이 필요하다.

④ 높은 충성심 : 소비자는 인적 정보에 대하여 신뢰성을 보이고 구매상황에서 높은 불확실성과 위험을 인식하는 관계로 전문서비스의 이용에서 충성도를 보인다.

㉠ 충성도가 높은 경우 의료기관의 마케팅 전략은 광고나 선전을 통하여 고정고객을 확보할 필요가 있으며, 의료인에 대한 보다 적극적인 경로정책이 필요하다.

㉡ 한 번 이용한 고객이 다시 찾도록 하고, 새로운 고객이 찾아오게 의료인들에 대한 인센티브가 주어져야 한다.

⑤ 엄격한 윤리적 규제 : 전문서비스를 판매하는 전문인은 엄격한 윤리적 · 법적 사항을 준수하여야 한다.

㉠ 고객의 욕구에만 치중하는 전문서비스의 제공은 있을 수 없다.

㉡ 의료기관은 고객의 수요창출과 고객에 대한 건전한 서비스의 교육을 위한 촉진활동이 필요하다.

10 판매촉진 프로그램 개발

판매촉진을 위한 마케팅 기획시 마케터는 목표설정과 소요예산, 의료관광시장의 특성, 경쟁상황 등을 고려하여 일관성 있고 체계적인 판매촉진 계획을 수립해야 한다.

효과적인 판매촉진 기획을 위해서는 판촉수준 결정 → 판촉대상 결정 → 판촉기간 결정 → 판촉 배포수단 결정 → 판촉시기 결정 → 판촉 소요예산 결정의 6단계 의사결정과정을 거쳐야 한다. 의료기관은 판매촉진 활동에 따라 판촉활동 이후에 의료관광산업에 미칠 영향과 효과를 감안하여 실행계획을 수립한다.

1. 판촉상품의 유치수준

판촉상품의 유치수준은 단기간에 유치환자 증가를 최대화하고, 판촉비용을 효율적으로 사용할 수 있는 최적의 수준에서 결정해야 한다.

① 의료관광산업 : 국내 의료기관들은 판촉도구로써 건강검진상품을 주로 활용하고 있다.

② 건강검진 프로그램 : 타깃 시장의 현황과 시장규모에 맞춰 기본검진, 암 검진, 심장 정밀검진, 소화기 정밀검진, 프리미엄 검진 중 어떠한 프로그램으로 판촉할지를 정하고, 판촉에 소요되는 건강검진 권당 단가와 개수를 감안하여 판촉수준과 범위를 결정한다.

③ 건강검진센터 : 비수기에 직원 가족과 지인을 대상으로 인한 프로모션을 통해 매출을 유지하는 마케팅 활동을 한다.

④ 비수기 프로모션 : 일부 건강검진 프로그램에 특별 할인을 적용하는 방식으로 주로 12월~2월 중 비수기에 한다.

⑤ 프로모션 판촉활동이 너무 빈번하게 비슷한 수준으로 행하여지면 판매촉진의 이미지가 퇴색되어 마케팅 효과를 얻기 어렵기 때문에 판촉수준을 결정할 때에는 판촉활동 전과 후에 미칠 영향과 마케팅 효과에 대해 반드시 고려한다.

2. 판촉상품의 제공대상

판매촉진 활동의 목적과 예산을 고려하여 타깃 시장의 판매촉진 대상과 범위를 넓게 선택할 것인지 좁게 선택할 것인지 결정한다.

① 국내 의료기관들은 판촉대상으로 현지 의료관광시장의 오피니언리더 또는 정부 관계부

처의 장차관급 및 주요 인사 등을 주로 선정하는데, 한국 의료 체험행사에 초청받아 국내의 우수한 시설과 기술을 체험하고 알리는 역할을 한다.

② 의료기술을 알리는 목적으로 경제 여건이 어려운 현지 환자, 치료가 어려운 환자를 대상으로 선정하기도 하고, 의료기관은 특화된 의료관광상품을 알릴 수 있는 대상을 선정한다.

3. 판촉 지속기간

판촉기간은 판매촉진이 대상 고객에게 전달되어 매출증대 효과를 가져올 수 있을 만큼 충분해야 하고, 판촉기간이 너무 길어 소비자로 받은 혜택에 둔감해지지 않도록 판촉기간을 조절한다.

① 의료관광상품에 따라 판촉기간은 다를 수밖에 없으며, 의료관광상품에 따라 1회 평균 구매주기에 해당하는 기간으로 결정하거나, 판매촉진 활동의 효과측정이 용이하도록 1달 또는 1분기 등의 기간을 선정한다.

② 국내 의료기관에서 건강검진권을 판촉에 많이 활용하는 이유는 건강검진을 주기적(보통 1년)으로 하고, 건강검진을 통해 단시간에 한국의 최첨단 의료장비 및 서비스와 진단 기술을 체험할 수 있고, 건강검진은 건강관리 차원에서 일반인의 접근이 용이하다.

③ 의료관광 마케팅의 과정은 [그림 6-2]와 같이 판촉활동이나 마케팅 과정이 시장의 특성에 맞게 마케팅 계획을 수립해야 하며, 시간이나 소요예산 등을 분석하여 적합한 시장에 판촉활동을 투입한다.

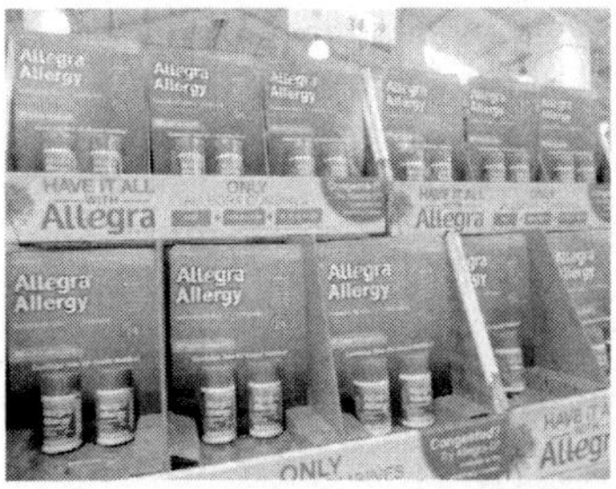

(a) 의약품 판촉활동

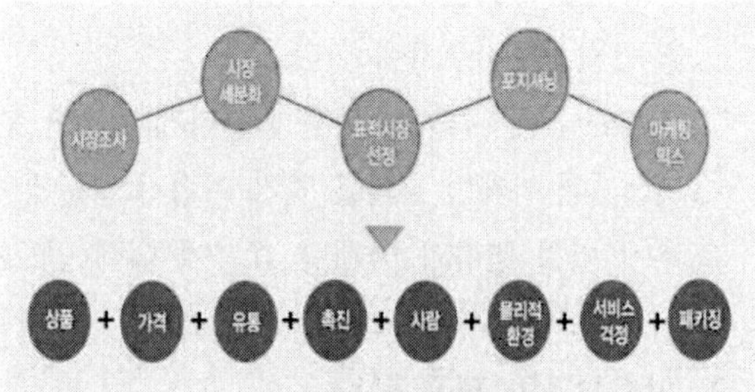

(b) 의료관광 마케팅 과정

[그림 6-2] 판촉활동의 활용

4. 판촉 홍보계획 수립

판매촉진 홍보계획에 따라 홍보방법, 소요예산, 도달범위 및 효과, 홍보시기 등이 달라진다. 의료기관은 타깃 국가의 현황에 맞게 신문, 우편, 인터넷, 이메일, 직접 전달, 세일즈콜 행사시 사은품, SNS, 홈쇼핑 등의 다양한 방법을 활용한다.

5. 판촉시기

다른 마케팅 촉진활동과 결합하여 동시에 실행할지, 순차적으로 실행할지 등의 계획과 유통방법 및 활동을 고려하여 결정한다(㉑ 중동지역을 타깃으로 하는 의료기관은 6월경에 시작되는 여름휴가 시즌을 겨냥하여 여행상품과 결합한 판매촉진 프로그램을 개발하기도 한다. 이는 여름철에 국외로 가족을 동반하여 장기 여름휴가를 떠나는 중동지역 고객의 생활 패턴을 고려하여 판촉시기를 결정하고 추진하는 것이다).

6. 판촉 예산계획

마케팅 활동의 효과를 최대화할 수 있는 수준에서 마케팅 촉진을 구성하고 적정한 판촉비용을 산정하여 예산계획을 수립해야 하나, 홍보를 위해 판촉비용만 예산으로 편성하기도 한다(㉑ 국내 의료기관은 국외 행사를 통해 의료기관을 알리고자 할 때 신규시장에 진입하기 위해 세일즈콜 등의 행사에서 건강검진권 또는 무료시술(수술)을 판촉용으로 많이 활용하고 있다).

7. 판촉 계획실행 및 평가

마케터는 판촉계획에 맞춰 실행 후 효과를 분석하는 방법으로 의료관광시장의 판촉활동 결과를 평가한다. 또한 의료기관은 다음 판촉활동을 계획수립에 반영하고, 투자예산 대비효과를 분석한다.

① 타깃 국가에서 특정 상품의 프로모션 기간 동안 판촉활동을 통해 얻는 샘플 또는 유치 환자수 증가를 프로모션 결과로 분석한다.

참고 서비스 판매촉진의 필요성과 한계 및 병원홍보의 기본조건, 홍보 실무

① 서비스 판매촉진의 필요성 및 한계
의료서비스의 판매촉진은 일반상품의 경우처럼 효과적일 수 있는데, 특히 다음의 경우에 판매촉진을 실시하면 더욱 효과적이다.

㉠ 새로운 의료서비스가 소개될 때, 기존 서비스상의 질적 개선이 이루어졌을 때
㉡ 경쟁이 심할 때, 병원의 유통망을 확장 시킬 때
㉢ 기존 서비스의 광고가 이미 이루어졌을 때
㉣ 의료서비스의 판매촉진은 많은 한계점을 가진다.
㉤ 판매촉진은 반복사용이 어렵고 다른 촉진 수단들과의 협조가 없으면 효과가 없다.
㉥ 효과 또한 단기적이고 일시적이다.
㉦ 지나친 판매촉진은 자사상품의 이미지를 해친다.
㉧ 의료서비스의 판매촉진은 제한적으로 신중히 이루어져야 한다.

② 병원홍보의 기본조건 4가지
㉠ 병원홍보는 지역사회와 주민들의 활동과 밀접하고 합치되도록 공평하게 수행해야 한다.
㉡ 다수인의 정서와 관심에 호소하되 소수의 지식인에 대하여 논리와 이성적인 이해를 얻어야 한다.
㉢ 홍보는 권위를 가지고 성실, 공정, 과학적이면서도 상식적이고 윤리에 기반을 두어야 한다.
㉣ 홍보는 상대방의 현재의 여건이 고려되어야 하며 현실적 요망사항에 민감하여야 한다.

③ 병원의 홍보실무
㉠ 대내홍보
- 원내 뉴스레터의 발간, 지속적인 친절 캠페인 및 교육
- 안 및 제언제도의 활성화, 원내 비전문인에 대한 전문상식의 보급
- 병원경영과 관련된 정보의 수집, 자료의 보존과 관리

㉡ 대외홍보
- 원회 뉴스레터의 발간
- 병원 소개 책자, 팸플릿, 영화 및 비디오 제작 상영

---

② 인터넷의 발달을 통해 정보의 습득과 지식의 공유를 바탕으로 블로그 및 소셜 네트워크 서비스와 같은 마케팅 기법이 점점 확대되고 있다(그림 6-3).

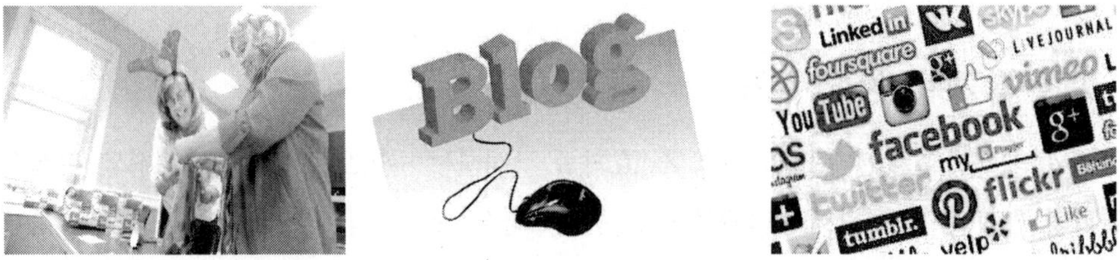

(a) 병원의 체험 마케팅 모습 (b) 마케팅에서의 블로그 효과 (c) 소셜 네트워크를 이용한 마케팅 활동

[그림 6-3] 체험 마케팅 및 인터넷을 활용한 마케팅 활동

제7장
고객관계 구축

고객관리를 효율적으로 하기 위해 고객을 관리하는 데 필수적인 정보를 모두 정리해 질 높은 서비스를 제공하는 경영방법으로 장기적인 고객과의 관계 강화를 통해 기업의 수익성을 최대화한다. 고객의 성향 및 특성들을 분석하여 통합한 데이터베이스를 구축하고 효율적인 마케팅 계획을 수립한다.

01 고객 데이터베이스 구축

'고객은 누구라고 생각하는가?' 이 질문에 대해 최종 소비자, 즉 제품이나 서비스를 구입하는 사람이라고 하면 좁은 의미의 고객에 속한다. 고객을 확대적인 개념으로 보면 고객은 가치생산적 고객인 사내고객, 가치전달적 고객인 중간고객, 가치구매적 고객인 최종고객의 3가지로 세분화할 수 있다. 고객만족 경영은 최종고객에게 만족을 주는 것을 목표로 하지만 그렇게 되기 위해서는 중간고객과 내부고객의 만족이 선행되어야 한다.

1. 내부고객

미셸 롭슨은 '사내고객제'에서 전(前)공정의 고객은 후(後)공정이며, 후(後)공정의 고객은 차후 공정이 된다는 내용이다.

① 후(後)공정이 고객이 된다면 전(前)공정의 작업자는 고객에게 불량품을 넘겨서는 안 되는 것이다. 이러한 원리를 적용시키면 회사 내에 있는 모든 사람은 서로 간에 고객이 된다.
② 나의 다음 공정에 있는 사람이 내 고객이 되고, 내 상사나 부하직원도 고객이 될 수 있는 것이다.
③ 기업 내부에 있는 사람들이 가치를 생산해 주어야 그 가치를 고객이 구매할 수 있기 때문에 사내고객을 가치생산적 고객이라고도 한다.
④ 내부고객의 만족이 고객만족의 출발점이 되므로 사내고객은 가장 먼저 만족시켜야 할 고객이 된다.
⑤ 불만족한 사원이 고객에게 좋은 서비스를 제공하며 고객을 만족시키기가 힘들기 때문이다.
⑥ 사원을 내부고객으로 대우하고 만족시켜 사기를 높여주면 최종고객인 소비자는 불만이

낮아진다. 이는 고객 불만족이 높은 기업일수록 내부고객 만족도가 낮다는 점이 사실임을 확인해 준다.

⑦ 고객의 기대를 충족시키려면 사원이 고객을 위해 당연히 해야 할 일을 하도록 사원의 사기를 관리하고 지원해야 한다.

2. 중간고객(협력고객, 매개고객)

소비재 생산기업은 최종고객을 직접 상대하기보다는 대부분 판매점을 두고 거래하고 있다. 따라서 판매점은 기업과 소비자 사이에서 가치를 전달하는 중간고객이 된다.

① 중간고객, 즉 가치전달 고객에는 판매점이나 대리점 외에도 원료공급원 내지 협력업체를 포함시킬 수 있다.

② 중간고객의 중요성은 이들을 만족시키지 못하면 결국 최종고객인 소비자를 만족시키기 힘들다는 데에 있다.

3. 최종고객

오늘날은 소비자 혁명의 시기라고 하고, 최종고객인 소비자들이 중요한 시대가 되었다. 개별적 소비자들이 모여지면 커다란 힘으로 작용하여 기업의 변화를 주도하는 원천이 된다.

① 만족한 고객이 모이면 기업은 성장하게 되지만 불만족한 고객이 모이는 경우에는 어려움이 있게 될 것이다.

② 소비자는 사용자라는 가치사용고객에 해당된다.

③ 기업은 고객이 가장 중요한 존재라는 것을 깨달아야 한다.

㉠ 고객은 기업이윤을 안겨주는 존재이다.

㉡ 고객이 기업에 의존하는 것이 아니라 기업이 고객에게 의존하는 것이다.

㉢ 기업은 고객을 위해 존재하는 것이다.

㉣ 기업이 고객에게 서비스를 베푸는 것이 아니라 고객이 서비스할 기회를 제공해 줌으로써 호의를 베푸는 것이다.

④ 과거에는 구매자와 판매자의 관계가 대립적인 관계로 형성되어 어느 한 편이 이득을 보면 다른 한 편이 손해를 보는 관계였지만 지금은 동반자적 관계로서 상호 보완적인 관계이다. 즉 고객과 판매자를 공동체로서 인식하도록 하는 것이 필요하게 되었다.

⑤ 기업과 소비자 사이에 파트너십의 관계 형성이 필요해진다.

⑥ 판매자와 구매자가 모두 이득을 얻도록 하는 관계와 기업이 고객을 단순히 판매의 대상으로 삼는 것이 아니라 고객의 이해를 대변할 수 있는 고객만족경영이 요구되는 것이다.

02 고객분석

전략수립을 위한 상황분석의 핵심 부분은 제품구매 당사자인 고객을 분석하는 일이다. 고객분석은 고객의 구매행위에 대해 시장특성, 구매의사 결정형태, 구매의사 결정에의 참여자, 구매의사 결정에 영향을 주는 요인, 구매과정 등을 분석하는 일이다.

1. 고객욕구의 이해

성공적인 고객만족경영이 되기 위해서는 고객의 욕구를 이해하는 것이 필수적이다. 고전적인 사례로서 GM사가 포드사를 추월할 수 있었던 것은 포드사의 검정색 자동차를 선호하지 않는 소비자들이 검정색 이외의 다른 색깔의 자동차를 원하고 있는 것을 알고 GM사가 다른 색상의 자동차를 생산했기 때문이다.

① 고객지향적인 기업은 소비자와 항상 밀접한 관계를 유지함으로써 고객의 기호와 욕구 변화를 알 수 있고, 고객이 원하는 것을 생산함으로써 고객의 기대를 충족시킬 수 있는 것이다.

② 어떤 기업들은 자사가 가장 잘 만들 수 있는 것을 제품으로 생산하여 판매하면 된다고 생각하는데 이것은 잘못된 생각이다.

③ 많은 연구비를 들여 비싸게 생산할 좋은 제품이 시장에서 외면당하는 것은 바로 고객의 입장에서 생각해보지 않았기 때문이다.

㉠ 톰 피터즈[13]는 "영업 및 판매담당자는 최소한 자기 시간의 25[%] 이상을 현장에서 보내야 한다."고 역설했는데, 현장에서의 경험을 통해 자사제품의 문제점과 개선점, 고객의 요구사항 등을 알 수 있기 때문이다.

㉡ 최상의 기술과 최고의 품질로 만든 제품이라 할지라도 쓸모없는 것이라면 팔리지 않겠지만 고객의 욕구에 부합하는 것이라면 값이 더 비싸더라도 판매량은 증가할 것이다.

---

13) 톰 피터즈 : 세계적인 미국의 경영 컨설턴트를 설계하는 사람이다.

㉢ 고객만족을 추구하는 의료기관이라면 고객이 원하는 것이 무엇인가를 알아내고 '만들 수 있는 것'을 만들게 아니라 '의료이용자가 원하는 것'을 만들어야 하며, 의료관광 마케터들은 현장에서의 다양한 경험들을 체험하고, 고객대응 능력을 향상 시킬 수 있을 것이다.

2. 고객불평 관리

고객만족경영을 실천하는 데에 있어서 가장 신경써야 하는 것 가운데 하나가 불만족한 고객의 소리이다.

① 일선 직원들은 불만의 소리를 듣는 일이 불편하겠지만 불만을 기업에게 토로하는 적극적인 고객의 불만에 대해 기업이 어떻게 대응하는가에 따라 기업의 이익은 결과적으로 크게 달라질 수 있다.

② 고객불평은 귀찮은 일이 아니라 문제를 일찍 파악하고 해결할 수 있게 하는 소중한 정보이다.

㉠ 미국 소비자 보호청의 용역을 수행했던 존 굿맨은 "기업에게 있어서 고객의 중요성은 이들이 수익을 안겨준다는 점보다는 제품내용과 기업활동을 개선하는 데 도움을 주는 정보를 준다는 점에 있다."라고 주장했다.

㉡ 미국의 고객지향적인 기업의 간부들은 고객과 개인적으로 접촉하는데 많은 시간을 할애해 가며 고객불만을 청취하고 있고, 휴일에도 자사제품이나 서비스를 직접 구매해 봄으로써 고객의 입장에서 자사제품의 문제점을 찾는 노력을 하고 있다.

③ 문제는 대다수의 의료기관이 고객의 불만에 대해 적극적으로 해결책을 강구하기 보다는 방어적인 자세를 보인다는 점이다.

㉠ 복잡하고도 까다로운 불만처리 과정, 자칫 큰 의료사고로 인한 법정 다툼, 생명과 관련된 업무의 특성상 의료기관에서의 불만접수는 일반기업들과의 불만 접수와는 성격이 다르다.

㉡ 의료관광 마케터는 보다 더 정직하고 진정성 있는 자세로 불만을 접수하는 의료이용자들의 의견을 들어주고 해결해주는 노력을 기울여야 한다.

3. 내부고객의 만족

톰 피터스는 "직원으로부터 가능한 한 최선의 노력을 유도하기 위해서는 인간의 존엄성과 자존심을 손상시키지 않도록 유의해야 한다."고 언급했다.

① 고객만족경영의 실천에 있어서 하나의 과제는 바로 기업의 내부고객인 사원들을 만족시켜야 하기에 내부 마케팅이라고 한다.
② 국내기업들마다 직장 분위기와 기업문화를 유연하게 하기 위한 소프트화 운동이 일어나고 있다.
③ 유니폼이 없어지고, 자유 복장으로 출근하는 것뿐만 아니라 양복에 넥타이 차림의 출근 복장을 완전히 자율화하는 기업들이 증가하고, 근무시간 근무제도를 선택해서 실시하는 기업들도 늘어나고 있다.
④ 고객의 기호가 다양화될수록 창의성과 유연성이 경쟁력의 원천이라는 이유로 실시되고, 변화를 원하는 내부고객들을 만족시키기 위해 포함되고 있다.
⑤ 경북 창원 H병원의 경우, 몇 년 전부터 간호사의 흰색 유니폼과 캡이 환자들로 하여금 권위 의식에 대한 거부감과 차가운 인상을 준다는 이유로 일정한 무늬를 넣은 평상복으로 대체되고 있는데 이러한 움직임은 전국 병원으로 확산되고 있다.
⑥ 고객만족적 경영을 잘 실천하고 있는 건물종합관리업체 FNK는 오디오시스템에서 '비발디의 사계'가 흘러나오는 수술실, 주식투자를 하는 환자와 방문객들을 위해 주식 단말기가 설치되어 있는 대기실, 환자가 특급호텔 고객처럼 대우받는 깨끗한 입원실이 있다.
⑦ 의료시장 개방과 함께 병원은 불친절하다는 의식을 없애기 위해 국내 의료시장에도 본격적으로 의료서비스 바람을 불어넣고 있다.

4. 고객감동의 선행변수

고객들은 제공되는 서비스에 따라 여러 가지 상태의 만족을 경험하게 되고, 만족의 상태는 분노, 불만, 즐거움, 만족 등과 같은 감정으로 나타난다.

① 만족의 상태는 서비스 제공 전에 갖고 있던 기대와 비교한 서비스 제공 후의 고객인식에 의해 결정되어진다.
② 만족에 대한 여러 가지 상태들을 이해하는 것은 서비스 기업들로 하여금 왜 고객만족 이상의 것을 추구해야 되는지에 대한 이유를 알도록 해준다.
③ 오늘날 경영환경이 급변하고 기업간에 경쟁이 치열해지면서 단지 고객을 만족시키는 것만으로는 경쟁력을 재고시키기가 힘들어지고 있다.
④ 서비스가 기대되거나 예상되는 수준에서 제공되었다면 만족상태는 '괜찮다' 정도가 될 것이며, 제공되는 서비스가 기대 이상으로 이루어졌다면 만족상태는 '즐겁다'라고 느낄 정도가 될 것이다.

⑤ 서비스를 제공받는데 즐거움을 느끼게 되는 고객들은 서비스에 대한 재구매 가능성이 훨씬 더 높아지게 된다.
⑥ 만족도가 최고조에 다다른 상태가 '감동된 수준'인 것으로, 지각된 수준이 서비스의 희망 수준을 넘어서 최고 수준에 접근하게 된다.
⑦ 만족 상태를 가지고 있는 고객들은 재구매는 물론 다른 사람들에게도 자신이 받은 서비스에 대해서 적극적으로 구전활동을 하게 된다.
⑧ 서비스에 대해서 충성스러운 고객이 되며, 다른 새로운 서비스 기업으로 전환하는 경우도 없게 된다.
⑨ 어떤 서비스가 예상 수준보다도 낮게 지각되었다면 고객들은 '언짢은 상태'를 경험하게 된다. 이들은 미래에도 서비스 기업과 거래를 계속할지는 몰라도 진정으로 제공되는 서비스의 품질에 만족하는 것은 아니다.
⑩ 확실한 대안이 없기때문에 그냥 거래를 하는 경우가 대부분일 것이다. 이러한 수준의 서비스가 계속적으로 제공되어서 부정적인 경험을 지속적으로 하게 되면, 결국 고객들은 다른 서비스 기업을 찾아 나서게 된다.
⑪ 불만족도가 크면 클수록 그만큼 신속하게 경쟁의료기관으로 전환하게 될 것이다.

5. 고객가치의 통합적 관리

고객들이 어떤 서비스에 대해서 만족하더라도 경쟁기업이 보다 더 좋은 서비스를 제공하고 있기 때문에 전환행동을 보이는 경우가 있어, 서비스에 대한 불만족 이외에도 여러 가지 다른 이유로 전환행동이 발생하고 있다.

① 미래 구매행동이 고객만족 이상의 그 무엇에 의해 결정되기 때문에 서비스 기업들은 보다 더 강력한 고객관계를 구축해 나갈 필요가 있으며, 핵심적으로 고객가치를 개발하고 종합적으로 관리해야 한다.
② 고객가치의 주요 요인들로서는 가격, 기술적 서비스 품질, 기능적 서비스 품질 그리고 기업 이미지들이 있다.
③ 고객은 자신들에게 최고의 가치를 제공하고 있는 기업들을 선호하게 마련이고, 그 가치 중 하나가 바로 저가격이라고 할 수 있다.
④ 서비스 제공에 대한 가격이 높더라도 인지된 기술적 서비스 품질이 우월한 경우 서비스 기업은 고객들에게 가치를 제공해 주고 있다.

6. 고객유지의 이익

고객들은 다른 서비스 기업들과 비교해서 어떤 서비스 기업으로부터 상대적으로 보다 더 큰 가치를 제공 받았을 때 기업에 대해서 충성도를 갖게 되고, 고객들은 가치를 인식하게 된다.

① 인지된 가치는 준 것과 받은 것의 인식에 근거해서 어떤 제품서비스의 효용에 고객의 전반적인 평가를 의미한다.

㉠ 가치는 '주고, 받은' 요소들 사이에서의 소비자들을 위한 어떤 기준점을 나타내 주고 있다.

㉡ 소비자들은 얻은 것(품질, 부족, 구체적 이익)이 주는 것(화폐적 및 비화폐적 비용)을 능가하는 관계에 보다 더 머무르고 싶어 한다.

② 서비스 기업들이 고객의 관점에서 일관되게 가치를 제공하고 있을 때 고객은 혜택을 보게 되고 관계에 머물고자 하는 동기를 갖게 된다.

③ 대부분의 사람들은 특성상 자기 주위에서 변화가 일어나는 것을 그다지 선호하지 않으며, 어떤 관계에 상당한 투자를 행했을 경우 특히 더 그렇다.

④ 고객들은 서비스를 제공받았을 때 별문제가 없는 한 기존 서비스 제공자를 바꾸는 것을 선호하지 않는다(㉞ 서비스 제공자가 나에 대해서 알고 있고 나의 기호를 알고 있으며, 나의 니즈에 서비스 제공을 어떻게 맞출 수 있는가를 알고 있는 경우에도 서비스 제공자를 바꾼다는 것은 새로운 서비스 제공자에게 이러한 사항들에 대해서 다시 교육시켜야 한다. 전환비용은 때때로 경제적 측면뿐만 아니라 심리적, 시간적 측면에서도 상당히 큰 경우가 있다).

⑤ 대개의 소비자 들은 자기의 자금 사정에 의해서 나름대로의 제약을 갖고 있으며, 삶의 질을 개선하기 위해서 의사결정을 균형 있게, 그리고 단순하게 할 수 있는 방법을 끊임없이 찾고 있다.

㉠ 어떤 서비스 제공자와 관계를 계속 유지하게 될 때 그만큼 나름대로의 제약에서 자유로워질 수 있을 것이다.

㉡ 고객이 사회적 지원시스템의 일부분이 될 수 있으며, 관계에서 연유한 사회적 지원시스템은 제공되는 서비스 자체의 기술적 이익을 넘어서 고객들의 삶의 질 제고에 중요한 원인으로 작용하게 된다.

참고 고객유지전략

① 모니터링

- 고객유지의 기본적 전략은 모니터링이라는 수단을 통해서 관계를 유지하고 시간이 경과함에 따라 관계의 질을

평가하는 것이다.
- 연중 정기적으로 실시하고 있는 고객여론조사나 고객만족도 조사는 모니터링 전략의 기초가 될 수 있다.
- 현재 고객들은 그들이 제공받고 있는 서비스의 인지된 가치, 품질, 만족도, 경쟁사와 비교한 현 서비스 제공자와의 만족도 등을 결정하기 위해서 당연히 조사대상이 되어야 한다.
- 서비스 기업들은 그들의 최우수 고객들과는 직접 면담이나 전화상으로 정기적인 커뮤니케이션을 수행해야 한다.
- 경쟁이 치열해지면서 서비스 가치와 품질에 대한 기반이 없는 서비스 기업은 고객을 유지시키기가 어렵게 되어 가고 있다.
- 고객관계조사 외에 모니터링 전략의 다른 기초는 바로 고객 데이터베이스이다.
- 고객 데이터베이스는 서비스 기업의 현재 고객이 누구이고, 무엇을 하고 있으며, 그들의 구매형태는 어떠하고, 선호도, 라이프스타일이나 가치 등에 대한 정보를 포함하고 있다.
- 활동적인 고객과 비활동적인 고객으로 분류하는 등 데이터베이스 내에 있는 정보를 갱신할 필요가 있다.

② 3단계 전략
- Berry(베리)와 Parasuraman(파라슈라만)은 고객유지를 이용한 마케팅 3단계로 이루어질 수 있으며, 단계가 올라갈수록 서비스 기업과 고객과의 유대도 강화된다고 주장하였다.
- 단계가 높아질수록 지속적 경쟁우위에 대한 잠재력도 증가하며 고객화, 개별화 정도로 더욱 증가하는 것으로 결론지었다.

⑥ 고객을 유지하기 위한 전략으로 3단계의 방법들은 〈표 7-1〉과 같다. 차별화 및 주요 마케팅 믹스 요소에 따라 고객유지전략을 상황에 맞게 대응해야 한다.

〈표 7-1〉 고객유지전략의 3단계

단 계	포함 요소	표적 그룹	맞춤화 정도	주요 마케팅 믹스 요소	차별화
1단계	재정적 요소	일반 고객	낮음	가격	낮음
2단계	재정적 요소/사회적 요소	단골 고객	중간	인적 커뮤니케이션	중간
3단계	재정적 요소/사회적 요소/구조적 요소	단골 고객	중간-높음	서비스 제공방법	높음

1) 1단계

고객은 대량 구매할 시 장기간 거래에서 가격할인 등과 같은 재정적 인센티브를 통해서 서비스 기업과 연결되어 있다(예 항공사들의 마일리지 서비스이다).

2) 2단계

가격 인센티브 이상의 것을 가지고 서비스 기업과 고객을 묶어 주는 것으로, 가격이 여전히 중요한 요소이지만 전략은 재정적 요소 외에 사회적 요소를 가미시켜 장기적인 관계를 구축하는데 주안점을 두고 있다.

① 고객들은 그냥 일반적인 고객이 아니라 소위 단골고객 들로서 서비스 기업들은 이들의

필요와 욕구를 어느 정도 알고 있고 나름대로 이해하고자 하고 있다.

② 제공되는 서비스는 고객이 니즈에 맞게 개별화되고 서비스 기업, 또한 고객들과 부단한 접촉을 시도하고 있기 때문에 사회적 요소를 적용시켜 고객과의 유대를 강화시키고자 한다.

3) 3단계

고객과 서비스 기업 사이에 재정적 및 사회적 요소뿐만 아니라 구조적 요소까지 가미되어 있어서 서비스 기업이 일반적으로 따라 하기가 매우 어렵다.

① 구조적 요소는 어떤 특정 고객에 대해서 개별화 되어 있고 고객에게 제대로 전달될 수 있도록 고안 되어진 서비스를 제공함으로써 창출될 수 있다.

② 구조적 요소는 기술에 근거를 둔 그리하여 고객들이 보다 생산적일 수 있도록 개별적으로 맞추어진 서비스를 제공하게 될 때 창출되는 것이다.

03 구매연관성 분석

의료기관은 고객 데이터베이스를 활용하여 다양한 의료관광 의사 결정요인(구매) 연관성을 분석하고, 해외 환자를 유치할 수 있는 의료관광 마케팅 전략과 실행계획을 수립한다.

1. 매출실적에 따른 분석

기업에서 주로 활용하는 방법은 고객별 매출실적에 따라 차별된 서비스를 제공하는 것이다. 이는 마일리지 적립, 매출액 누적 점수제 등이며, 매출실적 분석결과는 기존 고객데이터와 연계하여 기초로 활용한다.

① 의료기관에서 매출실적을 고객정보로 활용하는 것이 의료분야에서 적절한 방법인가에 대해서는 논란의 소지가 있을 수 있으나, 합법적으로 인정되는 의료관광사업에서는 유치실적 증대를 위해 매출에 근거하여 마케팅 전략을 수립하는 것이 합당하다.

② 고객(환자)과 유치기관을 매출실적별로 등급화하고 분류하여 무료 건강검진권 제공, 감면율, 할인율 적용, 프로모션, 통역 및 부가서비스 지원 등의 다양한 마케팅 방법을 도입할 수 있다.

2. 고객정보 분류 및 분석

고객의 기본정보를 활용하여 고객의 생일, 기념일 등에 전화, E-mail, 우편으로 축하 메시지를 보내거나, 고객에게 유용한 건강정보 뉴스레터 발행 및 발송 등 고객만족 서비스 제공과 고객관계 구축으로 재방문을 유도할 수 있다.

① 제조업의 재구매와 의료기관의 재방문은 상이하며, 의료기관의 재방문을 재수술, 재입원, 재발 등을 동일하게 해석해서는 안된다.

② 의료기관에서 재방문은 항암치료를 위한 재내원(입원) 또는 정기 건강검진을 위한 재검진, 외래 재진 등이며, 의료기관은 고객정보를 활용하여 지속적으로 재진고객을 관리할 수 있도록 고객데이터를 분석 · 관리해야 한다.

3. FRM 분석

의료관광산업의 고객대상은 고객(환자 및 보호자) 또는 유치기관(에이전시)으로 구분되는데 얼마나 자주 의료기관에 방문하는지, 최근에 의료기관에 방문하였는지, 한 번 방문시에 지불한 비용이 얼마인가 등의 FRM(Frequency, Recently, Monetary) 분석을 통해 고객군별 차별화전략을 수립할 수 있다.

① 의료기관에서 쉽게 FRM 분석과 적용이 가능한 환자 또는 건강증진센터 수진자, 질병별, 진료과별 환자, 유치기관별 고객데이터 분석이다.

② FRM 분석은 의료기관 입장에서 일정기간 동안 높은 매출을 달성한 고객이 가장 가치가 있다는 점에 착안하여 분석하는 기법으로 방문 빈도수, 최근 방문시기, 방문당 지불금액 등의 3가지 요소에 가중치를 부여하고 의료관광상품 개발 및 시장 세분화로 의료관광시장 규모를 예측하는 분석기법이다.

4. 고객지향의 병원경영

고객은 그들 스스로가 원하는 것을 제공받기를 원하고, 의료제공자들이 환자 고객을 끌어들이기 위해서 많은 시간과 노력을 들이고 있다.

① 환자는 임상적 절차와 결과가 성공이냐 실패냐 보다는 전체적으로 의료서비스를 받으면서 느끼는 결과가치에 더 많은 중요성을 부여한다.

② 입원이나 치료의 시작에서 환자의 평가가 시작되는 것이 아니라 광고나 외부에서 느끼는 이미지로 환자는 의료기관을 평가하게 된다.

(예 의료기관이 고객을 만족시키는 주요 요소는 음식의 질, 의사와의 의사소통, 병원 직원의 친절함일 것이다. 일단 이러한 요소들이 밝혀진다면 의료기관은 이 각 요소들을 강화하기 위해 자원과 시간을 배분하고, 어떻게 고객의 만족을 향상 시키는지를 정확히 알게 될 것이다. 즉 고객의 서비스를 위해서 의사와 직원을 교육시켜야 한다).

5. 대기시간 관리

우수한 서비스 기관은 서비스를 제공하기 위해 투여하는 자본과 서비스를 받기 위한 고객의 대기시간을 중점적으로 경영하고 있으며, 어떻게 효율적으로 대기시간을 관리하느냐 하는 것은 심리학적으로 양적인 접근이 필요하다.

1) 양적인 접근

대기시간을 줄이는 데에 도움을 주고, 기다리는 것에 대한 심리는 설명할 수 없으며 불쾌하고 불편한 기다림이라는 것이다.

① 서비스 기관들은 대기시간에 대한 이유를 고객에게 설명함으로써 고객은 시간을 즐겁게 기다릴 것이다.
② 양적인 투입으로 대기시간을 짧게 할 수 있다.
③ 기다리는 시간 동안 오락적인 요소, 음악이나 오락기구, 편안한 요소, 안락한 의자를 동원함으로써 대기시간을 즐겁게 할 수 있다.

2) 의료기관

직원들의 편의성을 생각하기보다 환자의 대기시간을 줄이는 방안에 대해서 고심해야 하며, 환자가 대기시간을 길게 가져야 할 상황이 온다면 기다린 시간동안 환자만족과 임상결과를 최상으로 만들어야 한다.

6. 매력적인 서비스

환자가 기대하는 환경의 창출이다. 성공적인 고객서비스를 제공하는 기관은 이들의 내부 인테리어 장식, 고객서비스 등의 다양한 전략을 통하여 고객을 만족시킨다.

① 고객은 자신이 위치한 위치에 대한 불안감, 혼란, 그리고 스트레스의 감정을 최소화 한다.
② 의료기관에서도 의료환경의 영향에 대한 인식은 어떻게 환자들이 의료의 질과 가치를 보는

가를 알게 하고, 의료환경은 고객에게 많은 영향을 끼친다.

③ 연구조사에 의하면 환경은 소리, 냄새, 색깔, 환경을 둘러싸고 있는 조건들은 환자에게 여러 가지 영향을 끼친다.

④ 일반병실에서의 소독 냄새와 수술실에서의 소독 냄새는 같은 환자가 나타내는 반응이 다르고, 침대의 조명등은 환자를 편하게 할 수도 있지만 우울하게 만들 수도 있다.

04 유형별 고객관계 구축전략

의료관광을 선택하고 결정하기 전에 고객들은 치료에 대한 불확실성, 낮은 신뢰도 및 인지도, 두려움, 비용부담 등으로 인해 의사결정시 위험부담을 인지하게 된다. 의료기관은 의료관광 잠재고객에게 고객관계관리를 통해 고객들이 원하는 정보를 구체적으로 제공해야 한다. 의료기관에서 고객이 원하는 정보를 제공함으로써 치료에 대한 불확실성을 낮추고 신뢰를 얻은 방법은 다음과 같다.

1. 구전효과의 활용

의료기관은 고객에게 신뢰를 높이기 위한 최선의 방법으로 기존고객의 경험(체험)을 구전효과로 활용해야 한다.

① 의료기관에 방문했던 고객들로 하여금 자신의 경험담을 잠재고객에게 이야기를 하도록 유도함으로써 의료서비스에 대한 고객의 신뢰를 높일 수 있다.

② 의료관광서비스에 만족한 고객들이 자신의 경험담을 가족, 친지, 이웃들에게 전파할 수 있도록 의료기관은 다음과 같은 노력을 끊임없이 해야 한다.

㉠ 의료관광서비스에 만족한 고객으로 하여금 잠재고객에게 자신의 체험담을 알리는 성향을 이용한다.

㉡ 잠재고객이 기존고객과 접촉할 수 있는 연결고리를 마련한다(㉮ 감사편지, 치료휴가 및 사진게시 등).

㉢ 타깃 시장의 오피니언 리더들을 통한 캠페인 및 프로모션 프로그램을 강화한다.

2. 선정기준의 제시

의료관광서비스의 고객은 대체적으로 의료관광상품의 선택 전과 후에도 두려움, 불확실성, 의심 등의 위험을 느끼며, 의료서비스를 받기 전과 후에 서비스의 질을 평가하는 데 어려움을 겪는다.

① 의료관광서비스를 선택하고자 하는 고객의 의료기관 선정의 어려움을 해결해 줌으로써 의료기관은 고객을 관리할 수 있게 된다.
② 고객들은 경험하기 전에 어떤 의료기관에서 어떤 자료를 받을 것인가에 대한 기준과 어떻게 선택하는지에 대해 알 수 없기 때문이다.
③ 의료기관은 고객이 의료관광서비스를 받을 의료기관을 선정할 수 있도록 다음과 같이 노력해야 한다.
   ㉠ 의료관광상품의 선정기준이 무엇인지 제시한다.
   ㉡ 의료관광상품의 선정기준이 언제, 어떻게 적용되는지 인지해야 한다.
   ㉢ 어떤 경우에 어떤 의료관광상품을 선택할 것인지 고객의 입장에서 정확한 정보를 제공해야 한다.

3. 고객만족 관리시스템 구축

미국의 제퍼슨 대학병원은 [그림 7-1]과 같이 조직화 된 고객관계 프로그램으로 의료기관의 환자 만족관리(Patient Satisfaction Management System : PSMS) 시스템을 운영, 신환자를 창출하고 의료기관과 소비자의 관계를 호의적 · 지속적으로 유지할 수 있게 해줌으로

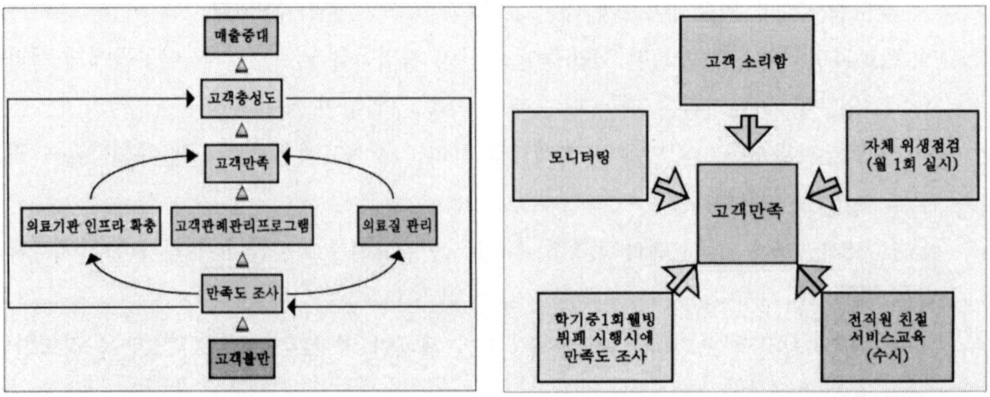

(a) 고객만족 프로세서 (b) 고객만족을 위한 방안들

[그림 7-1] 고객만족 프로세서

써 고객의 만족과 충성도에 중요한 영향을 미친다.

① 제퍼슨 대학병원은 입원환자를 대상으로 입원환자 관리시스템을 도입하였고, 도입 전에 비해 입원환자가 증가하였다.

② 제퍼슨 대학병원은 환자만족 시스템의 필수적인 구성요소로 다음의 4가지 요소들이 프로그램에 어떻게 통합되는가에 따라 고객만족의 성패가 달려있다고 한다(Fisk, Barara Naftal).

㉠ 정확하고 반복적이며 유용한 우선순위에 대한 조사를 한다.

㉡ 환자만족 문제를 서비스 질의 보상 메커니즘과 맞물리게 할 수 있는 관리자가 있다.

㉢ 불만과 만족 문제의 관계에 대한 관심과 분석을 통한 개선을 한다.

㉣ 환자의 욕구와 관심사에 우선순위를 두고 반응하는 고객관계의 구축을 위해 노력을 한다.

4. 결정적인 고객관계관리

의료관광서비스에 대한 고객의 인식은 고객이 의료관광서비스 질에 대한 인식이 이뤄지는 결정적인 순간(Moment of Truth : MOT), 즉 접점의 순간에 이루어진다.

① 의료관광서비스 질 : 의료기관인 제공자와 고객이 대면하는 순간 인식되며, 서비스 제공자와 고객이 만나는 순간 상호작용에 의해 이뤄진다.

② 고객 : 의료관광서비스에 대한 기대와 실제 경험이 교차하는 순간에 희비가 엇갈리는데, 경험이 기대에 미치지 못할 때에는 실망하기도 하고, 만족하여 충성고객이 되면 의료기관을 알리고 재방문하게 된다.

③ 의료기관에서 일어날 수 있는 고객접점의 결정적인 순간 : 예약, 접수, 병원 도착, 입원실 입실, 진료실, 입·퇴원 수속, 진료비 정산, 기타 절차 등이다.

④ 의료기관 : 결정적인 순간에 고객유형별(검진, 입원, 외래)로 고객이 접하는 접점에서의 고객만족을 유도할 수 있도록 접점에서 일하는 직원들이 고객(환자 또는 보호자)에게 정확한 정보를 제공할 수 있어야 한다.

⑤ 고객 : 자신의 정보를 정확하게 제공 받을 수 있도록 접점 직원(통역, 코디네이터, 유치기관 담당자 등)들에게 정확한 정보를 제공해야 한다.

5. 의료관광서비스 사이클

의료기관은 고객들에게 보다 나은 의료관광서비스 제공을 위한 고객접점에서의 서비스

사이클을 분석하기 위해 먼저 의료관광서비스를 받은 시점부터 완료까지를 정리하여 고객유형별로 발생할 수 있는 불만을 고객의 입장에서 분석해야 한다(㉠ 의료기관에서는 건강증진센터 직원(간호사, 기사, 의사 등의 서비스 제공자)의 업무 프로세스에서 제공하는 서비스 사이클을 분석하여 고객이 만족할 수 있는 의료관광서비스를 개선할 수 있다).

서비스 사이클 분석은 고객의 입장에서 고객중심의 주관적인 서비스 질을 파악 할 수 있는 방법을 제공하고, 고객접점에서 고객의 경험과 만족 정도를 확인하고, 의료서비스 개선, 고객만족 서비스 제공을 위해 관리해야 하는 고객별 특성 파악 등의 유익한 정보를 준다.

6. 치료(귀국) 후 고객관리

고객의 불만을 어떻게 정의 내리고 해석하는가에 따라 문제해결 능력과 정도가 달라진다. 즉 고객의 불만을 협의로 해석하기보다는 광의의 개념으로 정의하여 가능한 많은 원인과 문제를 파악하는 것이 중요하다.

1) 고객의 불만

기대에 부응하지 못하는 서비스에 대한 고객의 생각과 의견으로 불만을 토대로 의료기관은 의료관광서비스의 문제점을 파악할 수 있다. 그러나 대체적으로 불만 고객들은 잘 표현하지 않기 때문에 의료기관에선 고객의 상담실 또는 VOC(고객의 소리)를 운영하고 있다(㉠ 미국의 설문조사 기관인 TARP의 조사 결과에 의하면, 60~70%의 고객이 문제를 파악해도 이중 50%의 고객은 공급자에게 불만을 전혀 표시하지 않으며, 45%는 고객 담당자에게만 알리기 때문에 기업이 불만을 파악할 수 있는 고객은 결국 5%에 지나지 않는다).

2) 불만 고객

문제를 적어도 10명의 다른 사람에게 이야기하기 때문에 의료기관에서 고객의 불만을 제대로 처리하지 않으면 10명의 잠재고객까지 잃게 된다.

① 의료기관에서는 한 명의 불만 고객이 부정적인 영향을 미치지 않도록 고객관계관리 시스템 구축을 해야 한다.

② 불만 고객은 부정적인 메시지를 확산시키는 네트워크를 형성하므로 의료기관은 문제점을 조기에 파악하여 문제가 확산되기 전에 신속하게 해결해야 한다.

③ 고객은 언제든지 다른 경쟁국가를 선택할 가능성이 높고, 해당 국가에 부정적인 이미지가 형성될 경우 해당 의료기관뿐만 아니라 국가 전체에 영향력을 미친다는 점을 인지해야 한다.

7. 고객 데이터베이스 구축

고객에게 제공되는 서비스 수준은 고객이 예상하는 기대치를 충족할 때 이를 고객만족이라고 한다. 고객에게 만족을 주는 의료서비스 마케팅을 실시함으로써 의료서비스에 대한 재구매율을 향상시켜 의료서비스 제공자는 매출을 증가시키고 서비스 상품이 유지·발전하게 된다.

1) 고객만족의 핵심

고객에게 있으며, 고객만족을 위한 마케팅은 의료기관의 이익을 달성하고 수익구조를 확보하는 중요한 수단이 된다.

① 의료마케팅은 신규고객의 창출과 충성고객확보의 정책목표를 달성할 수 있어야 한다.
② 단골 고객을 확보하기 위해서는 고객의 성향을 파악하고 대응하며, 고객의 욕구를 충족시킨다면 제공 의료서비스에 대한 충성도가 발현되어 확보 가능하게 된다.
③ 고객들은 구매를 한 후 더 좋은 대안이 없다고 생각하면 제품에 대한 지속적인 관계를 형성하고 기억하여 재구매시 선택하게 된다.

2) 신규고객

의료서비스를 이용할 때 정보의 제한, 이용의 불편으로 마케팅 활동만큼의 성과를 조기 달성하기에 어렵고, 이용할 때의 장애요소가 무엇인지를 예측 판단하여 제거하거나 최소화함으로써 상품구매율을 향상 시키도록 노력한다. 의료마케팅으로 고객의 만족을 향상시키고 결과를 반영한 효율적인 글로벌 마케팅 전략을 수행하기 위한 몇 가지 마케팅 기법은 다음과 같다.

① 고객경험관리(Customer Exprience Management : CEM) 마케팅 : 제공되는 서비스의 의료라는 특수성을 활용한 마케팅으로 내용은 광범위 하지만 최종목표는 기존 고객유지를 통한 고객만족경영에 있으며, 고객 개개인의 요구와 성향에 맞춘 차별화된 서비스를 제공함으로써 고객의 기대 수준에 부응하여 로열티 고객을 창출하기 위한 마케팅 전략이다. 의료는 경영학에서 얘기하는 고(高)관여 제품으로서 의료의 특성상 주변인의 추천(준거인 집단의 영향력)이 매우 큰 영향력이 있으므로 고객관계, 경험관리에 노력해야 한다.
② 데이터베이스 마케팅 : 의료마케팅에 있어서 매우 중요한 기법으로 고객의 정보를 수집, 분석, 가공하여 향후 필요한 전략을 수립하는 마케팅이다.

㉠ 고객정보의 수집이 필요하며 수집하는 과정 및 경로도출은 전산 데이터베이스화로 진행되어야 활용가치가 높으며 도출된 결과는 시장세분화, 상품차별화 전략을 위해 활용된다.

㉡ 데이터베이스 마케팅은 쌍방향 커뮤니케이션을 실시하는 특성이 있으며, E-mail 마케팅이 대표적인 사례이다.

③ VIP 마케팅 : 고품격 의료서비스를 원하는 고객을 대상으로 고객의 니즈를 최대로 충족시켜줌으로써 고부가가치의 수익 및 고객과 기업 상호간 브랜드 가치를 높이는 마케팅이다.

㉠ 병원의 VIP실이나 특실에 양질의 서비스를 제공하는 형태가 있다.

㉡ 몇 가지 마케팅 기법 : 상품화된 글로벌 의료서비스를 효율적으로 수행하여 지속적인 고객유치와 신규고객을 창출하기 위한 실질적인 내용으로 수행하기 쉬우면서 할 수 있는 마케팅 기법을 채택한다면 좋은 결과를 도출할 수 있다.

8. 전략적 마케팅

Schendel(쉔델)과 Hatten(아탕)은 전략경영을 "조직목표를 설정하여 환경과 조직 간의 관계를 결정하고 동시에 조직과 부서에서 업무가 효율적이고, 효과적으로 수행될 수 있도록 자원을 할당함으로써 관계가 바람직하게 유지되도록 하는 모든 과정"이라고 정의하였다.

① Quin(퀸)은 "전략은 조직의 중요한 목표, 정책과 일련의 활동을 하나의 뭉치로 통합하는 형태 혹은 계획이다. 좋은 전략은 상대적인 관점에서 내부의 역량과 단점을 평가하고, 예상되는 환경변화, 경쟁자에 의한 뜻하지 않은 위기 등의 분석결과에 근거하여 고유하고 경쟁력 있는 조직의 위치를 찾아 조직의 자원을 집결하고 할당하는데 결정적 역할을 한다."고 하였다.

② 전략경영은 "기본적인 조직의 사명, 목적과 목표를 형성하고 달성하기 위한 정책, 프로그램 전략을 수립하며 조직의 궁극적인 목적을 달성하기 위해 전략이 수행되는 과정과 방법"이라고 하였다.

③ 다양한 전략의 측면과 정의를 종합하면 "전략은 조직의 성과를 유지 혹은 개선하기 위한 조직 내에 자원배분의 양상으로서 좋은 전략은 조직의 강점을 이용하고 약점을 피하면서 환경적 위협을 줄이고 기회를 활용하는 전략이며, 전략경영은 전략을 선택하고 실행하는 과정"으로 정의할 수 있다.

1) 본질적인 개념의 기본요소

① 영역 : 조직이 현재와 미래의 환경과 상호작용하는 정도이며, 조직이 선택하는 사업영역이다.

㉠ 사업구조적인 측면에서 조직의 성장을 가져다 줄 사업에 진출하는 것이 조직에게 가장 중요한 결정이다.

㉡ 사업영역의 선택은 조직의 최고경영자에 의해 이루어지며, 전략적 의사결정의 핵심이다.

② 핵심 역량 : 조직이 가지고 있는 가장 중요한 능력으로서, 자원과 기술수준에서 다른 조직에 비해 차별적으로 우수한 역량을 가졌을 때 차별적인 핵심 역량이라고 하고, 경쟁환경에서 경쟁우위를 확보함으로써 조직성장을 이루게 하는 가장 중요한 요소이다.

③ 경쟁적 우위 : 성장성 있는 사업영역과 차별적인 핵심 역량을 통해 경쟁자와 비교하여 경쟁우위를 점하는 위치를 가져야 하고, 전략이 추구하는 조직성장과 발전의 열쇠이다. 이것을 이루지 못하면 발전의 한계를 경험할 수밖에 없다.

④ 상승효과 : 핵심 역량을 갖는 사업영역이 다른 사업이나 분야에 긍정적인 영향을 미치는 것이다.

㉠ 조직이 성장하기 위해서는 사업영역을 확장해야 하며, 조직의 가장 중요한 전략 대상이다.

㉡ 조직이 소유하고 있는 핵심 역량을 활용하여 상승효과를 갖는 사업영역으로 진출하는 것이 다각화의 열쇠이며, 상승효과는 전략의 중요한 기본요소이다.

2) 전략과 마케팅과의 관계

마케팅은 조직 전략경영의 핵심 기능이다.

① 시장에서 경쟁우위를 확보하기 위한 전략이며, 이것을 이루기 위한 관리과정이 전략경영이다.

② 시장경쟁의 원천은 고객이다.

㉠ 조직의 경영자와 구성원이 고객을 만족시키고 고객을 계속 창조하면 경쟁에서 이기는 것이다.

㉡ 고객이 원하는 것을 충족시키는 것이 경쟁우위를 위한 최선의 방법이며, 고객을 만족시키기 위해 조직 내 자원을 배분하는 기능이 마케팅 관리이다.

㉢ 마케팅 관리는 전략경영의 핵심을 이루는 기능이라 할 수 있다.

③ 마케팅 관리를 전략경영과 관련하면 고객의 가치를 높이기 위해 수행되는 모든 제품 서비스 개발 및 생산, 판매 서비스를 포함하는 일련의 과정이다.

㉠ 과정은 조직의 사명 및 목표를 성공적으로 달성하기 위해 조직이 수행해야 할 사업을 결정하는데 필요한 정보를 제공한다.

㉡ 마케팅 과정이 효과적으로 이루어졌을 때 조직은 경쟁우위를 갖게 된다.

㉢ 마케팅은 조직의 전략경영에서 매우 중요한 기능이며, 마케팅과 전략경영은 분리해서 생각하기 어려울 만큼 밀접한 관계에 있다.

④ 의료기관도 마찬가지이다.

㉠ 고객의 욕구를 만족시키기 위한 일련의 서비스 활동이 마케팅이며, 이 기능은 의료기관에서 경쟁우위를 확보하는데 가장 핵심적인 역할을 하기 때문에 마케팅과 전략은 상호간에 절대적인 관련성을 갖고 있다.

㉡ 의료기관의 전략 수립시 마케팅 정보는 필수적이며, 수립된 전략은 의료기관 내에서 마케팅이 수행해야 할 역할을 정의하고 마케팅 활동의 틀을 제공한다.

㉢ 성공적인 조직은 빠르게 변화하는 시장에 적응하기 위한 대응방법을 지속적으로 연구하고 터득하는 조직이다. 즉 시장지향적 전략경영을 실행하고 있는 조직이라고 할 수 있다.

⑤ 시장지향적 전략경영은 변화하는 시장기회에 적합하도록 조직의 목표와 기술 및 자원 등의 핵심 역량을 유지하고 발전시키기 위한 관리과정이다.

9. 관계 마케팅

고객이 해당 의료기관에 대해 갖고 있는 충성도에 따라 고객을 구분한다면 장차 고객이 될 가능성이 있는 미래 고객인 잠재고객부터 실제 해당 의료기관을 이용한 경험이 있는 고객, 이용 빈도가 잦은 단골고객, 심정적으로 해당 의료기관에 긍정적인 인식과 대토를 갖는 지지자, 해당 의료기관을 적극적으로 홍보하고 이용을 권유하는 옹호자에 이르기까지 다양한 층이 있을 수 있다.

1) 관계 마케팅 구축

의료기관을 찾는 고객들이 단골고객, 나아가선 지지자와 옹호자가 될 수 있도록 의료기관과 고객과의 긴밀한 관계를 구축하려는 노력이다.

① 관계 마케팅이 고객과의 관계를 강조한다면, 기존의 마케팅은 조직과 고객 간에 발생하

는 거래에 중점을 두기 때문에 거래중점의 마케팅이라고 한다.

② 관계 마케팅을 기존의 거래중심 마케팅 개념과 대비해 보는 것은 관계 마케팅의 개념을 보다 명확하게 이해하는데 도움이 될 수 있다.

2) 거래중심의 마케팅

고객과의 거래발생에 관심을 두기 때문에 시장점유율의 증대와 같은 단기적이고 직접적인 이익이 목표가 되며, 목표를 달성하는데 필요한 수준 내에서 고객관계에 관심을 갖는다.

① 관계마케팅 : 고객유지에 관심이 있기 때문에 거래 순간을 포함하여 다음 거래까지의 기간 동안에도 고객에게 관심을 갖는다.

② 지향목표 역시 장기적으로 고객관계를 얼마나 제대로 유지하였는지에 두기 때문에 이를 위해 적극적으로 고객과 접촉하고, 모든 단계에서 고객의 기대에 부응하려고 노력한다.

3) 관계마케팅의 기본적인 특성

고객과의 관계에 있어 상호 의사소통에 의한 파트너십을 강조한다.

① 조직의 투자개념에 변화를 부여하는 것으로서 단기적인 이익사업 범주를 넘어 관계에 대한 투자의 중요성을 강조한다.

② 고객과의 긴밀한 관계를 유지하기 위해서 세분시장의 고객집단 내에서도 각 고객에 대한 개별적인 서비스를 제공하고 차별화해 나가는 노력을 강조한다.

③ 조직과 고객 간에 관계의 강도와 연속성을 지속적으로 감시 · 분석한다.

④ 외부고객과의 긴밀한 관계를 유지하기 위하여 내부고객의 준비와 노력을 강조한다.

⑤ 이상의 노력 들을 효율적으로 수행하기 위해서 전체 조직이 고객지향적 사고와 체계를 갖추어야 함을 강조한다.

4) 서비스 편익의 증대

고객(환자)이 한 의료기관을 선택한 후 계속적으로 이용한다는 것은 경쟁 의료기관이 제공하는 서비스 편익보다 높은 편익을 제공한다.

① 서비스 편익은 고객이 제공받은 서비스 가치를 인지하는 정도와 이를 제공받기 위해 고객이 지불한 비용의 차이에 대한 평가이다.

② 평가결과 의료기관을 이용한 서비스 편익이 다른 의료기관을 이용함으로써 얻게 되는 편익보다 크거나, 의료기관을 변경하는데 소요되는 비용보다 크다면 고객은 의료기관을 계속적으로 이용하려고 할 것이다.

③ 의료기관은 고객과의 지속적인 관계를 유지하기 위해 가능한 다른 의료기관보다 높은 서비스 편익을 제공하려 노력할 것이며, 고객은 관계유지를 통해 기본적인 서비스 편익의 확대효과를 누릴 수 있다.

④ 관계마케팅을 설정하는데 있어서 거래중심 마케팅이 상호간에 어떤 영향을 미치는지는 〈표 7-2〉와 같다.

⑤ 고객과의 거래발생에 대한 단기적인 이익 및 시장점유율을 분석하고, 고객들에게 어떤 관계를 설정할 수 있는지 파악해야 한다.

〈표 7-2〉 거래중심 마케팅과 관계마케팅의 관계

특 성	거래 중심 마케팅	관계마케팅
주요 관심대상	판매에 초점	고객유지에 초점
교환수단	마케팅 믹스	관계
관계 지속기간	단기적	장기적
지향목표	단기적 이익보장	장기적 성과 인정
이익창출 수단	시장점유율	고객과의 관계 강화
고객관계	한정적, 제한적 고객접촉	적극적, 포괄적 고객접촉
서비스 전략	서비스 특성에 주안점을 두고 고객 서비스에 대한 관심이 적음	서비스의 효과에 주안점을 두고, 고객서비스 강조
서비스 품질	생산단계의 품질에 대한 관심	생산에서 이용, 이용 후까지 모든 단계의 품질에 관심

5) 거래의 안정감과 생활의 질 향상

일반적으로 고객(환자)은 의료기관을 선택하기 전 단계에서는 대안탐색 노력을 하지만 일단 선택하게 되면 노력을 종결짓고 가능한 서비스 제공자를 바꾸려 하지 않는 경향이 있다.

① 서비스가 복잡하고 개인적인 정보와 관련된 경우이거나 관계를 형성하는데 많은 투자가 필요할수록 강하며, 의료서비스는 이러한 특성을 모두 포함하고 있다.

② 의료기관을 방문한 고객은 가능한 현재 선택한 의료기관과 의사를 바꾸고 싶어 하지 않는 경향이 있다.

③ 의료서비스는 전환비용이 높은 서비스에 속하고, 수술이나 침습적 서비스인 경우 이를 다시 반복하기 어렵다. 또한 만성질환으로 오랫동안 진료를 받은 경우에도 전환비용이 크므로 고객들은 더욱 보수적인 의사결정을 할 수밖에 없다.
④ 해당 의료기관이 충분한 서비스 편익을 제공하여 고객과 의료기관이 지속적인 관계를 유지한다면 고객의 입장에서는 부담스러운 전환비용을 다시 지불하지 않고 안정적인 치료계획 하에서 진료를 받게 되는 편익이 있다.
⑤ 복잡한 현대사회에서 소비자들은 가능한 의사결정을 단순화하는 경향이 있으며, 의료서비스를 이용하는데 안정적인 관계가 유지되면 스트레스가 감소하고, 그 결과 생활의 질이 향상될 수 있다.

6) 사회적 지원확보

의료기관과 지속적인 관계를 유지하는 것은 관계의 친밀성을 높일 수 있으며 사적인 지원까지 받을 수 있다(예 환자는 단골 의사로부터 자신과 가족의 건강에 대한 정보나 조언을 추가적으로 얻을 수 있으며, 그 외에 사적인 도움도 받을 수 있다. 사회 전반적으로 이러한 관계형성은 사회지원 시스템을 강화시키고 소비자의 삶의 질에 영향을 미칠 수 있다).

7) 관계 유지비용의 감소

의료기관은 광고를 할 수 없기 때문에 일반 기업처럼 신규고객 확보를 위한 초기비용이 많이 지출되지는 않지만 신규고객이 방문하면 정보수집과 관계구축을 위해 일정 비용이 소요된다. 고객이 계속적인 관계를 맺게 되는 경우엔 비용은 점차 낮아지게 되며, 서비스 내용이나 의료기관에 대한 이해 정도가 향상되어 문제나 갈등의 소지도 적어지므로 유지비용도 감소한다.

8) 구전을 통한 홍보

지속적인 관계를 통해 의료기관을 이용한 고객들이 서비스를 수동적으로 받는 고객수준을 넘어서 지지자, 옹호자의 수준으로 변화 할 경우 다른 소비자들에게 권하는 경험적인 충고는 강력한 홍보효과를 갖는다.

의료서비스는 이용 경험이 있는 환자의 의견이 의료기관 선택에 큰 영향력을 미치므로 이들의 평가와 이용에 대한 권유는 유료광고보다 강력한 신뢰성과 설득력을 갖게 된다.

9) 내부구성원 유지

고객과의 긴밀한 관계는 내부고객으로서 조직구성원의 직무만족에 영향을 줄 수 있으며, 그 결과 구성원 유지가 보다 용이해 질 수 있다.

① 사람들은 고객이 기뻐하고 선호하는 조직에서 일하기를 원한다.
② 고객이 사랑하는 조직에서는 내부구성원도 일하는 긍지를 갖게 된다.
③ 신규고객 확보에 소요되는 심리적 부담감을 줄일 수 있다면 기존고객과의 관계를 깊게 하는데 많은 노력과 시간을 사용할 수 있으며, 고객만족도 향상뿐만 아니라 구성원의 업무 스트레스도 감소한다.

10) 고객(환자)의 수명가치

고객과의 관계를 지속적으로 유지함으로써 일정기간 동안의 금전적 수익을 가치화한 개념이 '고객의 수명가치'이다. 이러한 가치를 제대로 평가해낼 수 있다면 고객과의 관계가 재산적 중요성을 지닌다는 것을 보다 명확히 할 수 있다. 그러나 실제로 이를 평가하기는 용이하지 않다.

05 관계구축전략

고객관계에 대한 정보체계를 수립하고, 고객과의 효과적인 관계를 유지하기 위해서는 고객이 원하는 욕구를 파악하고, 의료이용 결과에 대한 고객의 평가를 지속적으로 모니터링이 필요하다.

1. 고객관계를 위한 정보탐색 노력

고객관계를 위한 정보탐색 노력은 다음과 같다.

1) 고객 데이터베이스 구축

고객의 기본적인 인적 사항 외에 의료이용과 관련된 개별사항을 기록하여 다음 서비스 제공시 활용한다면 보다 고객의 욕구에 부합하는 서비스를 계획할 수 있다.

① 의료기관의 경우 고객에 대한 정보는 인적 사항 외에 의무기록의 건강과 관련된 사항, 원무기록의 진료비와 관련된 사항이 기본적인 구성내용이며, 정보조차도 주로 의무기록정보가 진료를 위해 제한적으로 활용되고 있을 뿐 이용행태에 대한 정보로 활용되지 못하고 있는 실정이다. 그 동안의 의료이용 횟수나 이용내역을 모아서 정리하면 해당 환자의 의료수요나 경향을 알 수 있으며 미래의 필요수요를 추정할 수 있다.

② 고객의 라이프 스타일이나 가치, 개성 등에 대한 정보까지 데이터베이스화한다면 고객을 보다 폭넓게 이해할 수 있으며 고객에게 보다 개별화된 서비스를 제공할 수 있는 토대가 된다.

③ 개별화된 서비스 프로그램 개발을 위해서는 각 서비스 제공자가 제공과정에서 얻는 개별적인 정보를 잘 정리하는 것이 효율적이며, 정리도구로서 기존의 의무기록을 활용하되 정보를 포괄하는 방법을 고려해 본다.

2) 고객관계 모니터링

고객과의 관계가 제대로 유지되고 있는지를 지속적으로 파악하고, 부족한 점을 개선하려는 노력은 고객유지를 위해 필수적인 사항이다.

① 고객관계를 모니터링하는 작업은 고객의 기본적인 인적 정보와 이용사항에 대한 고객 데이터베이스를 구축하고, 주기적으로 고객의 평가와 태도를 조사하는 것을 포함한다.

② 고객관계 모니터링 활동은 정기적인 환자만족도 조사이다.

③ 의료서비스를 이용한 환자들에게 주요 서비스 과정에 대한 평가, 불편사항 등을 조사하고 서비스 개선 노력을 기울인 후 다시 조사하여 실제로 얼마나 개선효과가 있는지를 추적하는 것이다.

④ 이탈고객이 얼마나 되는지, 이탈이유는 무엇 인지에 대해 조사하거나, 고객충성도에 대한 조사, 불만 조사 등도 고객관계 모니터링에 포함되어야 할 내용들이다.

⑤ 고객의 소리를 경청하는 방법으로는 초점집단 면접법, 1 : 1 면접, 고객모니터 제도 등이 다양하게 활용될 수 있다.

2. 관계유지전략

Berry(베리)와 Parasuraman(파라슈라만)은 고객과의 관계를 유지하는 수준을 다음과 같이 3단계로 분류한 바 있으며, 이들 수준이 높아질수록 고객과의 관계가 강화되고 전환비용을 높일 수 있다.

1) 재무적 유대

재무적 유인은 고객과 관계를 유지하는 전략으로서 많은 양을 구매하는 고객이나 오랫동안 거래한 고객에게 가격할인을 해주는 것이다(예 항공업이나 호텔 등에서 자신의 기업을 자주 이용하는 고객에게 재무적 인센티브를 제공하는 '상용 고객 우대제도'가 있으며, 최근 이동통신사업자들이 고객을 유인하고 이탈을 방지하기 위해 장기 이용자들을 위한 '포인트 적립' 제도나 가격할인 제도를 마련하는 것 역시 이러한 전략의 실제이다).

① 의료기관의 경우 가격이 의료수가 제도에 의해 규제되고 있기 때문에 활용범위가 제한되겠으나, 장기 이용자들을 대상으로 기업에서 적용하고 있는 포인트 적립제도를 활용하는 방안을 적용하는 것도 좋은 방법이다.

② 재무적 유인이 중요할 수 있지만 경쟁자가 쉽게 모방할 수 있으며, 재무적 유대관계만으로는 확고한 고객충성도를 유지하기 어렵다는 측면에서 초보적인 관계유지전략이라는 제한점이 있다.

2) 사회적 유대

재무적 유대단계를 넘어서 고객과 친밀한 사회적 유대를 마련하는 것이 고객관계를 유지하는 강력한 방법이 될 수 있다.

① 고객의 개별적인 특성과 욕구를 파악함으로써 동일한 유형의 서비스를 제공하더라도 이러한 고객의 취향을 반영한 서비스를 제공하도록 노력하는 것이다(예 고객의 결혼기념일이나 생일 등 자신만의 특별한 기념일에 축하카드를 보낸다거나 고객과 개인적인 정보를 교환하는 활동 등이 있다. 특히 개별적인 관계속에서 서비스를 제공하거나 전문적이고 사적인 정보를 주고받아야 하는 서비스 분야에서 중요한 의미를 가지며 의료서비스는 이러한 분야에 속한다).

② 의사가 진료하면서 환자의 가족관계에 대한 정보를 공유하고 가정사에 대해 관심을 가져 주거나 개인의 생활에 대해 기억해주고 관심을 표현해 준다면, 많은 환자들은 의사에게 친밀감과 신뢰를 느끼게 되고, 의사와 환자와의 관계는 공식적인 관계 이상으로 가까워질 수 있다.

③ 사회적 유대관계를 효과적으로 갖기 위해서는 고객 데이터베이스가 제대로 갖추어져야 하고, 고객에 대한 정보가 정리되어 서비스 제공자가 손쉽게 활용할 수 있어야 한다.

④ 사회적 유대관계는 재무적 유대관계보다 고객유지의 효과가 강력하고, 경쟁자가 모방하기 어렵다는 점에서 재무적 유대와 병행하여 활용할 경우 유용하다. 그러나 서비스

제공자의 능력이나 성격, 동기요인에 따라 달라질 수 있기 때문에 제공자의 개별성에 따라 가변성이 높고 임의적이라는 제한점이 있다.

3) 구조적 유대

재무적 유대나 사회적 유대보다 강력하고 효과적인 고객유지 전략으로서 구조적 유대를 강화하는 방법이 있는데 고객에게 개별적인 욕구를 충족시켜 줄 수 있는 서비스 제공체계를 제도적으로 마련하는 방안이다.

① 사회적 유대관계가 재무적 유대관계에서 제공하지 못한 정서적 가치와 친밀성을 제공할 수 있으며, 구조적 유대는 사회적 유대관계의 가변적이고 임의적인 서비스 제공방식을 구조를 통해 항시적으로 전환한다.

② 박서 헬스케어사 : 의료기관에 소모품을 제공하는 회사인데 의료기관에 공급하는 물품을 배송하고 청구하는 과정에서 특정 의료기관에 해당하는 것을 쉽게 식별할 수 있는 시스템을 개발하였다.

㉠ 각 의료기관들이 요구하는 물품을 요구하는 방식대로 시간에 맞추어 제공함으로써 개별 의료기관들의 만족도를 지속적으로 높이는 데 성공하였다(㉑ 의료서비스의 경우 전화 예약제를 통해 환자들이 의료기관을 직접 방문하여 예약하거나 당일 진료 때 진료신청을 함으로써 발생하는 대기시간이나 불필요한 방문비용을 줄이고 환자만족을 높인다).

㉡ 구조적 유대를 제대로 갖추기 위해서는 전체 조직차원에서 고객서비스 개선을 위한 체계적인 노력이 있어야 한다.

③ 최근 많은 의료기관들이 관심을 갖고 있는 질향상 활동체계를 이용하여 구조적 유대를 강화할 수 있다.

④ 의료기관들은 이러한 활동 등을 통해 고객만족을 높이기 위해 개선해야 할 서비스 분야를 찾아내고, 제도적인 과정의 개선을 통해 서비스를 향상 시킬 수 있다.

⑤ 질 향상 활동을 통해 외래 대기시간의 단축, 각종 절차의 간편화, 퇴원 절차의 간소화와 퇴원 대기시간의 단축, 응급실 진료체계의 개선 등 다양한 분야에서 구조적 유대를 강화시킬 수 있다.

3. 관계강화전략 : 고객접점관리

고객과 지속적인 관계를 유지할 뿐만 아니라 관계강화를 통해 고객의 충성도를 높이려는 노력이 관계마케팅의 중요한 실천전략에 속한다. 관계강화를 위해서는 서비스 개선 차원을 넘어 고객을 감동시키는 수준이 되어야 하며, 이런 노력의 대표적인 예가 고객접점의 '진실의 순간' 관리라고 한다.

1) 의료기관에서 진실의 순간(Moment Of Truth : MOT)

고객접점은 다시 '인간적인 접점'과 '인간외적인 접점'으로 나눈다.

① 고객이 의료기관 구성원과 직접 접하게 되는 순간으로 의료기관의 경우 환자가 의료기관을 방문하여 얼굴을 대하게 되는 안내직원이나 수납창구의 직원, 접수창구의 직원, 진찰실의 의사 등과 만나는 순간이다.

② 인간외적 고객접점 : 건물 자체, 내부 인테리어, 조명, 자동화 시스템 등의 시설 및 환경이 의료기관 외래진찰실의 위치와 구조, 대기실의 의자, 청소상태 등이다.

③ 의료기관에서의 고객의 만족을 결정하는 다양한 서비스 순간들의 실제 사례는 다음과 같다.

㉠ 병원에 전화하여 진찰에 대한 문의를 한다.
㉡ 병원에 도착하여 주차를 한다.
㉢ 병원안내에서 진찰접수증을 기입한다.
㉣ 접수증을 가지고 원무과에서 수납을 한다.
㉤ 진찰받고자 하는 과의 접수창구에 접수를 한다.
㉥ 자신의 차례가 될 때까지 진찰대기실에서 기다린다.
㉦ 차례가 되면 의사의 진찰실로 들어가서 의사의 진찰을 받는다.
㉧ 처방된 약, 검사 등의 설명을 듣는다.
㉨ 다시 원무과의 수납창구에 가서 약과 검사에 대한 수납을 한다.
㉩ 약국 앞에서 자신의 약이 나올 때까지 기다린다.
㉪ 자신의 약이 나오면 약사로부터 복용에 대한 설명을 듣는다.
㉫ 병원 문을 나선다.

④ 나열된 각 과정에서 의료기관의 안내직원, 원무과 직원, 간호사, 의사들은 매일 수많은 환자와 보호자와 접하고 비슷한 업무를 수행하므로 일상적이고 타성에 젖은 태도를 하게 된다.

⑤ 외래진료 서비스를 이용한 고객들이 만족하는 부분은 〈표 7-3〉과 같이 인간적인 면과 외적인 면을 비교한 것이다. 단순한 외래진료에서도 이처럼 여러 가지 고객접점의 순간이 발생하게 된다.

〈표 7-3〉 외래진료 서비스에 만족한 고객접점의 예

인간적 접점	구 분	인간외적 접점
• 문의 전화를 받는 직원이 친절하게 전화를 받고 질문에 자세히 대답하였다.	진료문의 전화	• 전화가 즉시 연결되었다.
• 주차장 관리인이 친절하였다. • 안내에서 진료하고자 하는 과와 담당 의사에 대해 친절히 상담해 주었고, 접수 용지의 작성을 도와 주었다.	병원방문	• 병원이 넓고 깨끗하며, 주차장을 찾기 쉬웠다. • 접수 용지는 알아보기 쉽고 작성하기에 편리하게 인쇄되었다.
• 접수/수납 창구의 직원이 친절하였다. • 진료비 내역에 대해 즉시 자세히 설명해 주었다.	접수/수납	• 접수/수납을 위해 오래 기다리지 않았다. • 여러 곳을 거치지 않고 한 곳에서 처리되었다.
• 의사는 친절하게 대해주었고 질문에 알아듣기 쉽고 성실하게 답해 주었다. • 간호사는 검사 및 예약절차에 대해 자세히 설명해 주었다.	진찰	• 진찰 대기시간이 짧았다. • 대기실의 의자가 편안했다. • 검사실 등이 찾기 쉬웠다.
• 약사는 처방된 약의 복용방법과 부작용 등에 대해 자세히 설명해 주었다.	약국	• 약이 나오기까지 오래 기다리지 않았다. • 약이 나오는 예상시간을 알 수 있었다.

2) MOT 관리의 실제

각 서비스에는 중요한 순간들이 있으며, 순간들의 의미와 고객이 기대하는 바를 정확히 파악하여 서비스를 개발하고 실행하는 것이 MOT 관리의 기본이다.

① MOT의 모든 순간이 중요 하지만 특히 중요한 것은 고객과 접하는 최초 15초의 순간에 대한 관리이다. 고객만족이 결정되는 것은 짧은 첫 순간이며, 이 순간이 그 의료기관 전체의 이미지를 결정한다.

② 일 순간에 고객으로 하여금 의료기관을 선택한 것이 최선의 선택이었다고 느끼도록 해야 한다.

③ 100번의 고객접점 중 99번을 만족시켰어도 단 한 번의 불만족이 발생하면 고객의 종합 만족도는 0이 되므로, 모든 MOT의 빠짐이 없는 규명이 매우 중요하다.

참고 MOT 관리과정

- 고객이 처음부터 끝까지 경험하는 실제 과정을 염두에 두고 그 과정을 각 단계로 나눈다.
- 고객만족에 영향을 미치는 부분을 중요성에 따라 빠지는 것 없이 나열한다.
- 과정의 매 단계에서 고객기대를 충족시킬 수 있는 아이디어를 모은다.
- 과정의 매 단계에서 고객이 스스로 중요한 존재라고 느끼게 하는 방법을 개발한다.
- 각 방법에 대해 매뉴얼을 만들고 직원들을 지속적으로 교육한다.
- 각 접점에서의 서비스에 대한 고객의 반응을 모니터링을 실시하여 개선해 나간다.

④ 방사선기사가 환자의 X-선을 찍을 때는 아무런 느낌없이 촬영을 하지만, 환자의 입장에서는 사진을 찍는 목적이 무엇인지, 부작용은 없는지 등 짧은 한 순간에도 수많은 의문과 불안감을 갖게 될 것이다.

⑤ 방사선기사가 환자입장을 이해하고 이 순간을 중요한 MOT로 인식한다면 다음과 같이 행동할 수 있을 것이다.

㉠ 환자에게 간단한 자신의 소개를 한다.

㉡ 정확한 환자의 이름과 검사항목을 확인한다.

㉢ 검사가 어렵지 않으며 부작용이 없음을 친절하게 설명해준다.

㉣ 검사의 절차와 방법을 자세하고 알기쉽게 설명한다.

㉤ 숨을 들이쉬고 참는 방법을 알려준다.

㉥ X-선 촬영기 앞으로 안내하고 자세를 바로잡아 준다.

㉦ 주의 깊게 검사를 하면서 검사가 완전히 끝났음을 알린다.

㉧ 검사결과가 언제 나오며 외래진찰실에서 알 수 있음을 설명한다.

㉨ 환자의 상태를 확인하고 검사실에서 완전히 나갈 때까지 주의를 기울인다.

⑥ 방사선기사가 자신의 일상적인 업무에서 MOT를 인식하고 실천할 때 고객은 비로소 신뢰감과 편안함을 느낄 수 있을 것이다.

⑦ 의료기관을 방문하는 대부분의 환자나 보호자는 불안감과 불편함을 느낀다.

⑧ 의료기관에서의 서비스는 즐겁고 기대되는 것이 아니라 고통이 수반되는 느낌의 불편한 것으로, 약간의 불친절과 무관심이 더욱 그런 감정을 크게 느껴지게 한다.

⑨ 마케터는 고객의 입장을 배려하면서 서비스를 제공하고, 실제 서비스 현장에서 고객을 대면하면서 직면하게 되는 다양한 문제들을 실수 없이 잘 처리해 나가야 할 것이다.

06 데이터베이스 마케팅

고객에 관한 데이터베이스를 구축, 필요한 고객에게 필요한 제품을 직접 판매하는 것으로 원투원(One-to-One) 마케팅[14]이라고도 한다. 어느 고객이 무엇을 얼마나 자주 구매했는지, 어느 매장에서 어떤 유형의 제품을 구매했는지, 언제 재구매 · 대체구매를 할 것인지 등

14) 원투원(One-to-One) 마케팅 : 개별고객의 데이터베이스 분석을 통해 서비스와 제품을 고객의 필요에 맞게 제공해 고객을 유치하고 장기적으로는 경쟁력을 확보하기 위한 마케팅으로서 1 대 1 마케팅 또는 개별 마케팅이라고도 한다.

과 같은 데이터를 가지고 고객의 성향을 분석, 향후 필요한 마케팅 전략을 수립하는 것이다.

1. 데이터베이스 마케팅의 정의 및 개념

데이터베이스 마케팅에 대한 정의는 사람마다 다르다. 일반적으로 "조직 내부 또는 외부에 존재하는 모든 자료를 이용하여 마케팅 노력을 강화하고자 하는 활동"이라고 정의 할 수 있다.

① 고객 및 잠재고객의 명단 및 특성을 파악하고 각종 정보를 우편물이나 전화 등을 통해 발송함으로써 직접 · 간접적으로 조직의 매출 및 수익을 증대시키고자 하는 마케팅 노력이다.

② 조직 내외의 자료를 이용하여 소비자 개개인의 자료파일을 만들고, 하나의 개체로 인식하여 이들에 대해 마케팅 활동을 전개한다는 개념이다.

㉠ 고객들의 개별자료를 만든다는 개념은 데이터베이스를 강조한 반면, 이를 이용하여 개인을 대상으로 개별 마케팅을 전개한다는 개념은 개별고객을 대상으로 하는 직접 마케팅 활동을 강조하고 있다.

㉡ 데이터베이스 마케팅과 직접 마케팅을 혼용하여 사용하기도 한다.

- 데이터베이스 : 전산시스템의 활용이 필수적으로 의료기관에 존재하는 수많은 자료를 수작업으로 처리할 수 없기 때문이다.
- 데이터베이스 마케팅 : 의료기관의 많은 자료를 전산파일로 만들고 이를 이용하여 필요한 정보를 얻는 것을 전제로 하고, 정보시스템을 기본으로 하는 마케팅 개념이라고 할 수 있다.

2. 데이터베이스 마케팅의 필요성과 의미

데이터베이스 마케팅이 점차 많이 사용되는 이유는 다음과 같다.

① 경쟁이 심화됨에 따라 단순히 전체 대중을 대상으로 하는 일반 마케팅으로서는 더 이상 효과를 기대할 수 없기 때문에 보다 더 정확하고 세분화된 마케팅 영역을 구축할 필요가 있는데, 이는 데이터베이스 마케팅이 필수적이다.

② 고객들은 보다나은 정확한 서비스를 받기 원하기 때문에 고객 개개인에게 접근하여 욕구를 정확하게 파악할 수 있어야 하는데, 데이터베이스 마케팅은 가능하게 해준다.

③ 마케팅 예산 등 자원이 점차 증가하여 자원을 잘못 사용하면 크게 손해가 나므로 이를

방지하기 위한 최적의 마케팅 활동이 계속 요구되고 있기 때문이다.

④ 마케팅의 투자수익률을 강조하면서 마케팅 투자에 대한 효과를 정확하게 측정하기를 원하기 때문이다.

참고 — 데이터베이스 마케팅의 전제조건

데이터베이스 마케팅을 적용하기 위해서는 다음과 같은 인식이 전제되어야 한다.

- 고객을 더 잘 알려고 노력해야 한다.
- 고객을 중요한 가치창출의 대상으로 평가해야 한다.
- 가치 있는 고객과 가치없는 고객을 구분해야 한다.
- 고객에게 보다 더 나은 서비스를 제공해야 한다.
- 마케팅 활동을 위해 목표시장을 보다 주의 깊게 설정하여야 한다.

⑤ 데이터베이스 마케팅이 고객 개별적인 욕구를 완전하게 만족시켜 줄 수 있는 것은 아니지만 일반 마케팅이 가지는 대량이라는 개념에 의해 해결할 수 없는 많은 문제점을 어느 정도 해결시켜 줄 수 있는 도구로 활용된다.

⑥ 데이터베이스 마케팅은 현재의 순간적인 욕구를 기존의 개별적인 데이터와 적절히 연결시킴으로써 보다 나은 마케팅 활동을 체계적으로 지원해 줄 수 있다.

⑦ 단순히 컴퓨터의 마우스를 누름으로써 마케팅에 필요한 개인에 관한 정보를 즉시에 정확하게 알 수 있고, 이를 기초로 최적의 마케팅 활동을 가능하게 해준다.

3. 데이터베이스 마케팅의 유용성

데이터베이스 마케팅은 마케팅 개념을 다른 차원에서 접근할 수 있도록 하였으며, 마케팅 활동을 변화시키는 중요한 역할을 하고 있다.

① 데이터베이스 마케팅은 조직의 마케팅 활동에 새로운 인식을 심어 줄 수 있다.

㉠ 고객의 데이터베이스가 조직의 자산임을 인식시켜 준다. 고객의 자료를 의료기관의 중요한 자산으로 관리함으로써 고객 위주의 개념을 일상화시키고 의료기관에 편익을 주는 실제적인 자산으로 전환시킬 수 있다.

㉡ 각 고객에 대한 개인화가 가능하다. 원하는 메시지를 일반 대중이 아닌 특정한 표적고객에게 전달함으로써 고객을 하나의 개인으로 볼 수 있게 해준다.

㉢ 고객과의 관계를 지속적으로 유지할 수 있다. 의료기관에서 의료서비스의 완결이 유대관계의 끝이 아니라 시작이라는 인식을 심어 줌으로써 내원고객을 끊임없이 보살피려는 마음을 심어 줄 수 있다.

㉣ 광고, 홍보 및 판촉비를 절감할 수 있다. 일반 대중에 대한 광고 및 홍보는 투자액에 비해 효과가 그리 크지 않은 것으로 평가되고 있어, 일반 대중을 위한 일반 홍보보다는 개인을 대상으로 한 직접적인 접촉이 더 비용이 지출되나 효과적이라고 할 수 있다.

㉤ 고객에 대한 정확한 정보를 제공해준다. 각 고객을 개별적으로 파악하기 때문에 내원고객의 특성을 보다 명확히 알 수 있으며, 그들의 욕구를 정확히 파악하여 조직에 활용할 수 있다.

② 데이터베이스 마케팅은 의료기관 전산화의 빠른 증가추세와 더불어 점차 중요성이 점점 부각되고 있으며, 기존의 마케팅 활동에 비해 다음과 같은 유용성이 있다.

㉠ 데이터베이스 마케팅은 현재의 고객에 초점을 맞추어 최적의 마케팅 활동을 하기 때문에 가장 경제적이며 효율적인 마케팅 활동을 가능하게 한다.

㉡ 고객들의 충성도를 높임으로써 의료기관과 고객과의 관계를 더욱 향상시킬 수 있다.

㉢ 대부분의 데이터베이스 마케팅은 측정이 가능하다(㉮ '데이터베이스 마케팅에 100만원을 투자하면 투자수익률 10%가 가능하다'라고 이야기를 할 수 있다).

㉣ 데이터베이스는 고객에 대한 가치있는 정보를 제공해 줌으로써 보다 나은 마케팅 활동을 계속적으로 구상할 수 있게 한다.

4. 데이터베이스 마케팅의 과정

데이터베이스 마케팅을 수립하는 단계는 의료기관마다 다를 수 있는데, 각 의료기관의 전산화 현황 및 자료활용의 목적들이 다르기 때문이다.

1) 고객과 분석관점에 대한 정의

고객과 분석관점은 여러가지 방법에 의하여 정의할 수 있다(㉮ 환자 이름으로 고객을 구분할 수도 있으나, 질병 항목, 지역, 나이 등 다양한 관점에서 환자를 구분할 수 있다. 구분하는 목적은 마케팅 대상이 되는 고객들의 특성을 명확하게 하기 위해서다).

고객이나 분석관점을 크게 구분하면 하나는 환자중심의 관점이고, 다른 하나는 제공자중심의 관점이며, 외부기관의 관점이다. 외부기관은 경쟁자, 의료보험기관, 정부 등이다.

2) 데이터베이스에 정보입력

데이터베이스의 가장 기본이 되는 과정으로 의료기관 내에 전산시스템이 잘 되어 있는 경우에는 진료과정을 통하여 입력된 자료들을 쉽게 활용할 수 있다.

① 전산화가 되어 있지 않는 의료기관에서는 필요한 자료를 별도로 입력해야 한다.
② 어떤 자료를 입력할 것인가는 고객 또는 정보요구의 입장에서 따라 달라지므로, 자료를 입력하는데 시간과 비용이 많이 들기 때문이다.
③ 일반적으로 환자진료와 관련된 전산자료가 데이터베이스 마케팅의 기본자료로서 많이 활용될 수 있다.

3) 데이터 보강

입력된 자료로서 데이터베이스가 충분하지 못한 경우에는 새로운 자료를 추가로 입력해야 한다.

① 환자진료를 위한 자료에서 환자 이름, 주소 등은 의무기록자료에 있으나 환자의 내원 빈도, 재입원 이유, 불만사항 등 새로운 자료가 필요한 경우에 자료를 추가로 수집하여 입력해야 한다.
② 내원 환자들의 질병통계는 보건복지부에서 발간한 질병통계와 연결하여 사용하면 보다 자세한 자료가 된다.
③ 외부 의료기관에서 진료한 자료가 있다면 주민등록번호 등으로 연결하여 결합되나, 자료를 사용함으로써 데이터베이스 자료를 강화할 수 있다.

4) 데이터 분석

데이터베이스에 어떤 정보가 있는가에 따라 얼마나 다양하게 자료를 분석할 수 있는지가 결정된다.

① 데이터들을 분석의 목적에 맞게 적절히 구분하고 집단화하여 분석하는 것이다(㉯ 내원 환자의 지역적 특성을 분석하고자 할 경우에는 환자의 주소를 분석관점으로 하여 주소를 집단화 한다. 이를 다시 크게 몇 가지로 구분할 수 있어야 하고, 필요에 따라 주소와 질병항목을 함께 분석함으로써 지역에 따른 질병의 차이 등을 분석할 수도 있다).
② 분석단계에서는 기존의 데이터베이스 마케팅 목적에 맞게 세분화함으로써 필요에 따라 자료를 심층적으로 분석하는 것이 필요하다.

5) 직접적인 의사소통 실시

분석결과를 기초로 각 개인 또는 정보요구 집단에 따른 세부적인 마케팅 활동이 필요하다.

① 각 고객별로 개별적인 접촉을 할 수 있을 뿐 아니라 고객의 특성에 따라 전화, 편지, 면접 등을 시도할 수 있다. 또한 마케팅 관점에 따라서는 집단별로 세부적인 마케팅 전략을 세울 수도 있다.
② 세부집단에 따라 마케팅 활동을 실시할 경우에는 적절한 고객에 맞는 적절한 메시지를 제공하는 것이 중요하다.
③ 모든 고객에게 공동으로 적용할 수 있는 메시지라도 어떤 특정 고객집단이나 마케팅 관점에 따라 특성이 있기 때문에 각각에 맞는 내용을 적절히 조절해야 한다.
④ 개인의 특성과 욕구에 맞는 개별화된 의사소통을 해야 한다.

6) 결과분석

데이터베이스가 유용하게 사용되는 중요한 이유는 수행된 마케팅 프로그램의 성과를 효과적으로 측정하고 분석할 수 있기 때문이다.

① 마케팅 활동을 평가할 때 잘못하면 개별적인 고객 혹은 소규모 집단별로 개별화하여 평가되지 않을 수 있어 마케팅 활동의 비효율성을 초래하는 중요한 요인이 된다.
② 개별적 또는 소규모 집단에 대한 마케팅 활동을 측정함으로써 개별고객 단위에 대한 효과를 평가하고, 더 큰 집단에도 적용가능한지에 대해 지속적으로 연구해야 한다.
③ 데이터베이스 마케팅은 다른 마케팅 접근방법과 달리 일방적인 커뮤니케이션이 아닌 쌍방 커뮤니케이션을 주된 방법으로 하기 때문에 돌아오는 정보를 검토하고 보다 새로운 마케팅 프로그램이나 커뮤니케이션 방법을 강구할 수 있어야 한다.

7) 반복수행

데이터베이스 마케팅은 단순히 한 번에 끝나는 마케팅 활동이 아니고 끊임없이 계속되는 활동이기 때문에 지속적인 활동이 필요하다. 또한 새롭게 고객이나 관점을 정의하여 기존의 데이터베이스에 추가함으로써 데이터베이스를 보다 충실하게 하며 다양한 분석이 가능하도록 한다.

참고 의료기관의 시설규격

① 입원실
- 입원실 : 3층 이상 또는 「건축법」 제2조 제1항 제5호에 따른 지하층에는 설치할 수 없다. 다만, 「건축법 시행령」 제56조에 따른 내화구조(耐火構造)인 경우 에는 3층 이상에 설치할 수 있다.
- 입원실의 면적 : 환자 1명을 수용하는 곳인 경우 에는 6.3[m2] 이상이어야 하고(면적의 측정 방법은 「건축법 시행령」 제119조의 산정 방법에 따른다. 이하 같다) 환자 2명 이상을 수용하는 곳인 경우 에는 환자 1명에

대하여 4.3[m2] 이상으로 하여야 한다.

- 소아만을 수용하는 입원실의 면적 : 위 "②"의 입원실 면적의 3분의 2 이상으로 할 수 있다. 다만, 입원실 한 개의 면적은 6.3[m2] 이상이어야 한다.
- 산모가 있는 입원실 : 입원 중인 산모가 신생아에게 모유를 먹일 수 있도록 산모와 신생아가 함께 있을 수 있는 시설을 설치하도록 노력하여야 한다.
- 전염성 질환자의 입원실 : 다른 사람이나 외부에 대하여 전염 예방을 위한 차단 등 필요한 조치를 하여야 한다.

② 중환자실

- 병상이 300개 이상인 종합병원 : 입원실 병상 수의 100분의 5 이상을 중환자실 병상으로 만들어야 한다.
- 중환자실 : 출입을 통제할 수 있는 별도의 단위로 독립되어야 하며, 무정전(無停電) 시스템을 갖추어야 한다.
- 중환자실의 의사 당직실 : 중환자실 내 또는 중환자실과 가까운 곳에 있어야 한다.
- 병상 1개당 면적 : 10[m2] 이상으로 하되, 신생아만을 전담하는 중환자실(이하 "신생아 중환자실"이라 한다)의 병상 1개당 면적은 5[m2] 이상으로 한다.
  이 경우 "병상 1개당 면적"은 중환자실 내 간호사실, 당직실, 청소실, 기기창고, 청결실, 오물실, 린넨 보관실을 제외한 환자 점유공간[중환자실 내에 있는 간호사 스테이션(station)과 복도는 병상면적에 포함한다]을 병상 수로 나눈 면적이다.
- 병상마다 : 중앙공급식 의료가스시설, 심전도 모니터, 맥박산소계측기, 지속적 수액 주입기를 갖추고, 병상 수의 10[%] 이상 개수의 침습적 동맥혈압 모니터, 병상 수의 30[%] 이상 개수의 인공호흡기, 병상 수의 70[%] 이상 개수의 보육기(신생아 중환자실에만 해당한다)를 갖추어야 한다.
- 중환자실 : 1개 단위(unit)당 후두경, 앰부백(AMBU, 마스크 포함), 심전도 기록기, 제세동기를 갖추어야 한다. 다만, 신생아 중환자실의 경우에는 제세동기 대신 광선기와 집중치료기를 갖추어야 한다.
- 중환자실 : 전담의사를 둘 수 있다.
  다만, 신생아 중환자실에는 전담 전문의를 두어야 한다.
- 전담간호사를 두되, 간호사 1명당 연평균 1일 입원 환자수는 1.2명(신생아 중환자실의 경우에는 1.5명)을 초과하여서는 아니 된다.

③ 수술실 : 환자의 감염을 방지하기 위하여 먼지와 세균 등이 제거된 청정한 공기를 공급할 수 있는 공기정화설비를 갖추고, 내부 벽면은 불 침투질로 하여야 하며, 적당한 난방, 조명, 멸균수세(滅菌水洗), 수술용 피복, 붕대 재료, 기계 기구, 의료 가스, 소독 및 배수 등 필요한 시설을 갖추어야 하고, 바닥은 접지가 되도록 하여야 하며, 콘센트의 높이는 1[m] 이상을 유지하게 하고, 호흡 장치의 안전관리 시설을 갖추어야 한다.

④ 응급실 : 외부로부터 교통이 편리한 곳에 위치 하고 산실(産室)이나 수술실로부터 격리되어야 하며, 구급용 시설을 갖추어야 한다.

⑤ 임상검사실 : 임상검사실은 자체적으로 검사에 필요한 시설 · 장비를 갖추어야 한다.

⑥ 방사선 장치

- 방사선 촬영 투시 및 치료를 하는 데에 지장이 없는 면적이어야 하며, 방사선 위해(危害) 방호시설(防護施設)을 갖추어야 한다.
- 방사선 사진필름을 현상 · 건조하는 데에 지장이 없는 면적과 이에 필요한 시설을 갖춘 건조실을 갖추어야 한다.
- 방사선 사진필름을 판독하는 데에 지장이 없는 면적과 이에 필요한 설비가 있는 판독실을 갖추어야 한다.

⑦ 회복실 : 수술 후 환자의 회복과 사후 처리를 하는 데에 지장이 없는 면적이어야 하며, 이에 필요한 시설을 갖추어야 한다.

⑧ 물리치료실 : 물리요법을 시술하는 데에 지장이 없는 면적과 기능회복, 재활훈련, 환자의 안전관리 등에 필요한 시설을 갖추어야 한다.

⑨ 한방 요법실 : 경락 자극 요법시설 등 한방 요법시설과 특수생약을 증기, 탕요법에 의하여 치료하는 시설을 갖추어야 한다.

⑩ 병리해부실 : 병리 · 병원에 관한 세포학검사 · 생검 및 해부를 할 수 있는 시설과 기구를 갖추어 두어야 한다.

⑪ 조제실 : 약품의 소분(小分) · 혼합조제 및 생약의 보관, 혼합 약제에 필요한 조제대 등 필요한 시설을 갖추어야 한다.

11의2. 탕전실

- 탕전실 : 조제실, 한약재 보관시설, 작업실, 그 밖에 탕전에 필요한 시설을 갖추어야 한다. 다만, 의료기관 내에 조제실 및 한약재 보관시설을 구비하고 있는 경우에는 이를 충족한 것으로 본다.
- 조제실 : 개봉된 한약재를 보관할 수 있는 한약장 또는 기계 · 장치와 한약을 조제 할 수 있는 시설을 두어야 한다.
- 한약재 보관시설 : 쥐 · 해충 · 먼지 등을 막을 수 있는 시설과 한약재의 변질을 예방할 수 있는 시설을 갖추어야 한다.
- 작업실 : 수돗물이나 「먹는물관리법」 제5조에 따른 먹는 물의 수질기준에 적합한 지하수 등을 공급할 수 있는 시설, 한약의 탕전 등에 필요한 안전하고 위생적인 장비 및 기구, 환기 및 배수에 필요한 시설, 탈의실 및 세척 시설 등을 갖추어야 한다.
- 작업실의 시설 및 기구 : 항상 청결을 유지하여야 하며 종사자는 위생복을 착용하여야 한다.
- 의료기관에서 분리 : 따로 설치한 탕전실에는 한의사 또는 한약사를 배치하여야 한다.
- 의료기관에서 분리 : 따로 설치한 탕전실에서 한약을 조제 하는 경우 조제를 의뢰한 한의사의 처방전, 조제 작업일지, 한약재의 입출고 내역, 조제한 한약의 배송일지 등 관련 서류를 작성 · 보관하여야 한다.

⑫ 의무기록실 : 의무기록(외래 · 입원 · 응급 환자 등의 기록)을 보존기간에 따라 비치하여 기록 · 관리 및 보관할 수 있는 서가 등 필요한 시설을 설치하여야 한다.

⑬ 소독시설 : 증기 · 가스 장치 및 소독약품 등의 자재와 소독용 기계 기구를 갖추어 두고, 위생재료 · 붕대 등을 집중 공급하는 데에 적합한 시설을 갖추어야 한다.

⑭ 급식시설

- 조리실 : 식품의 운반과 배식이 편리한 곳에 위치 하고, 조리, 보관, 식기 세정, 소독 등 식품을 위생적으로 처리할 수 있는 설비와 공간을 갖추어야 한다.
- 식품 저장실 : 환기와 통풍이 잘 되는 곳에 두되, 식품과 식품 재료를 위생적으로 보관할 수 있는 시설을 갖추어야 한다.
- 급식 관련 종사자가 이용하기 편리한 준비실 · 탈의실 및 옷장을 갖추어야 한다.

⑮ 세탁물 처리시설 : 「의료기관세탁물관리규칙」에서 정하는 적합한 시설과 규모를 갖추어야 한다.

⑯ 시체실 : 시체의 부패 방지를 위한 냉장시설과 소독시설을 갖추어야 한다.

⑰ 적출물 처리시설 : 「폐기물관리법 시행규칙」 제14조에 따른 시설과 규모를 갖추어야 한다.

⑱ 자가 발전시설 : 공공전기시설을 사용하지 아니하더라도 해당 의료기관의 필요한 곳에 전기를 공급할 수 있는 자가 발전시설을 갖추어야 한다.

⑲ 구급 자동차 : 보건복지부장관이 정하는 산소통 · 산소호흡기와 그 밖에 필요한 장비를 갖추고 환자를 실어 나를 수 있어야 한다.

⑳ 장례식장 : 종합병원 · 병원 · 요양 병원 및 한방 병원의 장례식장 바닥면적은 해당 의료기관 연면적의 5분의 1을 초과하지 못한다.

부록

1. 관광 관련 약어와 해설
2. 관광 · 여행 관련 용어와 해설
3. 호텔 · 숙박 관련 용어와 해설
4. 호텔 · 카지노 관련 용어와 해설
5. 항공 · 운송 관련 용어와 해설
6. 식음료 관련 용어와 해설

1. 관광 관련 약어와 해설

	약어(용어)	해 설
A	ABC(World Airways Guide)	정기 항공시간표를 알려주는 정기 간행물이다.
	ABC(Asiana Bonus Card)	아시아나항공 상용고객 우대제도이다.
	AFT(Actual Flying Time)	실제 비행시간이다.
	AD(Agent Discounted Fare)	대리점 할인 운임 : 여행대리점의 사원이 연수를 목적으로 항공여행을 할 때 각 항공사가 IATA인가 대리점의 한 점포에 대하여 연간 2회에 걸쳐서 통상운임의 75[%]를 할인한 항공권을 발행해 주고 있으며, 발행된 항공권의 유효기간은 3개월이다.
	Add-on	다른 상품의 구매로 여행이나 크루즈, 항공요금 등에 부과되는 비용이다.
	ADT Fare(Adult Fare)	성인, 만 12세 이상일 경우 전 부문에 걸쳐 성인 요금적용(만 12세 이상 관광자에게 적용되는 항공요금)한다.
	Agency Commision	대리점이 판매한 관광자의 항공권이나 화물의 판매에 대하여 지불되는 IATA 소정의 수수료이다.
	AUTH(Authorization)	티켓 발행시 항공사에서 조건을 승인한 것이다.
	Agent	여행업계에서는 일반적으로 여행업자(Travel Agent) 또는 IATA 공인대리점(Approval Agent) 의미로 사용되고 있으며, 한편 이러한 대리점들이 항공권을 판매한 대가로 항공사로부터 지불받은 수수료가 Agent Commission이다.
	Airline Code	IATA에서 지정된 각 항공사별 Two Letter Alphabet Code 항공회사를 나타내는 문자이다.
	Airline Sticker	항공예약을 변경할 경우에 항공권에 변경내용의 새로운 사항을 기재하여 첨부하는 딱지표이다.
	Airport Code	전세계 공항명을 알파벳 세글자로 약호화한 것이다.
	Air Tax(Airport Tax)	국가에 따라서는 Airport Embarkation Tax, Airport Service Charge라고도 한다.
	American Breakfast	미국식 아침식사(유럽식 식사+계란 추가)이다.
	AP(American Plan)	호텔숙박요금 형식의 일종인데, 숙박료에 매일 2식이 포함되는 경우이다. 식사는 통상적으로 Tableof Hotel 또는 Full Pension이다.
	APEX Fare (Advanced Purchased Fare)	사전구입 회유운임 : 이 운임은 해외에서 체제일수가 보통 25일에서 45일까지(항공사 차이가 있음) 사이에 이르는 비교적 장기간 해외여행을 하는 개인여객에게 판매되는 할인운임으로서 보통운임보다 약 35[%] 정도 저렴한 수준의 항공운임이다.
	ATM(Automated Ticket Machine)	자동발권기이다.

약어(용어)		해 설
A	ATR(Air Ticket Request)	대리점 : 여객 대리점 중 담보능력의 부족으로 항공권을 자체적으로 보유하지 못하고, 승객으로부터 요청받은 항공권을 해당 항공사 발권 Counter에서 구입하는 대리점이다.
	Attendant	동반자이다.
	Auth	여행사 카운터나 영업부 직원이 항공사 직원에게 항공요금 승인을 받는 경우이다.
B	B&B(Bed and Breakfast)	객실료와 영국식 또는 콘티넨탈 아침식사(English or Continental Breakfast)를 제공하여 호텔숙박료를 계산하는 제도로, 이는 영국과 유럽 전역에서 통용되고 있다.
	Baggage Check	항공권의 일부로서 여객이 예탁수하물의 운송을 약속하고, 그 여객의 수하물에 대하여 항공회사가 발행하는 수하물증이다.
	Bsiness Class	퍼스트 바로 뒤에 위치한 우등석이다.
	Belt	짐을 찾는 곳을 표시한다.
	Baggage Claim Tag	짐에 부치는 항공경로가 표시된 표, 짐분실 시 신고하는 표, 짐을 부친 영수증 수탁수하물의 식별은 용이하게 하기 위해 항공회사가 발행하는 증표로 수하물에 붙어 있는 물표와 교환하도록 만든 꼬리표이다.
	Block	여행사가 자리를 미리 항공사로부터 받아놓은 것, 호텔의 객실과 항공기의 좌석 등을 한꺼번에 예약하여 확보해 두는 것이다.
	Boarding Pass	탑승권, 비행기 좌석이 표시된다. 공항에서 탑승수속 시 항공권과 교환하여 관광자에게 주는 탑승표로써 비행기편명, 관광자성명, 좌석번호, 목적지, 탑승시간, 탑승게이트 등이 적혀 있다.
	Boarding Time	비행기 탑승하는 시간, 출발시간이 아니다. 항공기 출발시간 전 승객이 기내에 탑승할 수 있는 시간으로 항공편 예약승객은 이 시간 이전까지 각 항공사 카운터에서 항공권을 탑승권과 교체 후 CIQ를 통과하여야 한다.
	Brochure	인쇄홍보물이다.
	BSP(Bank Settlement Plan)	항공사와 여객 대리점 간의 업무 간편화를 위해 도입된 제도로 다수의 항공사와 다수의 대리점 사이에 은행이 개입하여 중립적인 항공권 양식 배포, 판매대금 및 판매수수료의 결제 등의 업무를 담당하는 제도이다.
C	Cabotage	한 국가영토(연안) 내의 상업적인 운송규제이며, 원칙적으로 타국 항공사는 타국가 내에서의 국내구간에서만의 운송이 금지되고 있다.
	Cancellation Charge	취소료는 항공사에 예약된 좌석을 이용하지 않거나 또는 호텔의 예약된 객실을 예정대로 고객이 사용하지 않는 것에 대하여 부과는 요금이다.
	Carrier	항공회사이다.
	Charter Tour	전세여행이다.
	CHD Fare(Child Fare)	소아운임 : 만 2세 이상 12세 미만의 여행자에게 적용되는 항공요금으로서 성인요금(Adult Fare)의 50[%] 수준이다.

약어(용어)		해 설
C	Child	만 2세~만 12세 미만이다.
	City Code	전세계 각국 도시를 알파벳 3자로 약호화한 것이다.
	C.I.Q(Customs Immigration Quarantine)	세관, 출입국 심사, 이민국, 검역 : 출국 또는 입국시에 공항에서 관할 관서가 행하는 제반 수속절차이다.
	CNCL(Cancel)	이미 예약된 항공좌석과 호텔객실 등을 취소할 때 사용된다.
	Coach	항공기의 여행자 클래스(할인된 요금)를 의미하고 전세버스를 지칭한다.
	Cabin Crew	승무원이다.
	Code-Sharing Agreement	특별한 항공기에 동일한 이름과 Carrier Code를 사용하도록 한 두 항공사 사이의 협약이다.
	Combination Fare	합성운임 : 항공운임이 항상 단일구간에 대한 운임으로 표시되어 있지 않으므로 해서 복수이상의 운임을 결합하여 작성하는 운임이다.
	COMM(Commission)	여행상품을 타 여행사가 판매한 판매액에 대해 일정률의 금액을 지불하는 것이며, 이 금액은 판매대상에 따라 상이할 뿐만 아니라 적용률도 변동적이다.
	COMP(Complimentary)	무료로 제공되는 호텔객실 등이다.
	Complaint	판매한 여행상품에 대해 불편하거나 일정상에 차질이 생겨 손님이 회사에 항의하는 행위이다.
	Conducted Tour (Escorted Tour)	단체여행으로 출발부터 도착까지 Tour Leader가 함께 숙박하며 안내하는 여행이다.
	Confirmation Slip	호텔이나 지상수배에 대한 예약확인서이다.
	Connection Traffic	한 항공기편으로부터 여정이나 노선상의 중간지점에서 내려 동일 항공사나 타 항공사의 다른 항공기편으로 갈아타고 계속 여행하는 여객이나 운송되는 화물이다.
	Connection Time	어떠한 지점에 도착한 항공기에서 연결 항공편으로 갈아타는 데 필요한 시간이다.
	Continental Breakfast	유럽식 아침식사(커피, 빵, 우유 등 간단한 식사)이다.
	Convetion Tour	국제회의 시작 전이나 회의가 끝난 후에 실시하는 각종 회의참석자들에 의한 여행이다.
	CPN(Coupon)	① Agent Coupon : 여행사 보관용 ② Flight Coupon : Boarding Pass와 바꾸는 TKT ③ Passenger Coupon : 승객의 영수증명
	CCCF(Credit Card Charge Form)	지불수단이 발권 항공회사가 인정하는 Credit Sales에 의하여 발권하는 경우에 사용된다.
	CRT(Cathode Ray Tube)	컴퓨터에 연결되어 있는 전산장비의 일종으로 TV와 같은 화면과 타자판으로 구성되어 있으며, Main Computer에 저장되어 있는 정보를 즉시 디스플레이해 보거나 필요시 In-put도 할 수 있다.

	약어(용어)	해 설
C	Cruise	정기노선을 가지고 있지 않은 선박회사나 여행업자가 포괄요금으로 여행자들을 모집하여 운항하는 호화스러운 여객선인데, 카리브해를 중심으로 매우 번창하고 있다.
	Charter	여객인원이 늘어남에 따라서 비행기를 추가로 늘리는 비정규 노선이다.
	Check In	탑승수속 일부 중에 하나로서 짐을 부치고, 탑승권을 받는 것이다.
	Check In Counter	Check In하는 장소이다.
D	DATO(Do All Possible)	항공좌석의 확보가 어려울 때 여행사가 항공사에 최선의 노력을 다해서 좌석을 확보해 달라고 요청할 때 사용된다.
	DEBIT	항공권 발권을 잘못하였을 경우 해당 항공사에서 여행사로 ADM(Agent Debit Memo)을 발송한다.
	Declare Custom	세관신고서이다.
	Delation Of Indemnity (Letter Of Indemnity)	동반자 없는 소아 관광자, 환자, 기타 면책사항에 관한 항공회사에 만일의 경우에도 책임을 묻지 않는다는 요지를 기입한 보증서이다.
	Deposit	공탁금, 예치금 : 항공사가 여행사에 항공권을 배포하는 경우에는 매상금지연납입과 같은 문제에 미리 대비하기 위하여 일정금액을 보증금으로서 예치하도록 요청하고 있다.
	Destination	목적지 : 관광여행의 최종목적지가 되거나 또는 관광여행의 완료지점으로서 왕복 또는 순회 여행인 경우에는 목적지와 출발지는 동일한 지점이다.
	Deposit Reservation	호텔예약시 객실사용일 수에 구분없이 적어도 하루 객실요금을 미리 받아두는 예약제도로서 이때는 고객이 늦게 도착하더라도 1일 사용분의 객실은 남겨 놓아야 한다.
	Domestic Travel	모두 국내 · 외 2개 지점간에 걸쳐서 여행을 하는 것으로 출발지, 도착지 그리고 경유지가 모두 동일한 국내에 한하는 여행이며, 이는 여행의 국내구간은 국내여행의 부문이다(=Domestic Tour : 내국인에 의한 국내여행이다).
	Dom	Domestic의 약자이다.
	Duty Free	해당 나라에서 생산되지 않는 물건에 세금을 부과하지 않는 것이다.
	Double Booking	이중예약 : 동일한 여객이 동일노선 1회의 여행에 대하여 두 번 이상 중복하여 예약을 하거나 또는 동일한 투숙객이 객실을 2회 이상 동일한 호텔에 대하여 예약을 하는 경우에 해당되는 용어이다.
	DSR(Daily Sales Report)	항공권 판매에 관한 일일 판매보고서이다.
	DUPE(Duplicated Booking)	동일한 여객이 특정한 항공편에 2중으로 예약되어 있거나 또는 상이한 항공편에 각각 동일한 여객의 이름이 예약되어 있을 때 사용된다.
E	E/D Card(Embarkation Disembarkation)	출입국 신고서, 해외여행자가 출입국시에 자신의 신분에 대하여 자세히 기입한 후 이를 공항이나 항구에 소재한 출입국 관리사무소에 제출하는 출입국 신고서이다.
	Endorsement	항공회사 간에 항공권의 권리를 양도하기 위한 것으로서 항공권의 지정된 탑승구간을 다른 항공사로 옮기는 것이다.

약어(용어)		해 설
E	Entry Visa	입국사증 · 보통 비자라고 하는 이것은 나라에 따라서는 출국사증(Exit Visa)의 취득을 요청하는 경우도 있으므로 이를 구분하기 위하여 입국사증이라는 용어가 사용된다.
	Escort	Tour Guide 또는 Tour Conductor라고 한다. 관광그룹에게 여행과 이용시설을 지원하기 위해 동행하는 사람이다.
	ETA(Estimated Time of Arrival)	도착 예정시간이다.
	ETD(Estimated Time of Departure)	출발 예정시간 : 운송기관이 발행하는 시간표(time table)에 표시되어 있는 출발시각은 모두 ETD로 표시되어 있으며, 도착시각도 ETA(Estimated Time of Arrival)에 의거하여 기록되어 있다. 실제 항공기의 출발시각을 ATD(Actual Time of Departure)라고 하며, 실제의 도착시각은 ATA(Actual Time of Arrival)라고 한다.
	Eurail Pass	지정된 기간 동안 Eurail Trains으로 무제한의 철도여행을 할 수 있는 표이다.
	Economy Class	일반석 좌석이다.
	EP(European Plan)	숙박요금제도의 하나로서 식사가 따르지 않는 객실료만 계산하는 제도이다.
	Excess Baggage	초과 수하물 : 이는 무료 수하물 허용량(Free Baggage Allowance)을 초과하는 수하물을 지칭할 때 사용되며, 초과된 수에 대해 여객이 운송기관에 지불하는 요금을 초과 수하물운임이다.
	Excursion Fare	보통의 항공운임보다 저렴한 조건에서 항공여행을 할 수 있는 방법으로 개발된 항공운임인데, 여기에는 항공권의 유효기간과 행선지 등이 한정되는 조건이 많이 따른다. 이 항공권은 항공권의 유효기간을 단기간으로 제한하고, 또 일정한 구간의 여정으로 한정하는 대신에 아주 저렴한 운임으로 고객에게 제시하는 판매촉진용 운임의 일종이다.
	Extra Section / Flight	정기적으로 운항되지 않고 필요 시마다 설정, 운항되는 부정기 항로편이다.
F	Fam Tour (Familiarization Tour)	여행전문가들이나 대리점의 관계자들에게 판매인의 상품과 서비스를 친숙하게 하고, 판매를 증진시키기 위해 제공하는 패키지 여행이다.
	Family Plan	어린이를 동반한 부부손님에 대하여 추가요금을 적용하지 않는 특별객실요금이다.
	Flight Ticket	비행기표이다.
	First Class	비행기 좌석에서 가장 앞쪽에 위치한 특등석(퍼스트가 없는 비행기도 많이 있다)이다.
	Ferry Flight	항공기를 운용하기 위해서 또는 기체를 정비기지로부터 이동하기 위해 기지로 항공기를 회항시키기 위한 비행편이다.
	FIT(Foreign Independent Travel)	항공요금과 숙박시설과 같이 두 개 또는 그 이상의 요소들이 포함된 패키지 여행이다. 본래는 외국을 혼자 여행하는 것이다(9인 이하의 개별여행이다).
	FOC(Free Of Charge)	무료이다.
	FTBS(Frequent Traveller Bonus System)	대한항공 상용고객 우대제도이다.

약어(용어)		해 설
G	Gastronomia	식 여행 : 각지의 포도주를 마셔가며 식사를 즐기는 식도락 여행이다.
	GIT(Group Inclusive Tour)	단체 포괄여행(10인 이상의 단체여행)이다.
	Go Show	예약을 하지 않았거나 또는 예약이 확인되지 않은 여행자가 여행출발 당일에 직접 공항에 나가서 대기 중 예약이 확약된 고객이 여행예정을 변경해서 출발 시까지 예약을 취소하거나 또는 출발시간이 되어도 탑승수속을 하지 않는 노쇼우 여행자가 발생하여 이때 남는 좌석을 배정받아 항공여행을 하는 것이며, 이때 공항에서 대기하는 여행자를 Go Show Passenger 또는 Standby Passenger라고 한다.
	Grand Tour	16세기 중기부터 1670년경 사이에 영국의 귀족계급이나 왕족의 자녀들이 교육목적을 위해 유럽대륙으로 여행한 것이다. 후에 문인도 대거 참여하였고 유럽의 해외여행의 출발지이며, 유럽의 귀족 - 시인 - 문호들이 지식과 견문을 넓히기 위하여 유럽의 여러 나라를 순방하는 것이다.
	GSA(General Sales Agent)	총판매대리점 : 항공사가 해외의 항공시장에서 지점이나 영업소를 개설하여 판매활동을 적극적으로 전개하기 힘들다고 판단될 때, 다른 항공회사나 여행사 등과 같은 기업들을 총판매대리점으로 지정하여 해당 국가 또는 해당 지역 내에서 대리점을 감독하고 홍보 및 선전활동을 전개하는 한편, 당해국 정부와의 교섭창구로 활용하는 경우이다.
	GTO(Government Tourist Office)	정부관광기구이다.
	GATE	항공기가 대기하고 있는 장소이다.
	GMT	영국 그리니치 표준시간, 영국이 세계표준시간이다.
	GTR(Government Transportation Request)	정부 및 산하단체가 항공사와 특별계약을 맺어 특별요금을 적용시키는 것으로 이때 여행사는 끼어들 수 없다.
	GV-GIT(Group Inclusive Tour)	운임을 적용하는 경우에 항공권면에 표시하는 코드인데, 만약 GV25라고 한다면 이는 25명을 최대 필요인원으로 하는 GIT 운임이다.
H	Hand Carry Baggage	출국수속시 부치지 않고 기내에 여행객이 가지고 탑승할 수 있는 수하물 제한이 있으므로 반드시 탑승수속시 카운터 직원에게 문의한다.
	Hat rack	선반이다.
	Holding(HLDG)	현 상태를 진전없이 그대로 유지할 때이다.
I	I.C.T(Inclusive Conducted Tour)	안내원이 인솔하는 포괄여행 또는 Escort가 여행의 전 여정에 따라 다니며 여객의 안내, 기타 필요한 서비스를 공유하는 포괄여행 형태이다.
	I.I.T(Inclusive Independent Tour)	개인 포괄여행이라 하며, 관광지에서 안내원이 서비스만을 행하고 그 외에는 관광객 단독으로 즐기는 관광이다. 일명 Local Guide System이라고도 한다.
	Immigration	법무부 : 여행자의 출입국 관리를 총괄적으로 담당하는 정부기관이다.
	Iata	국제항공운송연합회이다.
	Inbound	외국인의 국내여행을 알선하는 것을 의미한다. 반대로 한국인의 해외여행을 맡아보는 일을 Outbound라고 한다.

약어(용어)		해 설
I	Incentive Group Charter	챠터 계약자가 보상여행과 판매촉진을 위하여 챠터의 케이스로 이때에는 One Use Charter의 형태를 갖는다.
	Incentive Travel	회사가 성과에 대한 격려의 의미로 직원에게 제공하는 패키지 여행이다.
	Inclusive Tour	청부여행 : 여행 알선업자에게 필요한 총경비를 전액 지불하고 여행안내를 청부하는 것이다.
	Infant	유아 만 2세 이하, 자리배정을 받지 못한다.
	Int	International의 약자이다.
	Infant Fare	유아운임 : IATA 규정에는 2세 미만의 유아에게 적용되는 운임으로 성인요금의 10[%] 수준에서 결정한다.
	Inteline Tour	항공회사가 가맹 Agent를 초대하여 실시하는 여행이다.
	IT(Inclusive Tour)	포괄여행 : 여행자가 항공여행수배, 지상 수배를 일괄해서 행하고, 일반대중에게 팜플렛 등에 의해 선전 · 모집 · 판매하는 여행형태이다.
	ITN(Internet Travel Network)	인터넷 여행망이다.
L	Land Arrangement	관광여행자들이 외국의 여행목적지에 도착하여 그 나라를 떠날 때까지 Tour operator에 의해서 제공되는 모든 서비스를 의미한다.
	Land Operator	일반적으로 현지 제반수배사항을 대행하는 여행사이며, Out-Bound 입장에서 현지 여행사를 바라본 입장이며, 일부는 국내인이 현지 법인여행사 설립 후 국내 연락사무실을 개설 국내시장을 공략하는 경우가 많다.
	Late Cancellation	호텔이나 항공회사가 규정해 놓은 시간보다 늦게 이루어진 예약취소이다.
	Local Time	표준시(GMT)에 대한 현지지방의 시간으로 모든 운송기관, 즉 관광여행자의 운송에 참여한 교통기관이 발간하는 시간표에 게재되어 있는 출발시각과 도착시각은 모두 현지시간으로 기록되어 있다.
M	MCO(Miscellaneous Charges Order)	특별한 사람에게 교통편이나 여행서비스를 제공할 수 있도록 여행사 또는 유통업자에게 발행이 허용된 문서이다.
	MCT(Minimum Connecting Time)	연결 항공편 사이의 최소 허용시간이다.
	Meal Plan	하루에 한 번 또는 그 이상의 식사를 제공할 것인가에 대한 계획이다.
	Minimum Group Size	단체를 구성하는 최소한의 인원수이다.
	Monitor Tour	개발기관 또는 개발 주최회사가 특정의 관광지를 소비자에게 관람토록 하여 관광지개발에 도움이 되는 의견을 구하기 위한 목적으로 만들어지는 여행계획이다.
N	NTBA(Name To Be Axised)	예약시 명단을 주지 않았으나 추후에 명단을 통보하겠다는 의미이다.
	Non Endorsable	변경불가 : 항공사가 항공권을 발행할 때 항공권편이나 타 항공회사 항공편으로 변경불가, 즉 타 항공사 항공기로 탑승할 수 없도록 조치한 것이다. 이러한 제한이 가해지는 항공권을 할인이 된 경우이며, 만약 이를 허용하는 경우에는 발행항공사가 운송항공사에 해당 운항구간에 해당하는 정상요금분을 전액 지급하므로 큰 손실이 일어난다.

약어(용어)		해 설
N	NON REF (Non Refundable)	발권용어로는 환불을 금지하거나 제약하는 취지의 표시로서 항공권면의 Form of Payment 란에 이를 기입한다. 이는 주로 할부방식 등과 같이 환불을 하는 데, 제약이 있는 지불수단에 의해서 항공권이 발행되거나 운임 자체가 대폭 할인되어 있어 환불을 금지하고 있는 경우에 사용된다.
	Non Stop	무착륙 또는 도중 기항하지 않는 항공운항이다. 즉 목적지까지 중간 기항지 없이 비행하는 것이다. 이와 같은 운항 스케줄을 가진 특정한 항공편은 특히 비즈니스 여행자가 즐겨 이용하는 경향이 있는데, 이는 시간절약적인 면에서 장점이 있다.
	NOREC(No Record)	항공권상에는 예약 필이라고 기입되어 있으나 탑승지 운송지점에서는 그 여객에 관한 예약기록이 없는 상태이다.
	Normal Fare	보통운임 : 1년간 유효한 운임으로서 특별운임(Special Fare)에 부수되는 제반 제한적인 조건이 일체 적용되지 않는 운임이다.
	No-Show	손님이 공항에 나오지 않은 상태, 항공좌석을 사전에 예약했다가 예약취소 통보 없이 탑승하지 않은 상황이다.
	NSST(No-Smoking Seat)	금연석에 앉아 항공여행을 하려할 때 사용한다(반대는 Smoking Seat : SMST).
	NTO(National Tourist Office)	국가관광기관이다.
O	OAG(Official Airline Guide)	모든 항공사의 리스트를 포함하고 있는 비행스케줄의 메인 가이드이다.
	Off Season Fare	비수기 운임 : 여행비수기에 관광사업체들이 여행자를 확보하기 위해 제공하는 할인운임이다.
	OP(Operator)	수배담당자이다.
	Open	항공권 발권상의 용어로 탑승구간만 정해져 있을 뿐 탑승편과 일시에 관한 예약이 행하여져 있지 않은 상태이다.
	Open Ticket	예약이 되어 있지 않은 항공권이다.
	Operation	수배는 크게 항공수배와 지상수배로 나눌 수 있고, 일반적으로 지상수배를 의미하고, 지상수배에서 다루는 부분은 5가지가 있다. ① 현지 협력사 선정 ② 지상조건 확정(호텔, 식사, 가이드, 관광일정, 차량 등) ③ 행사요금 조정 ④ 행사진행시 안내원을 통한 현지의 행사준비 사항점검 및 원활한 행사진행 유도 ⑤ 행사종료 후 고객의 고충사항 처리 등
	Option Tour	선택관광 : 임의관광으로서 미리 정하지 않고 필요에 따라 정하는 관광이다.
	ORG(Official Railway Exchange)	세계의 철도시각표이다.

약어(용어)		해 설
O	Organizer	숙박과 지상교통기관을 수배하고, 이들 여행부품에 대한 구입비를 사전에 지불함과 동시에 팜플렛 등을 통해서 여행을 선전해서 이를 보고 여행에 참가하려고 하는 고객을 모집하여 이 단체를 왕복 또는 주회 여행으로 기획하고 조직하는 개인(IATA 가맹회사 및 IATA 대리점을 포함)이다.
	Over Booking	호텔이나 항공회사가 예약상태가 이미 만원임에도 불구하고 다소 취소가 있을 것으로 예상하여 그 수용가능한 객실과 좌석수의 예약을 접수하거나 판매하는 것이다.
	Over Land Tour	통과 상륙여행 : 동일 국가 내의 어느 기항지로부터 타 기항지에 항해할 동안 통과 상륙의 허가를 얻어 행하는 15일 내에서의 여행이며, 동일 선박에 재승선할 때이다.
P	Package Tour	주체여행 : 교통편, 숙박시설 그리고 관광활동 등과 같은 요소들의 조합이 미리 결정된 여행이다.
	Passenger Coupon	국제선 항공권은 최종 백지페이지로서 여행종료 후 또는 교환발행의 경우에도 이것만은 항상 여객에게 남게 된다. 따라서 이것은 여행의 기록으로서도 사용될 수가 있으며, 또 여객의 운송계약의 증거서류로서도 이용될 수가 있다.
	Passport Control	여권검사대이다.
	Pocket a Tour	모험여행이다.
	Pata	아시아항공 운송연합회이다.
	PNR(Passenger Name Record)	항공예약상태를 나타내는 것으로 승객들의 예약 데이터가 저장된 기록이다.
	PTA(Prepaid Ticket Advice)	항공운임을 지불하는 사람과 실제로 탑승하는 여객이 지리적으로 떨어져 있는 경우에 지불인으로부터 항공요금을 영수한 항공회사가 탑승여객이 있는 지역의 항공회사에 다 항공권을 여객에게 넘겨주도록 의뢰하는 통지이다.
R	Reconfirmation	재확인 : 여행자가 항공여행 도중 어느 지점에서 72시간 이상 체류할 경우에는 늦어도 항공기 출발 72시간 전까지는 복편 또는 연속편에 대한 좌석예약을 재확인하여야 한다.
	Refund	환불 : 항공권 구입자에게 사용하지 않은 운송 또는 서비스에 대하여 전체나 부분의 운임, 요율 및 요금을 되돌려 주는 것이다.
	Reissue	재발행 : 적용운임상에 변경이 있을 경우 또는 여정변경, 항공사 변경, 좌석등급 변경 등의 사유로 차액을 징수하거나 차액을 지불하여 항공권을 재발행하여 주는 행위이다.
	REN(Refund Exchange Notice)	승객이 티켓을 반납하고 돈의 재지불 요구를 대비해서 준비해둔 문서이다.
	Retailer	여행 소매업자 : 여행 도매업자의 브랜드를 판매하기 위한 단순한 대리인 역할을 하는 업자이다.
	Reconfirm	다시 예약상황을 확인하는 것으로 각 항공사 규정에 따라서 반드시 해야 하는 항공사가 있다.

약어(용어)		해 설
R	Retailer	여행소매업자 : 여행도매업자의 브랜드를 판매하기 위한 단순한 대리인 역할을 하는 업자이다.
	RQST(Request)	항공좌석이나 호텔객실 그리고 투어예약을 신청할 때 이렇게 표현한다.
	Rooming List	누가 누구와 객실을 공유할 것이라는 것을 나타내는 호텔 고객리스트이다.
	Round Trip	한 곳의 단기 체류지를 가지는 왕복여행이다.
	Routing	노선의 두 지점간 항공사에 의해 인가된 노선상의 비행로이다.
S	Safety Box	호텔 내에 비치된 귀중품 보관금고이다.
	Sending Service	출입국 절차를 대행해주는 서비스이다.
	Series Tour	동일한 형, 목적, 기간, 코스로서 정기적으로 실시되는 Tour이다.
	Shore Excursion	기항지 상륙여행 : 선박 또는 항공기가 그 항구나 도시에 도착한 후 출발할 때까지의 기간을 이용하여 일시상륙의 허가를 얻은 여행객이 그 부근 도시와 명승지 등을 관광하는 여행으로 일명 일시 상륙여행이다.
	Str	지상교통기관이다.
	Stop Over	중간 경유지에 잠시 쉬었다 가는 것이다.
	Stand By	항공자리가 없어서 기다리고 있는 상태이다.
	Shuttle Service	예약을 접수하지 않고 근거리 지점간을 빈번하게 왕복하는 열차나 버스 서비스이다.
	S.I.T(Special Interest Tour)	특별 기획여행으로 단순한 관광여행이 아니라 손님의 관심을 끌기 위하여 특별한 테마를 갖고 기획, 운영되는 여행이다.
	Special Fare	항공운임 가운데 보통운임 이외의 것을 일반적으로 특별운임이라 하지만, 엄격한 의미에서 보면 보통운임과 할인운임 이외의 운임을 특별운임이라고 한다.
	Stopover	도중체류 : 여객이 항공사의 사전승인을 얻어 출발지와 도착지간의 한 지점에 상당기간(국내선 4시간, 국제선 24시간 이상)동안 의도적으로 여행을 중지하는 행위이다.
	STPC	당일 항공편 연결이 안될 때 주 노선 항공사가 승객의 숙식을 제공하는 것이다.
	Surface	항공일정 중에서 중간에 항공을 이용하지 않고 다른 교통수단을 이용하는 경우이다.
T	Tariff	공포된 항공요금 또는 항공요금이 포함된 책자이다.
	Transit Card	통과여객을 구분을 위한 카드이다.
	Through Check In	여행자가 항공기 운항 스케줄상으로 인해 한 항공편으로는 여정을 종료할 수 없이 여러 항공편을 이용하여야만 목적지에 도착할 수 있는 항공 스케줄에서는 공항에서 수하물 수속시에 여객이 자신의 수하물을 최종 목적지에서 찾을 수 있도록 요청할 수 있다. 이때 여객이 수하물을 최종 여행목적지까지 부치는 것을 쓰루 체크인이라고 한다.

약어(용어)		해 설
T	Through Boarding	중간 경유지 탑승권을 처음 출발지에서 미리 받는 것으로 중간 경유지 체크인을 미리 마치는 것이다.
	TKTL(Ticketing Time Limit)	항공예약은 마쳤으나 항공권을 구입해야 할 시한을 설정할 때 사용한다.
	Transit Room	통과여객 대합실이다.
	Transfer	이동 : 주로 공항이나 역에서 호텔까지 가는 이동이며, PATA의 정의는 이를 여행업자가 어느 도시에 도착 또는 출발하는 경우에 제공되는 서비스, 즉 여행자를 공항터미널, 부두 또는 철도의 역으로부터 호텔까지의 교통편을 제공하는 등의 서비스를 규정하고 있다.
	Tax Free	그 나라에서 생산된 물건에 세금부과를 하지 않은 것이다.
	Transit	항공편에 있어 어느 출발지에서 특정 목적지로 이동 시 중간의 어느 지점을 경유하여 계속 여행 시 경유지에서 잠시 머물렀다 이동하는 상태이다.
	Transfer	비행기를 타고 가다 중간 경유지에서 다른 비행기로 바꿔서 타고 가는 것이다.
	Traveller's Check	여행자수표 : 해외여행 시에 많은 외화를 현금으로 소지하고 다니면 분실하거나 도난을 당할 우려가 많기 때문에 이러한 사고를 막기 위해 사용되는 일종의 수표이다.
	Transit	같은 비행기를 중간에 잠시 경유해서 가는데 그 곳에서의 업무절차이다.
	Turn Away	빈 객실이 없어 예약하지 않고 찾아온 손님을 거절하는 일로 Over Booking을 한 호텔에서 다른 호텔로 예약을 해주는 것이다.
	TWOV(Transit Without Visa)	여행객이 경유지국의 비자를 소지하지 않고 경유하려 할 때 적용된다.
U	Up Gracling	낮은 등급의 좌석에서 높은 등급의 좌석이용으로 옮겨져 좋은 서비스를 받도록 조치하는 것을 의미하는데, 이의 반대 경우가 Down Grade이다.
V	VAT(Value Added Tax)	몇몇 나라에서 상품과 서비스 구매에 적용하는 외국인 세금이다.
	Void	항공권이나 여권을 무효화시키는 경우이다.
	Voucher	여행사나 투어오퍼레이터가 숙박시설, 식사, 관광 또는 다른 여행상품에 대해 미리 지불하기 위해 발행하는 문서이다.
W	Waiting	항공자리나 예약상태를 나타내고 자리가 없어서 대기하거나, 예약확정을 받지 못한 상태에서 대기하는 것이다.
	Waiting Close	항공권 예약시 좌석상태가 이미 초과되어 더 이상의 예약이 불가한 상황이다.
	Whole-saler	여행도매업자 : 항공기, 버스, 선박, 호텔, 레스토랑, 가이드 등의 여행 구성요소를 효과적이고 생산적으로 수배 · 기획을 행하여 완제품으로서 대량으로 Tour를 설정하여 타 여행업자 또는 소매업자에 판매하는 업자이다.

2. 관광 · 여행 관련 용어와 해설

용 어	영문용어	해 설
가이드 할인요금	Discount of Guide Rate	고객과 동행하는 안내자 및 직원에 대해 숙박요금을 할인하는 제도이다. 일반적으로 여행사가 모집한 관광여행자들을 여행사 직원이 동반하여 여행할 때 그 여행사 직원에게 적용하는 할인 숙박료이다.
가족 할인요금	Family Plan	가족동반 할인요금이다.
가족호텔	Family Hotel	자녀들과 함께 여행하려는 사람들의 요구에 응하여 공간과 서비스 그리고 가족적인 분위기를 갖춘 상업 숙박시설이다.
간이식당	Diner	자동차나 기차여행을 하는 사람들을 위해서 고속도로변이나 기차 내 또는 역주위에 설치한 간단하고 값싼 음식을 파는 식당이다.
게이트	Gate	관문도시 : 일정지역을 방문하는 방문객에게 중요 입국경로의 역할을 하는 도시이다.
겨울철 휴양지	Winter Resort	겨울철의 휴양지이다.
결론의 비약	Jumping to Conclusion	소비자의 관광행동에 있어 개인이 지각을 왜곡시키도록 하는 요인 중 하나이며, 소비자들은 관련 자료를 모두 알아보지도 않은 채 나름대로의 결론을 내리는 경우를 지칭한다.
경유	Transit	통과, 경유, 여행의 목적지까지 가는 동안에 교통기관이 도중 들어가는 지점이다.
경치	Scene	풍경이다.
공동관광 선전기관	EATA(East Asia Travel Association)	일본국제관광진흥회의 제창에 의해서 1966년 동경에 설립되었다. 지역 내의 회원 각국간에 상호 협력함으로써 선전활동의 촉진과 시설의 충실을 기하여 관광사업을 진흥시키자는 데 그 목적이 있다. 홍콩, 일본, 한국, 마카오, 필리핀, 대만, 태국 등 7개국의 공적 관광기관을 회원으로 하는 공동관광 선전기관이며 사무국은 동경에 있다.
공장시찰 여행	Pant Tour	미국에서 사용하고 있는 Industrial Tourism으로 산업관광 또는 공장견학이다.
관광	Sightseeing	일정지역 내의 가벼운 형태의 여행이다.
관광	Tourism	관광, 관광사업, 관광산업, 관광왕래, 관광객이다.
관광루트	Off Beaten Track	관광객이 잘 이용하는 관광 루트(우리나라에서는 서울 / 경주와 같은 루트)에 대해 그다지 관광객이 잘 이용하지 않는 관광루트이다. Unbeaten Track이라고 한다.
관광객 등급	Tourist Class	1st Class에 대해서 통상 아래 클래스의 싼 운임등급이다. Tourist Class의 호텔이라고 하며, 격이 낮은 싸구려집(숙박소)과 같은 느낌이 있어 사용상 주의를 요한다.
관광객 안내소	Tourist Bureau	여행업자를 알려주고 관광지를 설명한다.

용 어	영문용어	해 설
관광객 종합	Tourist Complex	갖가지의 관광객용 시설을 종합적으로 묶어서 만들어 놓은 건물 또는 지역이다.
관광객 서비스	Tourist Service(s)	관광객의 대우 : 관광기업이 관광객에 대해서 제공되는 각종 서비스(숙박시설, 레스토랑, 토산품점, 환전소, 가이드, 여행업자, 투어, 각종의 할인 혹은 면세제도, 특별한 기획(잔치프로그램), 극장, 유형 · 무형의 모든 서비스)이다.
관광객수	Tourist Arrival	관광지에 있어서의 방문자수이다.
관광객용 시설	Visitor Plant	PATA의 정의에 의하면 모든 숙박시설, 열차, 버스, 공원 등 여행목적지에 있는 시설이다.
관광객용 전화 서비스	Tele-Tourist Service	관광객용 전화안내 서비스이다.
관광메뉴	Tourist Menu	어느 관광지를 찾아오는 고객을 위하여 그 지역의 독특한 요리를 맛볼 수 있게 하기 위한 메뉴 또는 관광객용으로 비교적 싼 요금으로 서비스용으로 만들어진 메뉴이다.
관광배경 요소	Background Tourism Elements	관광자원 분류에 있어 Basket 컨셉을 적용하여 바구니는 관광배경 요소를 바구니에 담긴 제품은 관광시설과 교통에 해당된다고 분류하고 있다.
관광버스	Motor Coach	관광버스이다.
관광산업	Tourist Industry	관광사업, 관광업계이다.
관광수입	Tourist Income	어느 나라가 타국의 관광객으로부터 얻는 외화수입으로 Tourist Receipts쪽이 더 잘 사용된다.
관광수입	Tourist Receipts	관광수입이다.
관광숙박소	Tourist Home	관광객에게 숙박시설을 제공하는 소형 개인소유 숙박소로서 호텔이나 모텔보다 요금이 저렴하며, 시설면에서 미비한 점이 많다. 가족적인 분위기를 즐길 수 있다. Guest House로서도 알려져 있다.
관광시장	Tourist Market	보통은 관광객을 송출하나 때로는 관광객 수입시장을 의미하는 수도 있다.
관광안내	Tourist Information	여행안내이다. Travel Information이라고도 한다.
관광안내원	Guide	관광안내원이다.
관광왕래	Tourist Flow	관광객의 유동이다.
관광용 선박	Cruise	① 관광용 선박 ② 비정기 노선의 선박을 이용한 유람형 여행이다.
관광지 선전업자	Destination Promoter	소비자가 해당 관광지를 선호하고 관광토록 유도하는 관련 업자를 지칭한다. 관광대리점, 여행사무소, 컨벤션 기관 등이 이것에 포함된다.
관광지출	Tourist Expenditures	관광지출, 관광객소비액 : 국민이 해외여행에 소비하는 금액 또는 어느 나라를 방문하는 관광객이 그 나라에서 숙박, 식사, 선물(토산품)구입, 구경(관광), 국내교통비 등에 소비하는 금액을 그 나라에서 보면 관광수입이 된다.

용 어	영문용어	해 설
관광호텔	Tourist Hotel	관광객의 숙박에 적합한 구조 및 설비를 갖추어 이를 이용하게 하고 음식을 제공하는 자동차, 여행자호텔, 청소년호텔, 해상관광호텔, 휴양 콘도미니엄 등의 숙박시설 등이 있다.
관광호텔 등급	Tourist Hotel Classification	유럽 여러 나라에서는 별로 호텔의 등급을 표시하는데, 별 5개의 호텔은 특급, 별개의 호텔은 일반용을 나타낸다. 우리나라에서는 관광사업법 제24조 및 령 제4조에 의거 관광호텔업의 등급을 특1급, 특2급 및 1급, 2급, 3급 등으로 나누고 문화체육관광부장관이 결정한다.
관광회사	Sightseeing Company	지방의 관광 또는 시내관광을 운영하고 있는 여행사이다.
광고모집여행	Advertised Tour	광고선전을 통한 모집여행 : 기획여행 상품판매에 있어 특히 광고에 의한 마케팅을 활용하는데 이를 Advertised Tour이라 한다.
국가관광기관	NTO(National Tourism Organization)	각국의 국가관광기관, 한 국가의 관광정책을 수행하는 국가기관으로서 국가들간에 폭넓게 관광정책들을 결정하고 실행하는 권한을 갖고 있다. 보통 대외관광 선전이라든가 외국인 관광객의 유치사업을 하고 있는 국가관광기관이다.
국내로의	Inbound	외국인의 국내여행이다.
국내 여행업자	Domestic Agent	국내 여행업자이다.
국내외 여행	Business Tourism	사업을 목적으로 한 관광을 포함하는 국내외 여행이다.
국립공원	National Park	국립공원이다.
국적	Nationality	국적이다.
국제관광기구	WTO(World Tourism Organization)	제2차 세계대전 후 국제관광사업의 급진적인 발전에 따라 1947년 영국여행휴가협회의 제창에 의해 파리회의에서 정식으로 발족된 국제관광기구이며, 이것은 세계 최초의 국제관광기구이다.
국제관광연맹	ITA(International Touring Alliance)	1898년에 International League of Touristic Associations의 명칭으로 설립된 세계에서 가장 오래된 관광관계 단체의 하나로 1919년에 ITA(International Touring Alliance)로 개칭하였다. 국제관광의 진흥을 목적으로 하고, 각국의 Touring Club, Automobile Club, Cycling Club, 수상 Club, 도보 Club, 여행대 Association을 회원으로 하고 있다.
국제관광연맹센터	IFTC(International Federation of Tourist Centers)	1948년 모나코에 설립한 유럽의 관광기관, 관광안내소장의 연결기관 주 목적은 정보교환, 연결협조를 도모하는 데 있다. 회원수는 9개국, 본부는 프랑스의 리옹에 두고 있다(Federation Internationale de Centres Touristiques : FICT).
국제 여행업자	International Agent	해외관광과 관련한 제반업무를 처리할 수 있는 여행업자이다.
국제여행 제한규정	Exit Restrictions	국외여행 억제를 위한 제한규정이다.
스테킹	Stacking	카지노게임 Roulette의 기본동작으로 흐트러진 Chips를 세우는 동작이다.
스페인국철	RENFE	스페인국철 : Reseau National des Chemins de Fer Espagols이다.

용 어	영문용어	해 설
슬롯머신	Slot Machine	슬롯머신은 투입구에 동전을 넣고 투기의 수단으로 관광호텔에서 오락을 하는 것이다. 세계 최초의 슬롯머신의 이름은 '리버티 벨'로 1805년 미국의 Chals Pay가 만들었다. 이것은 모방이 아니라 구술을 사용하는 구술치기의 일종이다.
승객	Passenger	여행 · 승객 · 운송기관의 승객이며, 여행업계에서는 고객(여행자)을 가지고도 Passenger라고 한다.
시내관광	City Excursion	시내관광이다.
시차	Time Difference	시차이다.
시찰여행	Fam Tour	여행 관련자를 초청하여 관광지, 관광시설, 관광코스 등을 시찰하게 하는 여행이다.
식당차	Dining Car	열차의 식당차이다.
신분증	ID Card	Identification Card의 약자이다.
싱글챠타	Single Charter	ITC라든가 TGC와 같이 백 투 백(Back to Back)으로 일정기간 계속적으로 운항하는 챠타에 대해서 단발적으로 운항하는 챠타이다.
세계일주	RTW	Round The World의 약자이다.
공인여행상담원	CTC	Certified Travel Counselor의 약자이다.
안내브로셔	Confidential Tariff	일반적으로 매년 1회 발행되는 여행중개업자용 판매 안내브로셔이다.
안내소	Information	관광안내소이다.
알씨아이	RCI(Resort Condominium International)	미국 인디아나 폴리스에 본사를 둔 세계적인 휴양지 시설교환업무를 대행해 주는 전문적인 콘도미니엄 조직회사이다.
왕복여행	RT	Round Trip의 약자이다.
어랜징	Arranging	카지노게임 Roulette의 기본동작으로 금액 및 Setting Stack의 Color별 정리 Pay Off이다.
에소닉관광	Ethnic Tourism	색다른 문화와 인종 · 생활방식 등을 관광하는 이국적 관광이다.
여행인솔자	Escort	관광안내를 하는 Guide와 구분된다.
예약수행부서	Reservation Department	고객의 예약상황을 신속하고 정확한 응답기능을 수행하는 부서로서 새로운 예약을 위한 정확한 데이터를 수집하고 보존하여 원활한 예약을 수행한다.
에어텔	Airtel	항공편과 호텔숙박만을 결합한 여행상품이다.
여행대리점 할인	AD	Agent Discount의 약자이다.
에이프런	Apron	카지노게임 Roulette의 기본동작으로 딜러가 Chips를 Sweeping한 다음 Chpping하는 장소 또는 Helper가 있는 곳이다.
에프씨티	FCT	해외여행 인솔자가 포함된 해외여행으로 Foreign Conducted Tour의 약자이다.
개인여행자	FIT	Foreign Independent Tour의 약자이다.

용 어	영문용어	해 설
엘르센트릭	Allocentric	모험적이고 진취적인 관광자의 성격유형이다.
엠아이피	MIP	Most Important Person의 약자로 VIP(Very Important Person)보다 한 단계 중요한 고객이다.
여정 플레이트	Routing Plate	여정을 미리 각인하여 발권할 때에 임프린터(Imprinter)의 좌측에 설치시키고 인자하기 위해서의 플라스틱 플레이트로 단체여객의 경우와 같이 동일여정의 대량 발권에 편리하다.
여정안	Suggested Itinerary	여정안이다.
여정의 변경	Rerouting	여정의 변경이다.
여행그룹 챠타	TGC(Travel Group Charter)	1972년 미국에서 탄생한 챠타로 불특정 다수 시장을 대상으로 한다.
여행기간	Duration	여행기간이다.
여행담	Travelogue	최근에는 슬라이드나 영화 등을 사용하여 여행지의 소개나 경험담을 하여 집객을 도모하는 일이 잘 행해지고 있다.
여행도매업자	Educational Tour	항공사, 여행도매업자, 각국 관광청 등이 여행업자를 위해 실시하는 연수여행이다.
여행보험	Travel Insurance	여행중에 일어날 수 있는 사고를 위해 안전장치이다.
여행비용	Travel(ing) Cost	여행중에 필요에 의해서 쓰는 경비이다.
여행사 경영자	Agent Manager	여행업자이며 여행의 운영자이다.
여행사 외상매출 계정	Agent Account	여행사가 지불을 보증하는 외상매출계정이다.
여행사 원장	Agency Ledger Adjustment	여행사와의 거래를 별도로 취급하는 미수금 원장 중의 하나이다.
여행산업	Travel Trade	여행업계이다.
여행성향	Travel Attitude	일반사람들의 여행에 대한 생각 및 일반적으로 여행을 하는 습관이 있는 사람들의 경향이다.
여행수입	Travel Expenditure	여행자가 여행에 지출한 금액으로 일반적으로는 수지표상의 용어이다.
여행수지차	Travel Gap	여행수지의 언밸런스 : 미국의 여행수지가 대폭적인 적자가 되고 있어 그것이 미국의 국제수지의 악화와 더불어 커다란 문제로서 취급되게 되었다.
여행시설	Travel Plant	Tourist Plant를 사용하는 수도 있는 관광시설이다.
여행시장	Travel Market	통상은 여행자를 대량으로 송출하는 시장이다. 북미와 유럽이 세계의 2대 여행시장이며, 우리나라로서는 일본도 가장 비중이 무거운 큰 시장으로서 주목되어 왔었다.
여행 신분증명서	Travel Documents	여행상의 필요서류로 일반적으로는 여권 또는 신분증명서이다. Yellow Book(예방접종증명) 기타 물품 등의 수입증명서(또는 허가서) 등도 포함된다.

용 어	영문용어	해 설
여행안내책자	Guide Book	여행안내책자이다.
여행업자	Travel Agency	여행업자이다.
여행일정표	Itinerary	여행일정표이다.
여행자금대부	Traveloan	할부여행이다.
여행자보호 시스템	Default Protection Plan	공급자의 채무불이행 시 여행객과 여행업자를 보호하기 위한 시스템이다.
여행자 송출국	Travel Plant Country	여행자를 해외로 내보내는 것이다.
여행자 수입국	Travel-Receiving Country	여행자가 관광지에 들어가는 나라이다.
여행자수표	Traveler's Check(T/C)	여행자가 가지고 다니면서 쓰는 자기앞수표와 같은 것이다. 여행자가 직접 현금을 지참하여 심적 위협을 느끼지 않도록 현금과 같이 사용할 수 있도록 했으며, 이것은 하나의 수표로서 현금을 주고 매입할 때 서명을 해서 쓰기 때문에 제3자는 사용이나 위조를 할 수가 없게 되어 있다. 따라서 두 번 서명하지 않는 것은 분실이나 도난 시에 타인이 사용할 수가 없다. 즉 여행자수표는 회사 및 은행에 의하여 발행되며, 보험에 가입한 특수수표이다.
여행장애	Travel Barriers	일반적으로 전염병이라든가 음료수, 근대적이고도 쾌적한 교통수단의 결여, 자연적 · 신체적인 위험보다도 정치분쟁에 의한 여행제한이나 비싼 운임, 공항세, 출국세, 언어장벽, 사회적 · 경제적 불안 등의 인위적인 장애이다.
여행 프로그램	Vacation Program	여행업자 등이 휴가여행자를 표적으로 삼고 조직하는 Tour Program이다.
염가여행	Budget Tour	일반적인 요금보다 저렴한 여행이다.
영국관광청	BTA(British Travel Authority)	1969년 정부명령에 의해 영국 여행휴가협회가 해산되고, 대신하여 BTA 및 English Tourist Board, Scottish Tourist Board, Wales Tourist Board 잉글랜드, 스코틀랜드, 웨일즈 관광위원회가 설립되었다. 같은 청의 주된 업무는 전 협회가 수행해 온 외객유치와 국내관광의 장려 및 국내의 숙박시설, 관광시설의 개선촉진에 있다.
영국여행업자협회	ABTA	Association of British Travel Agent의 약자이다.
예약업무	Arrangement	숙박 · 항공 · 교통 · 식사 · 관광 등에 관한 예약업무이다.
예정표	Schedule	표, 시간표 : 여행업계에서는 특히 일정표이다.
오그나이즈	Organizer	특별히 작성된 여정에 참가하는 단체여행자를 조직하는 자 : 사전에 금액지불이 끝나고 팜플렛 등으로 선전되고 숙박 · 지상교통기관이 수배되어 IATA 가맹 항공회사의 편을 사용하며, 단체의 왕복 또는 Circle Tour를 기획 · 조직하는 게임(IATA 가맹회사 및 IATA 대리점을 포함)이다.
오더 포 크레딧	Order for Credit	Gaming, Chips, Coin, Plague 등을 Gaming Table로부터 Banker로 옮기기 위해 카지노 계장이 작성하는 Manual Credit System의 서식이다.

용 어	영문용어	해 설
오리엔테이션	Orientation	여행출발 전이라든가 최초의 목적지에 있어서 여행업자가 여행자를 위해하는 설명출발도시와 목적도시 : 항공권면상의 Origin, Destination 난에 출발도시와 최종 목적도시명을 기입한다.
오버라이딩 커미션	Overriding Commission	특수한 판매노력을 필요로 하는 투어에 대해서 통상의 대리점수수료에 덧붙여서 지불되는 추가수수료이다.
오버랜드 패스	Overland Pass	그 나라의 출입국관리법에 기본을 두고서 배로 그 나라를 방문하는 외국인에 대해 그 배가 그 나라의 다른 항에서부터 출발할 때까지의 사이에 관광을 위하여 육로를 여행할 것을 희망하는 경우에, 신청에 의하여 발부되는 통과상륙허가증으로 사증을 취득하고 있지 않더라도 일정기간의 체재가 허가된다. 단, 그 배는 입국관리당국으로부터 사전에 관광선의 지정을 받는 것이 통례이다. 기항지상륙 허가서하고는 다르다.
오버랜드 패신저	Overland Passenger	Overland Pass의 발부를 받고 입국한 외국인관광객이며 '통과관광객'이라 역하고 있다. 사증을 필요로 하는 '통과객'과 혼동하지 않도록 할 필요가 있다.
오토캠프	Autocamp	야외에서 숙박하는 일이나 또는 그 장소이다.
오픈죠 트립	Open-Jaw Trip	여객형태의 하나로 그냥 '오픈죠'라고 한다. 주유(周遊) 또는 왕복여행으로 출발지가 같고, 목적지에 있어서 항공기를 쓰지 않고서 2지점간을 이동하는 여행, 또는 출발지와 도착지가 다른 여행으로 각기 왕복운임을 쓸 수 있는 여행이다.
선택관광	Optional Tour	현지의 소여행 : 미리(애당초부터) 여정에 짜여 넣어져 있지 않고, 여행자가 현지에서 자유로 선택할 수 있는 투어이다. 유료이고 최근에는 자유여동형의 투어가 증가, IT 차타(ITC) 등의 운항에 따라 옵셔날 투어의 중요성이 재인식되고 있다. 임의관광이다.
국외여행	Outbound	외국으로 나가는 경우의 해외여행 및 그에 관계하는 업무이다.
외국인 관광객	Incoming Tourist	특히 해외에서 입국한 외국인관광객이다.
외국인등록증	Alien Registration Card	외국인등록증이다.
워터 클로젯	Water Closet	화장실이다.
유료 화장실	Pay Toilet	유료 화장실이다.
인센티브 여행	Incentive Tour	보상여행 또는 포상여행이다.
인포메이션 클럭	Information Clerk	호텔 방문객 및 투숙객에게 여행정보를 제공하는 직원이다.
일반여행업 대리점	Sub Agent	일반여행업자의 대리점이다.
일본관광협회	JNTO	Japan National Tourist Association의 약자이다.
일본여행자협회	JATA	Japan Association of Travel Agents의 약자이다.
일시방문객	Temporary Visitor	관광객에 대해서는 각국이 모두 사 중의 면세 혹은 각종 세금의 면세 등 우대조치를 청구하고 있는 것이 보통이나, 정의를 정하는 혹은 국제적으로 통일하는 일이 몹시 곤란하므로 여행자를 그 체재일수로 장기

용 어	영문용어	해 설
		체재자와 단기 체재자(90일 정도로 하자는 안이 있다)로 나누어 단기 체재자에 대해서는 갖가지의 편의를 주려고 하는 생각에서 Temporary Visitor 사용되게 되었다.
일시방문자	Excursionist	한 국가나 지방에 1일을 숙박하지 않고 24시간 미만의 여행을 하는 일시방문객이다.
일용품	Personal Effects	신 일용품 : 여행자가 여행 중에 개인적으로 사용하는 옷(의류) · 화장품 등의 물건(물품)으로 각국이 모두 면세수입을 이전하는 것이 보통이나 국제적 통일기준을 만들 필요성에 따라 1954년에 Convention Concerning Customs Facilities for Touring이 작성되어 많은 나라가 이 조약에 가맹하고 있다.
입장료	Admission Fee	입장료이다.
	Entrance Fee	공연, 경기를 구경하기 위하여 장내에 들어가기 위해 내는 돈이다.
자연자원	Natural Resource	관광자원의 하나로서, 그 보호에 대해서 각국의 관광기관 · 관계단체는 갖가지의 노력을 기울이고 있다.
장거리전화	Long Distance Call	장거리전화이다.
재환전	Reconvert	재환전이다.
재환전	Re-Exchange(Reconversion)	비거주자가 입국하여 외국환을 원화로 환전한 후 사용하고 남은 원화 잔액을 출국 시 다시 외화로 환전하는 것이다.
저관여 전략	Low-Involvement Strategy	소비자의 제품에 대한 관광수준이 낮을 때 이를 높은 관여전략으로 전환시키는 전략이다.
전망대	Observation Platform(Tower)	전망대이다.
전망차	Observation Car	전망차이다.
전망차	Vista Car	2층식 전차, 버스 등의 전망차이다.
접근성	Accessibility	관광의 세분화된 시장에 접근하여 활동할 수 있는 정도이다.
정기관광	City Tour	한 도시의 시내관광을 위한 정기관광 프로그램이다.
정킷	Junket	여행경비를 여행자 본인이 부담치 않는 시찰 · 답사 등의 여행이다.
정회원	Active Member	단체의 정회원이다. 준회원은 Allied Member라 한다.
제3차 산업	Territory	관광사업을 포함하는 제3차 산업이다.
제비용포함 여행	All Expense Tour	포괄여행의 일종으로 식사, 관광, 세금, 기타 비용 등이 모두 포함된 여행이다.
조운트	Jaunt	하이킹 등 비교적 기간이 짧고 가벼운 형태의 여행이다.
조직여행	Organized Tour	여행사가 아닌 제3자가 기획하여 조직한 여행으로 통상은 단체여행이다.
좀비	Zombie	칵테일 이름으로 남태평양제도에서 Don이라는 백인에 의해 만들어졌으며, 그 뜻은 마법으로 죽은 사람을 되살아나게 한다는 초자연의 힘이나 그렇게 되살아난 사람을 의미한다.

용 어	영문용어	해 설
종일관광	Wholeday Tour	전일(終日)관광 : 여행일정상 사용한다.
종일여행	Full Day Excursion	종일여행이다.
주회여행	Circle Trip	1개 이상의 여행목적지를 포함한 출발지로 다시 돌아오는 여행형태이다.
준비품	Outfit	준비품, 여행용품, 여행단체, (여행)준비(비)이다.
지브이	GV	단체여행객에게 적용되는 요금산정 시 최소인원을 표기하는 코드이다.
지아이티	GIT	단체여행자이다.
지상수배부분	Land	지상수배부분이다.
지상수배업자	Ground Operator	여행지에서의 운송 · 관광 · 숙박 등의 수배를 담당하는 현지여행업자이다.
직책수당	Position Allowance	Post Convention Tour 회의 후 여행 : 회의의 종료 후 회의 참가자를 위해서 계획되고 만들어진 Organized Tour로 회의의 주최자 등 미리 계획을 세워 놓고 실시하는 관광이다.
짧은 여행	Trip	짧은 기간의 회유형 여행이다.
최종 일정표	Final Itinerary	출발 전에 확정된 최종적인 여행일정표이다.
최혜약관	Best Available	관광고객에게 제공가능한 최선의 숙박시설과 서비스를 제공한다는 업자의 사전약속이다.
카운팅	Counting	카지노게임 Roulette의 기본동작으로 각 Zone Bet의 배수, 수치읽기이다.
컬러 칩스	Color Chips	카지노게임 Roulette의 기본동작으로 Play할 수 있는 Chips이다.
타이디 벳	Tidy Bet	카지노게임 Roulette의 기본동작으로 어수선하다고 느껴져 딜러가 인위적으로 단정하게 만든 것이다.
타이사이	Tai-Sai	Tai-Sai는 주사위 3개를 이용하여 고대부터 유명한 중국의 게임으로서 유리용기에 있는 3개의 주사위를 딜러는 3회 또는 4회를 진동시킨 후 뚜껑을 벗겨 3개의 주사위가 표시한 각각의 숫자 또는 구성되어 있는 거는 장소에 여러 종류의 Chips를 올려놓고 맞히는 게임이다.
탐사여행	Expedition	탐사 · 조사 등 특정한 목적을 가지고 하는 여행이다.
태국정부관관청	TAT	Tourism Authority of Thailand의 약자이다.
태평양 관광협회	PATA-Pacific Area Travel Association	태평양 지역 각국이 세계 최대의 여행시장인 미국에서의 관광객 유치 및 지역 내 각국의 관광왕래의 촉진을 목적으로 하는 공동선전실시를 위하여 1951년 태평양 잠정여행협회로서 호놀룰루(Honolulu)에 설립하였고, 1953년 현재의 명칭으로 바꾸어 오늘에 이르고 있다. 출판물로서 Pacific Travel News(월간), 태평양 호텔 · 여행가이드(연간) 등을 발간하고 있다. 본부는 샌프란시스코에 있으며 회원은 57개국의 정부관광기관, 교통기관, 여행업자, 호텔 등이 가맹하고 있다.
태평양 지구관광협회	Pacific ASIA Travel Association	1951년에 설립된 태평양지역의 정부 관광기관, 항공회사, 여행업자, 호텔 등이 가맹하고 있는 공동관광선전기관이다. 회원은 1,000을 넘는다. 보통 PATA라고 한다.

용 어	영문용어	해 설
태평양 항공운임	Trans Pacific Fare	태평양 항공운임이다.
테이블 게임 윈, 로스	Table Game Win or Loss	게임에서 고객에게 이겨서 얻은 Cash Plague, Gaming Chips 등의 총액에서 고객에게 Loss한 Cash, Gaming Chips Plague 등의 총액을 제한 것이다.
테이블 게임드롭	Table Game Drop	Drop Box에서 Collect한 통화의 총액이다.
테이블 고객양식	Table Inventory Slip	Gaming Table에서 Game Chip Coin, Plague 등의 재고를 기록하는 데 사용하는 양식이다.
테크니컬 방문	TV(Technical Visit)	① 관광 이외의 목적, 즉 시찰을 목적으로 하여 상대방을 방문하는 것이다. ② 시찰을 목적으로 한 투어이다.
테크니투어	Technitour	Technical Visit와 같다.
텔레투어리스트 서비스	Tele-Tourist Service	관광객용 전화안내 서비스로 Automatic Service라고도 한다.
토마스 쿡	Thomas Cook	세계에서 가장 오랜 여행업자이며, American Express와 함께 세계 최대의 여행업자의 하나이다.
토마스 쿡 철도시간표	Thomas Cook Continental Timetable	토마스 쿡사에서 발행하고 있는 유럽을 중심으로 한 철도시간표이다.
통역	Interpreter	통역이다.
동행안내	TC(Tour Conductor)	동행안내 T/C라고도 한다. 여행에 동행해서 현지에 있어서의 투어운영에 필요한 일절의 업무를 행하는 자이다.
동행안내요금	Tour Conductor's Fare	Tour Guide Fare라고도 한다. 항공운임의 경우는 보통 10명 이상의 단체의 인솔자에 대해서 적용되는 할인운임으로 10명 이상 14명 미만의 단체의 경우는 11명째의 사람의 운임이 50[%] 할인이 되며, 재차 15명 이상인 단체의 경우는 16명째의 운임이 100[%] 할인이 된다. 단, 단체가 특수운임으로 여행하는 경우, 그 적용이 없는 경우 혹은 필요구성인원 수가 다른 경우가 있다.
투어 가이드	Tour Guide	일반적으로는 소위 가이드이며, Tour Conductor, Tour Escort를 의미하는 경우 또는 가이드가 일을 겸해서 동행하는 경우가 있다. 우리나라에서는 가이드를 전업 적으로 일하고 있는 사람의 특징은 여행업자의 전속으로 되어 있는 경우가 많아 Tour Conductor 혹은 Tour Escort의 일을 하기도 한다.
투어 리더	Tour Leader	Tour Conductor이다.
투어 매니저	Tour Manager	Tour Conductor와 같으며, 여행업자나 항공업자에게 Tour의 기획 · 판매 · 운영을 관리자로서의 주의를 기울이고 또한 수익상의 견지에서 컨트롤하고 지시하는 책임자를 두는 일도 있다.

용 어	영문용어	해 설
투어 오그나이즈	Tour Organizer	PATA에서는 "특별하게 작성된 여정에 참가할 단체여행자를 조직하는 자"이다. 투어 오퍼레이터하고의 구별은 Tour Organizer가 반드시 운임동맹의 지정을 받을 필요는 없으며, 또한 "여행업자에게 커미션은 지불할 필요도 없는 점이다"라고 정의를 내리고 있다.
투어 오퍼레이트	Tour Operator	우리나라에서 제각기의 목적지에 대해서 관광 버스, 레스토랑, 방문기업 등을 전문적으로 수배하는 업자이다. 현지의 일정과 정확하고 새로운 여행정보를 가지고 있다.
투어 호스트	Tour Host	Tour Conductor이다.
트렁크 룸	Trunk Room	큰 가방이나 짐을 넣는 장기체류자의 수하물을 보관하는 방이다.
국외여행인솔자	TC	① Tour Conductor ② Traffic Conference ③ Traveler's Check 등의 약자이다.
티아이엠	TIM	Travel Information Manual의 약자 각국의 출입국수속(CIQ)에 최신의 규칙을 모아 놓은 것이다.
티지	TG	Tour Guide이다.
티피아이	TPI	Travel Press International의 약자로 국제여행업계전문지협회이다. 미국 · 영국 · 프랑스 · 일본(Travel Journal) 등의 대표지가 가맹이다.
판매원조물품	Sales Aid	Tour나 Destination을 판매함에 있어서 소용되는 물건으로 팜플렛은 물론 슬라이드, 영화, 포스터, 기타 Give-away(경품, 무료제공품)까지도 포함한다.
패이아웃	Payout	게임 테이블이나 Slot Machine에서 고객이 Win한 금액을 지급하는 것이다.
패키지	Package	여행에 필요한 교통 · 숙박 · 식사 · 팁 · 관광 등 일체의 경비를 포함하는 요금으로 여행구매자의 숫자에 의거 할인요금으로 판매된다.
패키지 투어	Package Tour	항공운임에 호텔요금 · 관광요금 · 식사요금(일부만의 경우도 있다) 등의 비용을 포함한 투어이다.
패티션	Petition	청원서 : 사증(visa)의 신청에 필요한 서류로서 요구받는 수가 있다.
포괄단독여행	Inclusive Independent Tour	포괄단독여행이다.
포괄여행	All Inclusive Tour	숙박, 식사, 관광, 교통 등 여행의 제반 경비가 모두 포함된 여행이다.
포괄여행	Inclusive Tour	항공 · 관광 · 숙박 · 식사 등을 일괄 포함한 여행이다.
포괄전세여행	Inclusive Tour Charter	전세항공편에 의한 수송이 포함된 관광이다.
푸싱	Pushing	카지노게임 Roulette의 기본동작으로 40, 50, 60, 70, 80, 100, 120, 141개 등의 숫자로 Chips를 Rack에서 꺼내서 Set하여 Player에게 밀어주는 동작이다.

용 어	영문용어	해 설
풀 서비스 트레블 에이전시	Full Service Travel Agency	해외 · 국내 등 여행과 관련한 종합적인 서비스를 제공하는 여행사이다.
풍경의	Scenic	풍경의, 경치가 좋은의 뜻이다.
프레쥬어 트레벌러	Pleasure Traveler	Business Traveler와 대비시키는 경우의 관광객이다.
프린시펄	Principal	여행업계에서 대리자로서의 여행업자에 대한 본인의 의미로 항공회사, 선박회사, 철도회사, 버스회사, 호텔 등이다.
플라이 드라이브 패키지	Fly Drive Package	항공과 렌트카를 포함한 패키지 유형이다.
플랜트	Plant	시설의 의미로 잘 사용된다. Tourist Plant 등이다.
피크	Peak	산꼭대기를 두고 하는 말이나 여행업계에서는 Peak Season을 줄여 Peak라고 말하는 일이 많다.
핀쿠션	Pin Cushion	바늘겨레 : 여행자의 편의를 위해서 바늘 · 실 · 단추 등을 준비하고 있다.
필리핀관광협회	PTTA	Philippine Travel and Tourism Association의 약자이다.
학생할인	SD(Student Discount)	학생할인 : 적용조건은 특례를 제외한다. ① 연간 수업을 행하는 학교의 12세 이상 26세 미만의 학생일 것이다. ② TC 3내, 또 TC 2의 여행에 한할 것이다. ③ 도중 항기(降機)는 인정하지 않는 등 보통운임의 25[%]할인, 신청은 항공회사 소정의 신청서에 학교장의 직인을 요한다.
한국관광공사	KNTO-Korea National Tourism Organization	한국의 관광산업발전 및 외화획득, 관광 서비스 개선 등을 목적으로 1962년 4월 24일 국제 관광공사법이 제정되고, 그 해 6월 26일에 국제관광공사가 창립하여 운영되어 오다가 1982년에 12월 27일 한국관광공사로 그 명칭을 바꾸어 오늘에 이르고 있다. 1960년대에는 산하에 호텔, 여행사, 운수업체 등을 가진 영업체제였으나, 1974년 진흥체제로 전환하여 업체를 불하하고 현재까지 진흥 · 개발 · 교육훈련 업무에 주력하고 있다.
해피코트	Happi-Coat	외국인에 대한 Reception 등에 선물로서 제공되는 부인의 사교용 웃옷이다.
헬스관광	Health Tourism	온천 및 휴양지와 연계한 건강증진 목적의 관광이다.
현지시간	Local Time	현지시간이다.
현지여행업자	Local Agent	현지여행업자이다.
현지지상수배	Land Arrangement	해외여행에 따른 현지 지상수배로 Land Operator에 의해 제공된다.
현지지상수배업자	Land Operator	현지관광의 지상수배를 전문으로 하는 여행업자이다.
홈 스테이	Home Stay	여행시 현지의 가정을 방문하여 체재하는 것으로 체류지역에 대한 생활문화를 습득할 수 있어서 새로운 여행영역으로 자리잡고 있다. 최근 국내에서도 이러한 홈스테이 상품이 개발 · 판매되고 있다.

용 어	영문용어	해 설
환경관광	Environmental Tourism	자연적 경관이나 자원을 관광하는 환경적 관광이다.
회의 전 여행	Pre Convention Tour	회의 전 여행 : 회의의 개최 이전에 가까이에 있는 관광지 또는 제법 먼 곳에 있는 관광지를 몇 곳 구경하고 회의개최지에 도착하도록 계획되어 만들어진 Organized Tour이다.
후광효과	Halo Effect	소비자 관광행동에 있어 일반적인 인상이 다른 자극의 해석에까지 영향을 미치는 경우이다.
휠	Wheel	카지노게임 Roulette의 기본동작으로 Layout과 똑같은 번호가 있는 Ball이 돌아갈 수 있게 한 기계이다.
휴가별장	Vacation Home	특별한 계절 동안에 비교적 단기간 사용되는 2차적인 거주지이다.
휴가여행객	Holiday Maker	휴가여행객이다.
휴가의 조정	Staggering of Holiday	휴가의 조정 : 유럽에서는 여름철에 사람들이 휴가를 모두가 한꺼번(일시)에 받아서 여행을 떠나기 때문에 그 혼잡완화가 커다란 문제로 되고 있다. 이와 같이 휴가여행자가 일시기에 집중하는 것을 조금이라도 방지하기 위해서 학교 · 공장 · 회사 등의 휴가를 계획적으로 변경 · 조정해서 받아 가도록 하자는 것으로서 유럽의 각국 정부에 있어서는 중요한 선책(旋策)중 하나로 되어 있다.
휴양/레크리에이션	R/R(Rest and Recreation)	주로 미국 군인들의 휴가여행이다.
휴양지	Resort	주로 바닷가(해변)나 산 등 경치가 좋은 곳이다.

3. 호텔 · 숙박 관련 용어와 해설

용 어	영문용어	해 설
3교대 근무	Graveyard Shift	3교대 근무이다.
4인용 객실	Quad(Quadruple, Twin Double)	호텔의 객실형태로 4인이 이용할 수 있는 객실이다.
가니	Garni	식당이 없는 호텔이다.
가든파티	Garden Party	호텔의 레스토랑에서 개최하는 각종 축하연회를 호텔 또는 가정의 정원에서 개최하는 연회형식이다. 입식형식의 파티로서 돌아다니면서 음식을 먹는 것으로 연회장 중앙이나 한 쪽에 테이블을 놓고 그 위에 요리를 준비해 자기 식성대로 선택하여 먹도록 한다.
가스트하우스	Gast Haus	독일이나 프랑스의 여관이다.
국가용 객실상황	Room Inventory	객실조사라고 하는 것은 현재의 상황 점검하여 재실, 숙박연장, 객실변동, 고장난 객실, 가용객실 등을 하우스키핑, 예약, 영선실과 상호 연결시켜서

용 어	영문용어	해 설
		프론트 오피스(Front Office)에서 객실을 판매하는 데 있어서 아무 지장이 없도록 도와주는 것이다.
개런티	Guarantee	서비스를 받게 될 사람의 수를 나타내는 것으로, 적어도 연회의 24시간 전에 연회기획 담당자가 계산해 산출한 고객의 숫자이다.
개인욕실	Private Bath	개개의 객실에 달려 있는 욕실이다.
룸 메이드	Room Maid	객실에서 여러 가지 서비스를 담당하는 자로 객실의 청소 · 정비 · 정돈 등이 주된 업무이다. Room Attendant라고도 한다.
룸 서비스	Room Service	호텔의 객실에 손님의 요망으로 음료나 식사 등을 갖다 주는 것은 담당하는 계원 또는 그렇게 해서 호텔의 방에서 하는 식사이다. 통상 메뉴의 요금보다 10[%] 내지 15[%] 정도 비싼 요금으로 되어 있다.
객실 지배인	Room Manager	객실부분 담당의 지배인이다.
객실관리	Housekeeping	고객이 사용할 호텔, 모텔 등 숙박업소의 객실을 관리하는 작업으로서 객실의 정리정돈 및 비품을 관리하여 객실을 상품의 가치가 있도록 만드는 작업 또는 관리한다.
객실료	Room Rate	객실료이다.
객실배정	Blocking Room	당일 도착할 고객의 객실을 사전에 배정하는 것이다.
객실배정	Room Assignment	객실배정은 개개의 예약에 대해 객실을 할당하는 것이며, 당일 예약된 고객이 도착하기 사전에 객실을 준비하여 도착 시 객실배정에 따른 시간을 단축시킴으로써 효율적인 업무를 수행함에 있다. 또 일정한 방법과 순서에 의하여 실시해야 하며, 주의사항을 숙지하여 차질이 없도록 하여야 한다.
객실번호	Room Number	호텔의 객실번호
객실변경	Change Room	고객이나 호텔의 사정에 의하여 객실을 변경하는 것이다.
객실예약원	Reservation Clerk	호텔 투숙객의 객실사용에 관한 예약업무를 담당하는 객실담당직원으로 대형 호텔의 경우는 룸클럭에서 독립되어 있으나, 작은 호텔은 룸클럭이 예약업무를 맡고 있다.
객실의 칸 수	Number of Rooms Unit	① 객실의 칸 수, 즉 객실의 단위수에 의해 계산되는 객실 수이다. 물론 여기에는 호텔의 임원, 숙소나 창고 등으로 사용되는 House Use Room까지도 포함되는 객실 수인 것이다. ② 호텔기업이 보유하고 있는 객실 수를 대외적으로 공표하는 경우, 즉 호텔을 정부기관에 등록하거나 호텔의 판매촉진을 위한 선전과 광고 등에 있어서 유니트 객실 수를 공표하게 된다. 호텔의 객실 수가 호텔의 규모를 평가하는 기준이 되기 때문이다.
객실이용	Occupancy	객실이용률 : 숙박시설의 경영에 있어서 시설의 가동상태를 가르키는 객실이용률의 지표이다. 산출방법은 실제로 사용된 객실 수를 그 호텔의 총객실수로 나눈 값을 퍼센트로 나타낸다. 이것은 Room Occupancy이고, 베드를 단위로 나타내는 경우는 Bed Occupancy라고 한다.
객실이용인원	Number of Guests	객실이용인원 및 정원가동률을 계상한다.

용 어	영문용어	해 설
객실점검자	Room Inspection Report	객실점검자(Room Inspector)에 의해 준비되는 객실상태의 점검기록장이다.
객실정비원	Room Inspection	객실정비원(Room Attendance, Room Rnaid)의 객실청소, 정리 · 정돈 후 고객에게 객실을 판매하기 전에 최후로 객실을 점검하는 것이다. 객실을 점검하는 직원을 Room Inspector이라 한다.
객실종류	Room Type	호텔 객실의 종류는 침대의 수와 크기에 따라 기본적인 4가지로 분류된다. ① Single Bed Room : 1인용 객실 또는 싱글 침대가 있는 1인실이다. 침대의 표준규격은 길이 195[cm]×너비 90[cm] 이상이고, 담요규격은 길이 230[cm]×너비 170[cm] 이상이어야 한다. 또한 기준면적이 13[cm^2] 이상이다. ② Double Bed Room : 더블 침대가 있는 객실로 두 사람이 사용할 수 있는 넓은 형태의 객실이다. 이 침대의 폭은 보통 싱글 침대의 1.5배이다.
객실청소담당	Maid	객실 청소 및 정리담당자이다.
갤러리	Gallery	화랑이다.
게스트 레저	Guest Ledger	숙박고객에 대한 인적사항을 기록한 숙박부이다.
경비	Security	절도와 파괴행위로부터 종사원이 고객을 안전하게 보호하는 업무이다.
고객수	Guest Count	투숙고객수, 즉 등록된 고객의 수이다.
고객숙력 카드	Guest History Card	고객이 과거에 여러 번 방문한 숙력기록을 보존하는 카드로 고객의 방문회수, 사용객실, 사용기간, 특별한 선호 등을 기록하여 기존 고객을 보다 효과적으로 관리하기 위해 사용된다.
고객일일숙박	Guest Night	고객이 한 호텔이나 모텔 기타 숙박업소에 당일 숙박을 한 후 익일당 숙박업소에서 정한 일일숙박 기준에 의하여 체크아웃된 고객이다.
고우 쇼우	Go Show	빈 객실을 기다리는 손님이다.
공표요금	Tariff	① 공표요금을 일반적으로 호텔이나 여관에서 공표한 정규요금을 지정하고 있으며, 호텔 브로셔에 있는 요금표를 태리프(Tariff)라 한다. ② 각종 운임 · 요금표, 관세표, 세율표 등을 두고 말한다. 통상 태리프라고 하면 항공회사의 그것을 말할 때가 가장 많다. 여행비용을 계산하기 위하여 가장 중요한 자료이다.
공항호텔	Airport Hotel	공항 근처에 건설되는 호텔이며, 이 종류의 호텔은 현재 세계 각국의 유행처럼 되어 항공사업의 발전과 함께 세계적인 경쟁사업의 하나로 확대 일로에 있다.
관광객 숙박소	Tourist Cabin	초기의 자동차 여행자를 위한 숙박소이다.
균일요금	Flat Rate	단체가 호텔에 숙박하는 경우 실료가 다른 객실을 사용하는 일도 있지만 그것을 균일화하게 한 요금이다.
그랜드 마스터 키	Grand Master Key	호텔의 전 객실을 다 열 수 있는 공통의 열쇠로 보통 당직 지배인이 보관하고 있으며, 안에서 잠그어 두는 것(Double Lock)은 예외이다.

용 어	영문용어	해 설
금연지역	Non-Smoking Area	호텔의 로비, 레스토랑, 기타 부대시설에서 담배를 피우지 말 것을 위해 지정해 놓은 장소이다.
금일예약	Today's Reservation	(Daily Pick-Up Reservation) 당일에 예약을 통하여 호텔에 투숙을 원하는 고객은 일반적으로 예약부서에 통제하는 것이 아니라 프론트에서 가능한 한 객실에 한하여 예약을 받는 것이다.
기본요금	Rack Rate	호텔경영진에 의해 책정된 호텔객실당 기본요금이다.
나이트 까운	Night Clothes	잠옷(Night Dress, Night Wear, Night Gown), 즉 잠을 잘 때 입는 옷이다.
나이트 스프레드	Night Spread	담요를 보호하고 각 고객에게 청결한 커버를 제공하기 위해 밤에 침대에 사용하는 가벼운 덮개이다.
나이트 캡	Nihgt Cap	여자들이 머리에 쓰고 잘 수 있도록 제공되는 위생적인 모자이다.
나이트 테이블	Night Table	객실의 침대 머리쪽에 있는 작은 테이블로 전화나 전기스탠드, 재떨이 등이 놓여 있고, 취침 시에 침대에 누워서 손이 닿는 범위에 라디오, 전기스위치, 보이(Boy)나 메이드(Maid)를 부르는 버튼 등이 설치되어 있다.
난방시스템	Heating System	호텔의 난방은 에너지를 사용하며, 이것은 건물 전체를 통하여 각 객실에 더운 열을 공급하는 하나의 난방시스템이 된다. 이러한 시스템은 공기를 덥게 하는 데 사용되며, 찬 공기를 더운 공기로 바꿀 수 있는 온도조절장치로 되어 있다.
노 쇼우	No-Show	고객이 예약을 해놓고도 예약날짜에 아무 연락도 없이 나타나지 않는 무단취소 고객이다.
노벨티	Novelty	노벨티는 호텔 이용객에게 제공하는 호텔측의 선물인 동시에 호텔 광고를 목적으로 한 판촉물이다. 호텔 이용객에게 제공하는 노벨티의 종류로는 볼펜 · 메모지 · 재떨이 · 달력 · 수첩 · 전화번호부 · 우편엽서 · 편지 봉투를 이용한 것이 있다.
뉴메틱 튜브	Pneumatic Tube	① 호텔 내의 각 영업장에서 발행하는 모든 전표 또는 청구서를 Front Cashier에다 신속히 보내주는 기계로서 운송기이다. ② 영업현장 부문과 Front Cashier 사이의 업무연락 수단으로 고객이 서명한 계산서를 원통에 넣으면 공기압축에 의해 신속히 전달되는 장치이다.
뉴스레터	News Letter	호텔에서 주별 · 월별 · 계절별 등으로 발간하는 호텔의 사업홍보와 광고, 사내 뉴스를 내용으로 하는 책자이다. 호텔사업에 있어서 뉴스레터는 전문성을 지니고 있으며, 그 내용이 정보제공의 역할을 하여야 하며, 기존고객과 잠재고객을 끌여들일 수 있는 마케팅 도구로서 널리 이용되고 있다. 특히 호텔의 부대시설과 새로운 모델상품 소개에 널리 이용된다.
다이렉트 빌	Direct Bill	영업장에서 손님이 계산할 때 후불로 처리한 계산서이다.

4. 호텔 · 카지노 관련 용어와 해설

용 어	영문용어	해 설
메이킹	Marking	카지노게임 Roulette의 기본동작으로 플라스틱 또는 금속으로 된 Marker로 표시하는 동작이다.
모빌 홈	Mobile Home	일반 가정의 모든 시설, 장비가 갖추어져 있어 여행에 편리하며 또한 일상 거주형태로 비교적 쉽게 이동할 수 있는 이동식 주거형태이다.
모빌리지	Movillage	자동차(Mobile)와 마을(Village)을 하나로 묶은 신조어로 자동차 이용 여행자를 위해 계획된 캠프장이며, 그의 목적을 위해 특별히 설치된 시설을 오토캠핑장(Autocamping)이라고 한다.
목적지	Destination	목적지이다.
몬틸라	Montilla	Montilla는 Jerez에서 내륙으로 약 100마일쯤 들어가 Cordoba 근처에 위치한다. Sherry Wine에 눌려 빛을 못 보던 지역이지만 좋은 와인이 나오는 알코올 도수 16도까지 천연적으로 되며 강화 시키지 않고 출고시킨다.
무사증통과	TWOV(Transit Without Visa)	나라에 따라서 다르나, 일정한 기간 내로 관광 등의 목적이면 사증 불요(不要)로 하고 있다.
무사증통과	TRWOV	Transit Without Visa의 약자이다.
무형 관광자원	Invisible Tourism Resource	무형 관광자원이다.
미국 상무성 관광국	USTS	United States Travel Service의 약자이다.
미국 소매여행업자협회	ARTA	Association of Retail Travel Agents의 약자이다.
미국 여행기관협회	NATO	National Association of Travel Organizations의 약자이다. 국내관광 사업의 진흥, 외국에서 미국으로의 관광 왕래 증대를 위하여 1941년 워싱턴에 설립, 본 협회는 미국 내의 각종 운수업자, 호텔 · 모텔업자, 레스토랑, 출판사 등 여행에 관계있는 업자를 회원으로 하고 있다.
미국 여행작가협회	SATW	Society of American Travel Writers의 약자이다.
미국의 택시	Yellow Car	Yellow Cap이라고도 하며, 전체를 노랗게(황색으로) 칠하고 있다.
미드 센트릭	Medcentric	관광자의 성격 중 Allocentric과 Psychocentric의 중간 형태의 성격으로 모험적이지도 보수적이지도 않은 중간형태의 성격이다.
미상의원 관광협의회	STC	관광에 관한 법률을 제정하는 과정에서 자문역할을 하기 위한 미국 상원의 연합체이다. Senate Tourism Caucus의 약자이다.
미주여행업협회	ASTA	American Society of Travel Agents의 약자이다.
미팅	Meeting	입국여행자를 마중하는 것이다.

용 어	영문용어	해 설
버스 보이	Bus Boy	손님에게 직접 서비스를 하지 않는 종업원이다.
번호통화	Station(-to-Station) Call	번호통화이다.
보이지	Voyage	장기간 형태의 여행이다.
보통열차	Way Train	각 역 정차의 열차이다.
보통전보	OT(Ordinary Telegram)	보통전보이다.
보험증서	Policy	여행업자에 있어서는 정책이다.
복수비자	Multiple Visa	해당 국가에 일정기간 내 자유롭게 입출국할 수 있는 비자이다.
볼거리	Point of Interest	관광의 볼만한 것(곳)이다.
봄베	Botanical Garden	식물원으로 주요 관광자원으로 활용되고 있다.
부두	Pier	방파제이다.
부적절한 자극	Irrelevant Cues	소비자 관광행동에 있어 지각적 판단이 어려울 경우 부적절한 자극을 따르는 경우를 칭한다. 기능보다 색 · 외형 등을 따르는 경우이다.
비수기요금	Off Season Fare	비수기에 적용되는 할인운임이다.
빌라	Villa	부호나 유한계급의 별장에서 유래된 피서, 피한, 휴양, 야외 레크리에이션 활동 등을 위한 휴양지의 숙박시설이다.
사적	Landmark	유적이다.
사증	Visa	여행자를 받아들이는 나라가 여행자에게 주는 입국 인정서로 영사에 의해 발행된다.
사증신청	Visa Application	재한국 외국대사관, 영사관에 신청을 하는 것이다.
사증신청서	Visa Application Form	각국이나 도항목적에 따라서 신청서의 양식이 다르다.
사파리	Safari	수렵, 사냥 : 근간 동아프리카를 중심으로 하여 수렵여행(카메라 사파리를 포함)이 성행하고 있다.
산업관광	Industrial Tourism	산업현장 및 관련 대상물 관광을 주요 목적으로 하는 관광이다.
산업관광	Technical Tourism	산업관광이다.
상용 여행업자	Commercial Agent	기업체의 상용거래를 취급하는 여행업자이다.
상해보험	Accident Insurance	최근에는 보험사의 고객서비스 강화에 따라 Insurance를 Assistance로 사용하기도 한다. 즉 보험금의 보상에 한정한 서비스가 아닌 각종의 부가서비스를 강화하여 종합적인 고객서비스를 제공하는 보험들이 많이 만들어지고 있다.

용 어	영문용어	해 설
설명변수	Explanatory Variables	관광수요예측과 관련한 설명변수이다.
성수기	High Season	수요가 급증하는 시기로 각종의 원가가 높게 책정되며, 여행을 위해서는 사전 예약이 필요한 시기이기도 하다.
세계 레저 레크리에이션 협회	WLRA(World Leisure and Recreation Association)	관광레저 레크리에이션의 연구, 교육, 홍보를 통해 국민생활의 질적 향상을 기하고 관광부문에 대한 자문 및 국가간의 협력 증진을 도모하며 관광전문지를 발간하고 있다. 1956년 필라델피아에서 국제 레크리에이션 협회(International Recreation Association)로서 설립되어 1973년에 현재의 명칭으로 변경됐다. 회원은 미국 · 영국 · 일본 등 80개국의 개인과 120개국의 관계단체로 구성되며, 본부는 뉴욕에 있고, 주네브에 지부가 있다.
세계관광 자동차협회	WTAO(World Touring and Automobile Organization)	1947년에 국제관광연맹(ITA : International Touring Alliance, AIT : Alliance International de Tourism)과 국제자동차연맹(IAF : International Automobile Federation, FIA : Federationale de i'Automobile)에 의해 1950년 설립되었다. 이 협회의 목적은 양기관의 조정적 역할을 수행하는 데 있으며, 양 기관의 공동이익을 수호하고 자동차 교통, 국제적 단체이다.
세계관광기구	WTO(World Tourism Organization)	관광분야에 있어서 중심적인 역할의 수행을 목적으로 한 국제기관이다. 전신은 관설 관광기관 국제동맹(IUOTO)이지만 1970년의 IUOTO 멕시코 총회에서 구성 및 조직의 개정안이 채택되어 1975년 1월에 설립됐다. 경제적 발전, 국제간의 이해, 평화와 번영에 기여하기 위하여 관광을 진흥 · 발전시키는 일에 목적을 두고 있다. 조직은 가맹국, 준가맹국 및 찬조가맹원으로 구성되어 세계 102개국의 정부가 가맹, 2보호령이 준 가맹하고 있다.
세계관광수입	Global Tourist Earnings	세계관광수입이다.
세계여행업자 협회	WATA(World Association of Travel Agencies)	여행업자로 구성된 민간관광기구이다. 회원업자의 권익 보호, 여행거래질서의 확립, 여행요금 산출방법의 개선, 여행자 보호에 관한 공동대책의 수립 및 협의를 주된 업무로 하고, 세계의 관광왕래촉진을 목적으로 하여 1949년 설립되었다. 제네바에 본부가 있으며, 1도시 1여행업자가 가맹하고 있고, 회원은 100여개국 이상에 걸쳐 있다. 세계 각국의 여행사 · 호텔에 관한 현황, 요금, 자료를 수집한《Moster Key》(연보)를 매년 발간하고 있다.
소더스트 조인트	Sawdust Joint	규모가 작고, 품위없는 Gambling 시설로 이용자 형태를 적은 금액으로 Play하는 고객을 유치, 그들이 단골로 애호하는 Gaming Style로 시설투자 및 여러 경비부담을 경감하는 효과가 있으나 삼류라는 이미지를 벗어나기 힘들다.
소매여행업자	Retail Travel Agent	호올셀러가 만든 여행상품(패키지 투어)을 일반객에게 판매하는 것을 주된 영업내용으로 하고 있는 여행업자이다.
손님접대	Hospitality	손님을 친절하게 접대하는 것이다.
수상보트	Hovercraft	수상보트이다.

5. 항공 · 운송 관련 용어와 해설

용 어	영문용어	해 설
2등 항실	Second Cabin	2등 항실이다.
간선	Trunk Line	교통량이 많은 주요 노선이다.
간소화	Simplification	출입국 수속의 간소화이다.
경유하여	Via	'~경유' 한다는 의미이다.
계기	Instrument	항공기의 계기이다.
공시운임	Public Fare	운임표에 공시되어 있는 운임이다.
공시운임의 우선	Precedence of Published Fare	발권상의 용어로 여행출발지와 목적지의 두 지점 간에 여객운임이 직행운임(Through Fare)으로서 공시되어 있는 경우에는 비록 도중의 구간운임의 합산액이 이 공시운임을 밑도는 경우라도 이 싼 합산요금(운임)을 적용할 수 없으며, 공시 직행운임을 사용하지 않으면 안 된다. 즉 A→B→C라고 여행할 때 AB+BC의 운임은 적용할 수 없다.
공유지역	Public Area(Public Space)	공유지역, 공공장소이다.
공항세	Airport Tax	공항출국시 징수되는 세금으로 공항의 유지 · 보수 또는 세수 확보, 해외여행억제 등 여러 목적을 가지고 징수되는 목적세의 성격을 가지고 있다.
공항코드	Airport Code	세계 각 도시의 공항을 구분하기 위하여 사용되는 3자리 문자이다. 1개 도시에 2개의 공항이 있는 경우도 있어 항공예약시에 주의한다.
구간거리	Sector Mileage	국제선의 항공운임을 계산 함에 있어서 마일리지 계산상 이 구간거리를 합계하여 Maximum Permitted Mileage와 비교한다.
구두신고	Oral Declaration	세관검사시에 서면으로 휴대품 등에 대해서 신고하는 일이 없이 세관직원의 물음(질문)에 구두로 답하는 것만으로 끝내는 검사제도이다. 세관의 간단화 · 신속화를 의해 각국에서 채택하고 있다.
구명보트	Life Boat	구명보트이다.
구명조끼	Life Jacket	구명조끼이다.
국내 운송항공사	Domestic Airline	국내 운송항공사이다.
국내의	Inland	'국내의~' 의미이다.
국영항공사	Flag Carrier	국가를 대표하는 항공사, 국영항공사이다.
국영항공회사	National(flag) Carrier	각국의 국제항공회사 : 국영항공 회사라고 택하는 경우도 있으나, 반드시 완전한 국영(만)은 아니고, 민간자본이 들어가 있는 경우도 있다. 한 국가를 대표하는 항공회사 이다.
국제민간항공 운송기구	ICAO	International Civil Aviation Organization의 약자이다.
국제민간항공 운송기구 알파벳	ICAO Phonetic Alphabet	국제 민간항공운송기구에서 유선통신시 정확한 알파벳 문자를 전달하기 위해 발음상 확실히 구분되는 단어를 지정 · 사용하도록 한 유선 통화용 알파벳이다. 항공 예약 시 승객의 이름, 예약 관련 단어 등 다양한 분야에 쓰이고 있다.

용 어	영문용어	해 설
국제철도연맹	UIC	Union of International des Chemins de Fer의 약자이다.
국제특급열차	TEE(Trans-Europe-Express)	구주제국이 공동운항하고 있는 국제 특급열차이다.
국제항공운송협회	IATA	International Air Transport Association의 약자이다.
금연석	Non-Smoking Seat	항공기의 좌석 중 금연석이다.
금연차	Non-Smoking Car	구미에서는 끽(흡) 연차와 구별되고 있다.
기내 방송	Cabin Announcement	기내 방송이다.
기내 서비스	Inflight Service	항공기 탑승객에게 제공되는 유 · 무형의 기내 서비스이다.
기내 서비스 프로그램	Inflight Entertainment	영화 · 음악 등의 오락용 기내 서비스 프로그램이다.
기내식	Inflight Meal	기내식이다.
기내의	Inflight	비행 중의의 뜻이다.
기내 잡지	Inflight Magazine	기내 잡지이다.
기장	Pilot in Command	항공기의 기장으로 Captain이라고 표기한다.
기항지	Shore Pass	상륙허가서이다.
기항지 상륙	Shore Excursion	선박의 승객 : 승무원이 그들이 타고 있는 배가 항구에 정박(碇泊)하고 있는 동안에 상륙해서 구경(관광)을 하는 것이며, 일반적으로는 사증없이도 선박 등의 장이 일괄해서 교부 · 신청하는 Shore Pass로 상륙할 수 있다. 일정기간 이내의 상륙이 인정되고 있으나 행동범위에 대해서는 제한이 있다.
나사	NASA	National Aeronautics and Space Administration의 약자이다. 1958년 10월 1일에 발족한 미국의 각종 우주개발 계획의 주요 기관이다.
난기류	Turbulence	대기의 난기류이다.
평양 경유운임	South Pacific Fare	IATA 제1지구와 남서 태평양에서 태평양 경유의 모든 운임이다.
네덜란드 국철	NS	네덜란드 국철이다.
노르웨이 국철	NSB	노르웨이 국철이다.
노선 간의	Interline	'~노선 간의' 의미이다.
니어 미스	Near Miss	항공기끼리 공중 충돌할 뻔하는 등 위험한 상태이다.
단일주체 특허장	Single Entity Charter	단일의 단체, 회사 또는 개인이 일 절의 비용을 부담 하고 행하는 특허장이다. 우수 세일즈맨의 보상 초대 여행이라든가 스포츠 선수 수송, 선원의 일괄수송 등에 이용되고 있다. Own Use Charter와 같다.
대기여객	Stand By Passenger	공항에서 취소되는 빈 자리를 기다리고 있는 대기여객이다.
대합실	Transit Room	통과객의 대합실이다.
더블부킹	Double Booking	이중예약 : 동일 고객이 동일 노선에 대하여 중복예약을 한 경우이다.

용 어	영문용어	해 설
델리버리	Delivery	배달이다.
도로표식	Road Sigh	도로표식이다.
도움 카	Dome Car	천장이 유리로 되어 있는 전망용 차량이다.
동양항공회사 협회	OAA	Orient Airlines Association의 약자로 이 협회의 전신은 1967년에 설립된 OARB로서 1970년 10월에 OAA로 개칭되었다. 동양에서 본거지를 갖는 지역 항공회사가 가맹하고 있는 역내 항공 운송사의 제문제의 협의를 위한 기구이다.
동체착륙	Belly Landing	항공기의 동체착륙이다.

6. 식음료 관련 용어와 해설

용 어	영문용어	해 설
가루얼음	Shaved Ice	가루얼음, 깍아낸 얼음, 간 얼음, 즉 빙수용으로 쓰는 얼음과 같이 눈처럼 곱게 빻은 가루얼음이다.
가르반죠	Garbanzo	병아리콩 : 건조시켰거나 통조림으로 가공한 것을 구입 할 수 있다.
가리비	Scallop	조개의 일종으로 껍질은 넓으며, 뚜껑이 되는 부분은 붉고 평평하나 반대쪽은 움푹하다.
가부르	Garbure	스프의 일종으로 스튜를 오븐에 넣어 조리하든가 걸쭉한 양배추나 잔 돼지고기를 넣은 것이다.
가블리트	Goblet	글라스의 일종으로 Stem이 달린 Tumbler라고 한다. 물, 맥주, Soft Drinks나 Curshed Ice를 듬뿍 사용하는 Cocktail 등에 사용된다.
가우다 치즈	Gouda Cheese	네덜란드 남부에 위치한 가우다 근교에서 200여년 전부터 만들어진 것으로 Edam Cheese와 유사하나 지방함량이 높으며, 외피는 적색으로 염색한다. 치즈는 살균시키지 않은 우유를 가지고 만든 Sweet Curd Cheese로서 Semi-Soft에서 Hard Cheese까지 있다.
가토	G teau	케이크 과자이다.
가프롱	Gaperon	프랑스산 연질치즈로 압착 하여 만든다. 지방함량은 30[%]이고, 소형의 돔형이며 원료는 버터밀크나 탈지유, 마늘향이 있다.
간식	Callation	간식이다.
갈릭 브레드	Garlic Bread	프렌치 브레드를 두께 1[cm] 정도로 얇게 자른 다음, 버터에다 마늘을 찧어 넣고, 실파 등을 썰어 만든 것을 발라서 오븐에 파삭파삭하게 구운 빵이다.
갈비등심 스테이크	Prime Rib of Beef	갈비등심 스테이크이다.
거르킨	Gherkin	달콤하거나 시큼한 작은 오이피클이다.
건강식 아침식사	Healthy Breakfast	비만증과 각종 성인병을 염려하는 고객을 위해 각종 미네랄과 비타민이 풍부하고 고단백, 저지방인 식품으로 구성한 것으로 생과일쥬스, 플레인요구르트와 과일, 빵, 커피로 구성된다.

용 어	영문용어	해 설
검 페이스트	Gum Paste	슈거 파우다와 코스타치에 물을 붓고 반죽한 후 아라빅 검, 즉 건조 고무를 녹여 반죽한 것으로 검이 없을 때는 젤라틴을 녹여 넣는다.
검보	Gumbo	닭고기 국물, 양파, 샐러리, 녹색고추, 오크라, 토마토, 쌀로 이루어진 쿠레올 형태의 걸쭉한 수프이다.
게이트웨이 시티	Gateway City	조식용 과자로 Waffle이다.
게임	Game	사냥하여 잡은 짐승이나 야생조류 혹은 그 고기이다.
게토스트	Gjetost	노르웨이산 경질치즈, 웨이를 부드러운 덩어리가 될 때까지 바짝 졸여서 만든다. 그동안에 유당이 카라멜화하므로 색깔은 갈색이 되고 맛이 달라진다. 원료유는 우유에 크림과 우유의 10[%] 이상의 염소젖을 섞은 것이다. 지방함량은 38[%] 정도이다.
게필러 피시	Gefullter Fisch	인기있는 유태인의 앙트레로 생선 필렛살에 같은 생선혼합물을 채우고 데친 것이다.
경식	Collation	간단한 식사나 간식이다.
계피	Cinnamon	중국, 인도네시아, 인도차이나가 원산지로 상록수 잡목과 비슷하며 높이는 9[m] 정도이다. 가장 얇은 외피를 가진 것이 우수품종이며, 두께가 굵어질수록 상품가치가 떨어진다. 이 껍질의 향은 아카시아나무 보다 순하며 붉은 색을 띠고 있다.
고르곤졸라 치즈	Gorgonzola Cheese	Roquefort Type의 Blue Cheese에 대한 이탈리아 명칭이다. 세계에서 가장 오랜 이름으로 알려진 치즈는 이탈리아의 알프스 산맥 기슭에 위치한 Gorgonzola 마을 이름에서 유래되었다. 푸른곰팡이 치즈로 중이형의 원주형이다. 지방함량은 50[%] 정도이고 속은 부드럽고 크림 모양이다.
고프레	Gaufr	조식용 얇은 과자로 Waffle이라고도 한다.
과일 케익	Fruit Cake	과일을 사용하여 만든 케익이나 파이 종류이다.
굴	Huitre	굴이다.
굴라시	Gourlash	Hungarian Goulash라고도 하는 파프리카 고추로 진하게 양념하여 매콤한 맛이 특징인 헝가리식 쇠고기와 야채의 스튜(Stew)이다.
그레이프 후루츠	Grape Fruit	자몽이라 하며, 아열대 지방에서 자라는 밀감과의 과일이다.
그린 빈스	Green Beans	일명 줄 콩으로, Hot Vegetables에 사용된다.
그린 치즈	Green Cheese	가염 처리한 생치즈이다.
그린 캐비지	Green Cabbage	양배추의 한 종류로, 잎들은 초록색이고 매우 꼬불꼬불하고 엉켜있다.
그린 피스	Green Peas	둥글고 작은 초록색의 완두콩의 일종으로 Soup, Hot vegetables에 사용된다.
그릿츠	Grits	거칠게 갈아서 구운 옥수수이다.
극피동물	Sea Cucumber	해삼류에 속하는 극피동물 : 몸길이는 40[cm] 가량, 몸은 보통 밤색과 갈색이 서로 엇갈리어 얼룩얼룩한 무늬를 이룬다. 입둘레에는 많은 촉수가 있고, 무르고 연한 외피 속에는 자디잔 골편이 있다. 살은 식용하는 데 맛이 좋고 영양가도 좋다.

용 어	영문용어	해 설
글라세	Glac	아주 진한 스톡(Stock)이다.
글라세 드 비아얀드	Glac De Viande	고기스톡을 졸인 진한 고기육즙이다.
글라스	Glace	설탕을 졸여 글라스 형태로 투명하게 보일 수 있도록 하는 것이다.
글라스러 치즈	Glassler Cheese	치즈공 대신에 치즈 덩어리에 틈새가 생긴 경우와 조직이 유연하지 못하여 틈새가 생긴 치즈이다.
글라시 치즈	Glassy Cheese	Glassler Cheese이다.
글루타메이트	Glutamate	단백질에서 추출한 글루탄산의 나트륨염으로 음식의 맛을 향상 시키는 조미료이다.
까망베르 치즈	Camembert Cheese	Soft Cheese의 일종으로 프랑스의 Normandy 지방의 Vimoutiers 근교의 Camembert 마을에서 처음 만들어졌다. 먹을 때 외피를 벗겨 먹는 것이 보통인데 자극적인 냄새가 너무 강하고, 과숙한 경우에는 Ammonia 냄새도 나기 때문이다.
깻잎	Sesame Leaf	참깨과에 속하는 1년생 식물로 밭에 심어 가꾸는 농작물이다. 인도 또는 아프리카가 원산이라 하는데 우리나라, 중국, 북미, 미얀마, 터키, 일본 등지에서 자란다. 씨는 참깨라 하여 볶아서 깨소금을 만들어 양념에 쓰이며, 기름으로도 짜서 요리에 쓰고, 어린잎은 식용으로 쓴다.
꼬냑	Cognac	프랑스의 꼬냑 지방의 포도주가 맛이 빨리 변하기 때문에 오래 저장할 수가 없어서 증류했던 것이 오늘의 우수한 브랜디로 평가받는 꼬냑이 된 것이다. 프랑스에서는 국법으로 꼬냑지방에서 만든 브랜디만을 꼬냑이라고 하고 다른 지방 것은 그냥 브랜디라고 한다.
꼬뜨 뒤 론느	C tes du Rhone	Vinne에서 Avignon까지 Rhne 강을 따라 이어지는 포도밭으로 약 200km의 길이로 길게 북에서 남으로 포도밭이 있어 기후와 토질이 남부와 북부가 조금 달라 재배되는 포도 품종도 12~13가지 종류나 된다. Red, Rose, White Wine을 다 생산하는데 주로 Red Wine을 생산한다.
꽃상추	Endive Witloof	꽃상추로서 샐러드 등에 쓰인다.
나바린	Navarin	당근과 순무를 곁들인 갈색 양고기스튜이다.
나폴레옹	Napoleons	퍼프페이스트의 층을 크림 퐁당으로 분리하고, 퐁당 아이싱을 씌운 프랑스의 패스트리이다.
나폴레옹 꼬냑	Napoleon Cognac	꼬냑 브랜디는 나폴레옹 1세가 가장 즐겨 마신 술로서 100년 이상 저장 · 숙성시킨 코냑 제품에 대한 별칭으로서 나폴레옹이란 이름이 붙여지고 있다. 그러나 나폴레옹이란 명칭이 붙은 것은 전부 100년 이상 된 것인지는 확실하지 않다. Napoleon이라고 표시 되어 있는 것은 그 제조회사에서 생산되는 제품 중 최상품이다.
날계란	Plain Eggs	생계란(Raw Eggs), 날계란이다.
냉각음료수	Chilled Water	냉각된 음료수이다.
너트메그	Nutmeg	인도네시아 몰루카스섬이 원산지이고, 서인도제도 반다섬과 파푸아에서 재배된다. 평균 높이가 9~10[cm], 열매는 복숭아와 비슷하며 속살이 많고 껍질과 핵 사이에 불그스레한 황색으로 덮여 있다. 욕두구는 그 열매의 핵이나 씨이다. 또한 Aspic 파이, 스프, 야채, Chicken Fricassee, 송아지이다.

■ 참고 및 인용문헌 ■

01. 관광학 개론, 김정만 외, 형설출판사, 1997년
02. 관광학 개론, 미학사, 2003년
03. 관광학 내부강의록, 변상록, 2012년
04. 관광법규론, 임주환 · 조찬호, 현학사, 2008년
05. 관광학원론, 김병용, 한올출판사, 2010년
06. 관광학원론, 김홍일 외, 새로미, 2011년
07. 관광학원론, 이정학, 대왕사, 2010년
08. 관광서비스, 최동열, 기문사, 2001년
09. 관광산업의 서비스, 안성연 · 이희천 공저, 남두도서, 2008년
10. 관광서비스 지원관리, 나승권, 도서출판 상학당, 2009년
11. 광광상품론, 신도길 · 박성규 · 노윤구, 도서출판 남두도서, 2012년
12. 관광상품개발실무, 변상록, 교육인적자원부지원교재, 2003년
13. 관광자원론, 박종찬 · 김성동, 도서출판 남두도서, 2009년
14. 관광정보, 홍보론, 최승이 · 한광종, 대왕사, 1993년
15. 관광정보론, 김천중, 대왕사, 2000년
16. 관광학개론의 이해, 최복수 · 김성동, 도서출판 남두도서, 2009년
17. 글로벌헬스케어 코디네이터 실무과정, (재)한국전자의료산업재단, 2010년
18. 국제진료서비스 커뮤니케이션 실무과정, (재)한국전자의료산업재단, 2010년
19. 국제 의료관광 코디네이터, 박문각, 2013년
20. 국제 의료관광 코디네이터, 보건의료관광 마케팅, (주)시대고시기획, 2012년
21. 국제 의료관광 코디네이터, 의학용어 및 질환의이해, 나승권, 도서출판 상학당, 2013년
22. 국외여행 인솔자 가이드북, 이현동, 도서출판 남두도서, 2009년
23. 국회 보건복지위원회, 수석전문위원 의료분쟁조정 관련심사자료, 2007년
24. 고객만족, 요럴 때 요렇게, 강희선, 영진미디어, 2007년
25. 고품격 관광서비스 실무론, 김영호, 도서출판 남두도서, 2009년
26. 금융환경 변화에 따른 우체국의 리스크관리 방안, 이홍재 · 이범진, 2001년
27. 마케팅관리론, 김원수, 경문사, 1989년
28. 보건의료 관광마케팅, 나승권, 상학당, 2017년
29. 보건의료 관광행정, 나승권, 상학당, 2016년
30. 보건의료 관광실무, 나승권, 상학당, 2020년
31. 보건의료 서비스 지원관리, 나승권, 상학당, 2017년
32. 병원국제마케팅 실무과정, (재)한국전자의료산업재단, 2010년
33. 병원마케팅 이해, 박창식, 대학서림, 2010년
34. 병원의료설비 · 의료용품 · 안과 · 치과 · 한방 의료기기 의료기기, 나승권, 상학당, 2018년
35. 병원진료과 임상분류 및 의료기기, 나승권, 상학당, 2021년
36. 소비자상담의 이해, 김영신, 시그마프레스, 2005년

37. 소비자행동의 이해와 마케팅 응용, 김소영, 형설출판사, 2008년
38. 수술 · 임상 · 검사 의료기기, 나승권, 도서출판 상학당, 2014년
39. 생리해부학 및 생체물성학, 나승권, 도서출판 상학당, 2013년
40. 의료관광 구조와 실제, 범문에듀케이션, 2013년
41. 의료기기 기술분석 및 의료정보, 나승권, 도서출판 상학당, 2018년
42. 의료마케팅, 박주희, 현문사, 1987년
43. 영상 · 응급의료기기, 나승권, 도서출판 상학당, 2015년
44. 여행사 경영실무, 서철현 · 이현동, 도서출판 남두도서, 2009년
45. 여행사 경영과 실무, 윤병국 외, 새로미, 2012년
46. 의료경영학회, 병원경영개론, 서원미디어, 2010년
47. 의료기관 평가지침서, 보건복자가족부, 한국보건산업진흥원, 2008
48. 의료기기 개론, 나승권, 상학당, 2021년
49. 의료경영학회, 병원경영개론, 서원미디어, 2010년
50. 의료관광구조와실제, 진기남, 범문에듀케이션, 2013년
51. 의료보장론, 유승흠, 박은철, 신광출판사, 2009년
52. 의료서비스마켓팅, 조우현, 퇴설당, 1999년
53. 의사와 변호사가 함께 풀이한 최신의료판례, 김선중 · 이경환 · 김원호, 동림사, 2003년
54. 의학용어 및 질환의이해, 나승권, 도서출판 상학당, 2013년
55. 인터넷 관광정보론, 김영호, 남두도서, 2008년
56. 외식경영학, 한경수 외, 교문사, 2005년
57. 외식산업 경영의 창업, 전영직 외, 백산출판사, 2008년
58. 신관광학원론, 변상록, 교육인적자원부 지원교재, 2002년
59. 재활 · 피부의료기기, 나승권, 도서출판 상학당, 2014년
60. 진찰 · 진단의료기기, 나승권, 도서출판 상학당, 2014년
61. 치료의료기기, 나승권, 도서출판 상학당, 2014년
62. 커뮤니케이션, 커뮤니케이션북스, 2012년
63. 항공사 예약 실무, 이용구, 학문사, 1999년
64. 한국문화관광연구원, 글로벌 리더로서 관광을 말하라, 대왕사, 2008년
65. 한국관광학회, 관광학총론, 백산출판사, 2009년
66. 한국보건산업진흥원, 국제진료서비스 교재, 2009년
67. 한국의료관광총람, 한국관광공사, 2013년
68. 환자중심의 의료 커뮤니케이션, 박용익, 백산서당, 2010년
69. 헬스 커뮤니케이션 연구의 접근방법, 이병관, 2009년
70. 헬스 커뮤니케이션의 역사 · 정의 · 과제, 박동진, 정의철, 2009년
71. 호텔인적자원관리, 원융희 외, 대왕사, 2009년
72. 호텔서비스실무론, 김춘호 외, 새로미, 2007년
73. 호텔실무경영론, 이호길 · 김미경 · 김형섭, 도서출판 남두도서, 2011년
74. 호텔프로젝트 실무, 이희천, 도서출판 남두도서, 2010년

75. 호텔관광서비스 마케팅실무, 신형섭, 도서출판 남두도서, 2013년
76. 현대관광의 이해, 이선희 외, 대왕사, 2002년
77. 현대 기초의학 및 의공학, 나승권, 도서출판 상학당, 2009년
78. 현대 의용전자공학, 나승권, 도서출판 상학당, 2009년
79. 현대 의료기기, 나승권, 도서출판 상학당, 2009년
80. 현대 의용기계공학, 나승권, 도서출판 상학당, 2009년
81. 현대 의료안전 · 법규및정보, 나승권, 도서출판 상학당, 2014년
82. 청심국제병원, 의료사고 Risk 관리메뉴얼, 2008년
83. Cre-Biz 시대의 관광학, 한승엽 외, 현학사, 2004년

〈기관자료 및 논문〉

01. 국가재정운용계획 문화관광 분야 작업반 의료관광을 신관광산업으로 육성하기 위한 정책지원 방안
02. 관광안내정보시스템 구축방안, 김향자 · 손정한, 한국관광연구소, 1999년
03. 공연예술활성화를 위한 CRM의 전략적 활용방안, 김충언, 한국콘텐츠학회논문지 제12권 제4호, 2008년
04. 관광지내의 관광정보서비스 체계에 관한 연구, 이명진, 관광레저연구 제6호
05. 국내병원 외국인환자 진료계약서, 출입국관리소
06. 국회 보건복지위원회, 수석전문위원, 의료분쟁조정관련 심사자료, 2007년
07. 국회 보건복지위원회, 보건의료분쟁의 조정 등에 관한 법률안 검토보고서, 2006년
08. 국회 보건복지위원회. 의료사고예방 및 피해구제에 관한 법률안 검토보고서, 2006년
09. 모든 고객을 VIP로 … 홍원상, 문화예술 마케팅, 조선닷컴, 2012.3.25
10. 보건산업진흥원, '외국인환자유치를 위한 마케팅전략 및 의료분쟁 해결 방안', 2009년
11. 보건복지가족부, 한국보건산업진흥원, 외국인환자 유치를 위한 마케팅 전략 및 의료분쟁 해결 방안, 2009년
12. 부산지역 보건의료관광산업 육성방안 연구, 유정우 · 우석봉, 부산발전연구원, 2008년
13. 의료관광의 이해와 인재 육성 방안, 이재선, 2009년 대한의료정보학회 추계학술대회
14. 의료관광, 정진수, 신년 전문가 진단, 의협신문(www.doctorsnews.co.kr)
15. 의료관광특구 도입에 관한 연구, 유지윤, 한국문화관광연구원(2008년)
16. 의료분쟁조정사례집, 한국소비자원, 2008년
17. 의료분쟁의 예방과 대처방안, 정효성, 대한병원협회지 36권 7호, 2007년
18. 연세대학교 의료법윤리학연구원, '외국인환자 의료사고 예방대책 연구', 2009년
19. 융합시대의 예술경영 연구 방향에 대한 탐색적 시론, 박양우 · 김유리, 예술경영연구 제20집, 2007년
20. 한국의료관광총람, 한국관광공사, 2013년
21. 한국 의료관광시장 확대를 위한 마케팅 전략에 관한연구, 정기택, 2005년
22. 한국의료관광전문가교육원(www.meditour.or.kr)
23. 한의 · 약 의료분쟁 분석 소고 : 한국소비자원 피해사례 중심으로, 정미영, 의료정책포럼 4권 3호. 2006년
24. 치과임상영역에서 발생된 의료분쟁의 판례분석, 권병기, 대한구강내과학회지 31권 4호, 2006년
25. 관광동기가 정보매체이용 및 정보만족 재이용의도에 미치는 영향, 박휘대, 동아대 대학원 석사학위논문, 2003년

26. 관광객들의 위험지각과 신기성 욕구 및 친숙도가 관광활동과 선호도에 미치는 영향에 관한 연구, 곽효용, 세종대 대학원 석사학위 논문, 2009년
27. 관광활동 참여도가 여가만족과 여가정체성, Wellness 활동에 미치는 영향관계, 이채도, 경주대학교 대학원 석사 학위논문, 2009년
28. 관광활동민족이 장애인의 삶의 질과 행위의도에 미치는 영향, 박상훈, 세종대학원 석사학위논문, 2011년
29. 방한 일본인 관광객의 정보원천이 관광목적지 선택에 미치는 영향, 김대환, 동아대학원, 석사학위논문, 2000년
30. 병원입원 진료관리에 대한 고객의 만족도 조사연구, 박원필, 경희대 행정대학원 석사 학위논문
31. 부산지역 의료기관 종사자의 의료관광산업에 대한 인식과 활성화 방안, 박찬열, 고신대학교 석사학위논문, 2005년
32. 이용자관점에서 본 인터넷 관광정보 시스템의 평가, 진지우, 계명대학교 대학원, 석사학위논문, 2001년
33. 의료관광산업의 경쟁력에 대한 부산지역 의료종사자의 인식조사에 관한 연구, 김동영, 인제대학교 석사학위논문, 2009년
34. 인터넷 관광정보가 관광지 이미지에 미치는 영향, 김종남, 경기대 대학원, 석사학위논문, 2000년
35. 한 종합검진센타 이용자의 만족도와서비스 요구분석, 강상권, 연세대보건대학원, 석사 학위논문
36. Alan Jubenville, Outdoor Recreation Management, W.B.Saunders co., 1978년
37. The Rise of Medical Tourism, 2009 Grail Research

〈인터넷 사이트〉
01. http://care.gwangju.ac.kr/download.php?flag=1&db=board&idx=1783[인터넷 홈페이지]
02. http://www.mcst.go.kr(문화체육관광부) http://www.knto.or.kr(한국관광공사)
03. http://www.kata.or.kr(한국여행업협회) http://www.ktri.re.kr(한국관광연구원)
04. http://www.hotelkorea.or.kr(한국관광호텔업협회)
05. http://www.happycampus.co.kr(해피캠퍼스자료실) http://www.naver.com(네이버 자료실)
06. http://www.mest.kr(메스타임즈 : 관광경영론. 2007. 10. 1)
07. http://www.metro.seoul.kr(서울특별시)
08. http://www.metro.pusan.kr(부산직할시)
09. http://www.metro.incheon.kr(인천광역시)
10. http://www.metro.daegu.kr(대구관역시)
11. http://www.metro.daejon,kr(대전광역시)
12. http://www.metro.ulsan.kr(울산광역시)
13. http://www.metro.kwangju.kr(광주광역시)
14. http://www.provin.kyonggi.kr(경기도)
15. http://www.provin.kwangwon.kr(강원도)
16. http://www.provin.chunngnam.kr(충천남도)
17. http://www.provin.chungbuk.kr(충청북도)
18. http://www.provin.cheonbuk.kr(전라북도)
19. http://www.provin.cheonnam.kr(전라남도)
20. http://www.provin.kyungbuk.kr(경상북도)

21. http://www.provin.kyungnam.kr(경상남도)
22. http://www.provin.cheju.kr(제주)
23. Assurance Company Limited Releases a New Medical Malpractice Insurance Product for the Medical Tourism Industry, www.eworldwire.com/pressreleases/17505
24. http://www.jointcommissioninternational.org/
25. http://www.kca.go.kr/
26. http://www.kcab.or.kr
27. Philip Mirrer-singer, Medical Malpractice Overseas : The Legal Uncertainty Surrounding Medical Tourism, Who Pays? Who Benefits? Distributional Issues in Health Care, 69 Law&Contemp. Probs.(Autumn 2006), http://law.duke.edu/journals/lcp.
28. http://www.thailawforum.com/Medical-Malpractice-Thailand.html
29. http://www.uncitral.org/
30. http://www.koreahealthtour.co.kr/eng/index.jsp

|||| 저자약력 ||||

■ 나 승 권

- 한국폴리텍대학교 원주캠퍼스 의료공학과 교수(현)
- 세명대학교 대학원 전기전자학과 졸업(의공학 및 전력전자응용전공, 공학박사)
- 삼육부산병원 전기 및 의공기사 7년 근무, 한국수자원공사 전기기사 7년 근무
- 의공기사, 의공산업기사, 병원코디네이터(Hospital Coordinator)사, 의료정보관리사
- 의료기기상품기획사, 전기·전자기술지도사, 전기기기기능장, 전기공사기능장, 산업안전기사
- 전기공사특급기술자, 한국전력기술인특급기술자, 한국전력기술인특급감리사
- 한국전력기술인설계사면허, 전자산업기사 외 20여 개의 자격증과 면허취득
- 한국산업인력공단 의공(산업)기사, 의료전자기능사 이론, 실기(출제, 검토, 채점)위원(현)
- 강원도교육청 인정도서심의회 심의위원(현)
- 강원도인적자원개발위원회 자문위원 및 평가위원(현)
- 식품의약품안전처 의료기기자문위원 및 평가위원(현)
- (재)원주의료기기테크노밸리, (사)강원의료기기산업협회 의료기기 자문위원 및 평가위원(현)
- 한국산업단지공단 원주단지혁신클러스터추진단 기술과제 평가위원(현)
- 국가직무능력표준(NCS) 기반의 훈련과정편성 주강사, 직업능력심사평가원 개발훈련사업 심사, 평가의원(현)
- 강원도경제진흥원 강원지식재산 전문위원 및 평가위원(현)
- 강원테크노파크 기술개발사업선정(의료기기) 평가위원(현)
- 한국방송통신전파진흥원 강원본부 ICT산학동반성장협의회 자문위원(현)
- 강원일보, 원주투데이, 메디저널, 매월 의료기기기술 및 포럼 기고(현)
- ㈜메디아나, ㈜씨유메디칼시스템, ㈜리스템, ㈜태연메디칼, ㈜대화기기, ㈜ED, ㈜메디칼써프라이, ㈜바이오프로테크, ㈜조양디엠, ㈜메디코넷 의료기술 자문위원(현)
- ISO9001:2008 국제심사원, 대한의용생체공학회 교육이사, 한국모바일학회 총무부회장, 한국컴퓨터정보학회 이사, 한국통신학회 학술이사, 대한의공협회 · 한국의료정보교육협회 · 한국항행학회 회원

의료 커뮤니케이션과 고객관리

2023년 5월 20일 1판 1쇄 발행

저 자 나 승 권
발행인 남 승 우

발행처 도서출판 상尙 학學 당堂

서울특별시 동작구 사당로9가길 6
TEL : 02) 595-1692~4
FAX : 02) 595-1394
E-mail : shdbooks@naver.com
신고 : 2-155호 (1968. 11. 29)

정가 30,000원

ISBN 978-89-6587-238-2 93510

〈디자인〉 편집 엄해숙 / 표지 토틀컴